感染症内科
ただいま診断中！

CLINICAL DIAGNOSIS OF INFECTIOUS DISEASE

著／**伊東直哉** 静岡がんセンター感染症内科

監修／**倉井華子** 静岡がんセンター感染症内科部長

中外医学社

巻頭言

　感染症は最もありふれた疾患であり，すべての臨床医が経験する．日常で見る感染症は抗菌薬投与もしくは自然経過でよくなるものがほとんどであり，深く勉強せずとも困ることは少ない．

　しかし一度勉強を始めるとこの分野は奥が深い．未だにわかっていないことが多い．「胆管炎」を例にすると多くの clinical question が生まれる．「胆管炎では必ず胆道系酵素があがるのか？　胆道系酵素上昇がなければ否定できるか？」「原因菌は何が多いか？　患者の背景で原因菌は異なるのか？」「どれくらいの医療曝露があると耐性菌を考えるか？」「治療期間は何日か？」「胆汁の培養で陽性となった菌すべてに効く抗菌薬が必要か？」など疑問はつきない．感染症と人類の歴史は有史以前から続いているのに関わらず，残念ながらこれらの疑問に答えてくれる文献はまだまだ少ない．

　こうした日々の疑問に誠実に向き合い，ひたすら文献を調べ，最善のプラクティスを形にしたものが本書である．本書は肺炎や尿路感染症などコモンな感染症の項目がなく，すがすがしいばかりに偏っている．ただ同じがんセンターで悶々と悩む私には極めてしっくりくる．疑問を疑問のままに終わらせず，患者と向き合う姿勢を私は尊敬する．

　　2017 年 7 月

静岡がんセンター感染症内科部長

倉井華子

はじめに

　本書を手にとってくださったみなさん，はじめまして．静岡県立静岡がんセンター感染症内科の伊東直哉と申します．本書は感染症内科を短期で研修する初期・後期研修医の先生を対象に，"臨床感染症の実践的な知識"を短期間で習得してもらうことを目的に，なるべく根拠を示しながら研修前や研修中に通読できるように作成しました．

　当院の感染症内科には，毎年多くの研修医の先生たちが短期間の研修先としてやってきますが，ぶっちゃけ当院は，初期研修医の先生にとっての感染症の短期研修にベストの施設ではないと思っています（倉井先生ごめんなさい）．あ，きちんと内科のトレーニングをしたその後に来る分にはすごく良い施設だと思うんです（ホントです！　感染症内科のフェロー募集中です！　にぱ）．ほら，RPG なんかでも，最初は弱っちい敵を倒して，その後徐々に強い敵のでる町に行くじゃないですか．当然，レベルを上げないで中盤の町なんか行ったら敵にすぐやられてしまいますよね？　そんな感じです．…えー，つまりですね，当院は RPG でいうところの中盤以降の町だと思っているんです．とは言え，現実として勇者（研修医の先生）たちが引き続きやって来るので，憂いても仕方がありません．こうなったらこの環境でも短期間でレベルアップしてもらい敵（感染症）を退治できるようになってもらいたいと思い，本書の作成をはじめました．

　研修医の先生たちと日々仕事をしていると，感染症の知識の前に意外にも問診や身体診察がおざなりになっていることに気づきました．感染症内科の研修なので感染症のことを中心に勉強してもらいたいと思うのですが，問診・身体診察を飛ばして感染症診療を行う（Jump Education）のは現実的ではないし，極端に守備範囲が狭まる危険性がありますので，本書では問診と身体診察についてもできるだけ解説しました．感染症の内容に関しては，日々の診療で研修医の先生たちの関心が高いと感じる事項やよく質問を受ける内容を中心に記載しました．

　本書の内容は感染症内科の"診断"が中心であり（ただいま診断中ですので…），治療に関しては他書をお読みいただければ幸いです（もちろん込み入った症例に関しては，文献をあたらなければならないことも多いですが）．また，本書の見解はあくまでも私個人の見解であり，静岡県立静岡がんセンター感染症内科の見解ではありません．

最後に，いつもお世話になっている倉井華子先生をはじめ静岡県立静岡がんセンターのみなさま，学ぶ機会を与えてくれた患者さん方，研修医の立場から本書の作成にアドバイスをくれた渡邊昌人先生，増田容子先生，坂田新悟先生，早朝から夜遅くまで一緒に原稿をチェックしてくれた古谷賢人先生，そして本書を書くきっかけを与えてくださりずっとサポートしていただいた中外医学社の宮崎雅弘さんに感謝します．

　　　2017 年 7 月

静岡がんセンター感染症内科

伊東直哉

目 次

1 感染症診療の基本的アプローチ
感染症診療のロジック 　　　　　　　　　　　　　　　1

それって本当に感染症？ 　　　　　　　　　　　　　　1
感染症診療のロジック 　　　　　　　　　　　　　　　2
まずは患者背景の理解からはじめよう 　　　　　　　　2
　1. 免疫不全の評価 　　　　　　　　　　　　　　　　3
　2. バリア障害 　　　　　　　　　　　　　　　　　14
　3. 生体機能の異常 　　　　　　　　　　　　　　　15
感染症の臓器を見極めよう 　　　　　　　　　　　　16
微生物を詰める 　　　　　　　　　　　　　　　　　19
どの抗菌薬を選択するか？ 　　　　　　　　　　　　19
適切な経過観察 　　　　　　　　　　　　　　　　　20

2 感染症診療における臨床推論と問診
問診の理論と実践 　　　　　　　　　　　　　　　37

臨床診断における問診の位置づけ 　　　　　　　　　38
臨床推論（clinical reasoning）とは 　　　　　　　　38
　1. システムⅠ　〜直感的思考〜 　　　　　　　　39
　2. システムⅡ　〜分析的思考〜 　　　　　　　　40
二重プロセスモデルをどうやって活用していくか 　　44
臨床現場での問診のポイント　〜問診の実際〜 　　　44
　1. 前医の情報を過度に信用しすぎない 　　　　　45
　2. open-ended question ではじめる 　　　　　　45
　3. 問診で獲得すべき情報 　　　　　　　　　　　45
Review of systems 　　　　　　　　　　　　　　　54

3 感染症診療におけるバイタルサインと身体診察 　　63

バイタルサイン 　　　　　　　　　　　　　　　　　64
ショックのバイタルサイン 　　　　　　　　　　　　65
　1. ショックとは 　　　　　　　　　　　　　　　65
　2. ショックの4分類 　　　　　　　　　　　　　65
　3. バイタルの逆転とショック指数 　　　　　　　66

i

敗血症のバイタルサイン	67
バイタルサインの個別項目	68
1. 意識状態	68
2. 血圧	69
3. 脈拍	70
4. 呼吸数	71
5. 体温	73
6. 身体診察	76
7. ショックの身体診察	76
必須の身体診察項目	79
1. 全身の外観	80
2. 爪	80
3. 顔面（目，口腔・咽頭，副鼻腔）	82
4. 頸部（リンパ節，甲状腺）	83
5. 胸部（肺，心臓）	87
6. 腰背部（CVA 叩打痛，脊柱，叩打痛）	90
7. 腹部（肝臓，脾臓，腸管）	91
8. 四肢（手，下腿，足）	94
9. 皮膚	94
10. 直腸診	94

4 感染症診療におけるグラム染色　103

グラム染色法	104
検体の採取法：検体採取をあきらめない	105
1. 喀痰採取のポイント	105
2. 尿検体採取のポイント	105
肉眼所見での評価（喀痰）	106
顕微鏡所見の評価	106
1. 喀痰	107
2. 尿	108
3. 細胞数と菌数の表記法	109
グラム染色による菌の鑑別	109
1. グラム陽性球菌（GPC）	110
2. グラム陽性桿菌（GPR）	114
3. グラム陰性球菌（GNC）	115
4. グラム陰性桿菌（GNR）	117
5. その他	120
グラム染色の限界	122

5 血液培養で診断を詰める
日々是血培 130

なぜ血液培養を採取するのか	130
どうやってとるのか：正しい採取法と適切な採取部位で行う	131
なぜとるのか：血液培養の意義を理解する	131
いつとるのか：菌血症・敗血症を疑った際に採取．悪寒戦慄があれば菌血症を強く示唆する	132
どれだけとるのか：成人では1回採血量は20〜30 mL	133
何セットとるのか：最低2セット採取	134
コンタミネーションの判断	134
コンタミネーションを減らそう	138
培養日数は？	142

6 胸水貯留患者の診断アプローチ
胸水穿刺は Because it's there 153

■ 総論 154
1. 胸水貯留のメカニズム	154
2. 胸水評価の最初のステップ	154
3. 胸水診断のアプローチ法	156
4. 胸腔穿刺の実施とルーチン項目・至適検体量	156
5. 胸水の外観と臭い	158
6. 漏出性胸水と滲出性胸水の鑑別	159
7. 胸水検査の項目について	161
8. 胸部造影 CT	165

■ 各論 166
感染症と非感染症が原因による胸水貯留 166
1. 結核性胸膜炎	166
2. 肺炎随伴性胸水と膿胸	167
3. 膠原病	169
4. 肺塞栓症	170
5. 乳び胸水と偽性乳び胸水	171
6. 良性石綿胸水と胸膜中皮腫	171
7. 診断がつかない胸水のマネジメント	171

7 腹水貯留患者の診断アプローチ 184

▌総論 185
　1. 腹水貯留の原因：原因の約 8 割が肝硬変 185
　2. 腹水貯留のメカニズム：主に門脈圧亢進症，低アルブミン血症，
　　　　　　　　　　　　　　腹膜疾患による 185
　3. 腹水の臨床症状と所見：腹水貯留に伴う腹圧上昇に関連している 185
　4. 腹水の評価尺度 188
　5. 腹腔穿刺の適応：原則，新規の腹水貯留患者全員の腹水を調べる 189
　6. 腹腔穿刺の手技：超音波検査を用いて安全に実施することができる 189
　7. 腹水検査のルーチン項目 191
　8. 腹水診断のアプローチ：フローチャートを活用してみよう 192
　9. 腹水の外観 192
　10. 門脈圧亢進症の鑑別：SAAG を計算する 194
　11. 腹水検査の各検査項目について 194
▌各論 198
　1. 特発性細菌性腹膜炎（SBP）と二次性細菌性腹膜炎 198
　2. 結核性腹膜炎 199

8 髄膜炎患者の診断アプローチ
慌てず，焦らず，急ぐ 210

▌総論 212
　髄膜炎の定義と分類 212
　急性髄膜炎の症状と所見 212
　　1. 古典的三徴 213
　　2. 髄膜刺激徴候 214
　腰椎穿刺 217
　　1. 腰椎穿刺の合併症 217
　　2. 腰椎穿刺の禁忌 217
　　3. 腰椎穿刺手技 220
　　4. 腰椎穿刺後頭痛の予防方法 221
　　5. 検査項目 221
　血液培養 228
▌各論 228
　急性髄膜炎 228
　　1. 細菌性髄膜炎 228
　　2. 肺炎球菌 229
　　3. 髄膜炎菌 230
　　4. インフルエンザ桿菌 231
　　5. リステリア 231

6. グラム陰性桿菌	232
7. ウイルス性髄膜炎	233
8. ヘルペス脳炎・ヘルペス髄膜炎	233
9. 術後髄膜炎	234
亜急性・慢性髄膜炎	238
1. クリプトコッカス	238
2. アスペルギルス	241
3. 梅毒	242
4. 結核	243

9 関節炎患者の診断アプローチ
化膿性関節炎を見逃さない　263

▍総論	264
関節痛を診る際のポイント：5つの診察ポイントを押さえておく	264
関節液検査	267
▍各論	272
1. 化膿性関節炎	272
2. 淋菌性関節炎	275
3. その他の菌による関節炎	276
4. 人工関節感染症	277
5. 結晶誘発性関節炎	278
6. 反応性関節炎	279

10 感染症診療におけるバイオマーカーの運用
CRPと周辺のバイオマーカーについて　292

CRPについて	293
プロカルシトニンについて	296
プロカルシトニンの偽陽性と偽陰性	299
赤血球沈降速度について	300
白血球について	303
まとめ	307

11 術後患者の発熱の診断アプローチ
発症時期と病因を主軸に考える   315

- **総論**   316
  - 1. 術後の発熱の定義   316
  - 2. 術後の発熱の疫学   316
  - 3. 術後患者の発熱の自然経過   316
  - 4. 術後患者の発熱の原因と診断アプローチ   317
  - 5. 術後の発熱の発症時期   317
  - 6. 感染症か？　それとも非感染症か？   317
  - 7. 術後患者の発熱のワークアップ   317
- **各論**   319
  - 手術〜術後48時間の発熱   319
  - 術後2〜7日の発熱   322
  - 術後1〜4週の発熱   325
  - 術後1か月以上の発熱   330
- **手術別の発熱の原因**   331
  - 1. 腹部手術   331
  - 2. 心臓手術   332
  - 3. 脳外科手術   333
  - 4. 血管手術   334
  - 5. 婦人科手術   334
  - 6. 泌尿器科手術   335
  - 7. 整形外科手術   335

12 他科との連携が必要な皮膚軟部組織感染症
壊死性軟部組織感染症を見逃がさない   344

- 丹毒と蜂窩織炎   345
  - 1) 疫学   346
  - 2) 原因微生物   346
  - 3) 臨床的特徴   347
  - 4) リスク因子　〜菌の侵入門戸を探そう〜   348
  - 5) 検査   349
  - 6) 特殊なタイプの蜂窩織炎   350
  - 7) 鑑別診断   350
- 壊死性軟部組織感染症を見逃さない   350
  - 1) 疫学   351
  - 2) リスク因子   352
  - 3) NSTIの分類と原因微生物   352
  - 4) 臨床的特徴と診断のポイント   352
  - 5) 画像検査   354
  - 6) 培養検査   355
  - 7) 他科との連携   355

13 感染症内科医が併診すべき菌血症
黄色ブドウ球菌菌血症とカンジダ血症　　　360

黄色ブドウ球菌菌血症　　　361
　1. 疫学　　　361
　2. 臨床的アプローチ　　　361
　3. 感染症内科コンサルテーションの影響　　　364
カンジダ血症　　　365
　1. 疫学　　　365
　2. 発症機序　　　366
　3. リスク因子　　　366
　4. 臨床的アプローチ　　　367
　5. 感染症内科コンサルテーションの影響　　　368

14 下痢症患者の診断アプローチ
たかが下痢，されど下痢　　　374

❚ 総論　　　375
下痢症患者の診断アプローチ　　　375
下痢症の分類　　　378
下痢症患者の問診　　　380
下痢症患者の身体診察　　　386
下痢症患者の検査　　　387
❚ 各論　　　388
急性下痢症　　　388
旅行者下痢症　　　390
院内下痢症　　　393
慢性下痢症　　　402

ミニレクチャー

アンチバイオグラムの作り方　　　30
敗血症と敗血症性ショックの新しい定義と診断基準　　　150
陽性血液培養ボトルのパターンから原因菌を推定する　　　152
打診と聴性打診　　　181

Memo

OPSI をワクチンで予防しよう！	5
ステロイドによる免疫低下	8
好中球減少性腸炎とは？	12
FN のリスク	13
医師は受け持ち患者の中心静脈カテーテル使用を把握しているか？	15
アレルギーを自己申告する患者の抗菌薬選択	47
血圧低下時の血圧測定に関する注意点	70
直腸診の禁忌	95
3％高張食塩水の作り方	105
尿路感染症の存在の指標	109
カテーテル血と末梢血の血液培養陽性までの時間差による カテーテル関連血流感染症の診断	138
ボトル分注時の注射針の交換はしたほうが良いのでしょうか？	141
ROC 曲線とは	162
肺炎随伴性胸水は日没まで放っておくな	168
抗 IL-6 受容体抗体製剤を投与すると CRP が上昇しない	294
肺結核では細菌性肺炎よりも CRP が低い	295
発熱の程度は原因による？	316
Millian's ear sign	346
β溶血性レンサ球菌とは	347
針吸引による微生物の特定	349
人年法とは	352
Finger test	354
Capillary refill time（毛細血管再充満時間，CRT）	386
細菌性腸炎の腸管外合併症	390
CD トキシン検査を繰り返し検査する意味があるか？	396
C. difficile は菌血症を起こすのか？	397
市中発症の CDI	398
modified 3-days rule	400
顕微鏡的大腸炎	403

索引	411

①感染症診療の基本的アプローチ

感染症診療のロジック

- ▶ 感染症診療には5つのロジックがある．
- ▶ 患者背景はロジックの中でも最も重要．
- ▶ 免疫不全には液性免疫不全，細胞性免疫不全，好中球減少がある．
- ▶ 免疫不全は身近な存在であり，患者さんに免疫不全がないかを意識して評価する．
- ▶ 免疫不全のタイプに関連した微生物がある．
- ▶ 感染臓器がわかれば微生物の推定，重症度の評価，その後の適切なフォロー・アップができる．
- ▶ 適切な経過観察のためには，適切な評価指標と感染症の典型的な経過を知ることが重要．

 それって本当に感染症？

　感染症内科を受診もしくは相談いただく患者さんの症候として最も多いのは「発熱」です．では，発熱＝（イコール）感染症かというと，決してそうではありません．感染症は発熱の原因の一つにすぎないからです．

　入院患者さんの発熱の割合を 図1-1 にお示ししますが，感染症は全体の約6割のみで，その他の原因の多くが非感染症疾患です[1]．さらに，不明熱だけでみるとさらに感染症の割合は低くなります 図1-2 [2]．そのため，発熱患者さんをみた時には，まず感染症かそうでないかを判断することが必要になります．

　なお，発熱がないことは感染症を否定する根拠にはなりません．そればかりか，

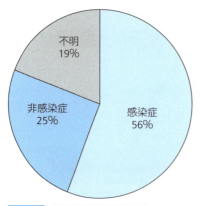

図1-1 入院患者の発熱の割合
(Arbo MJ, et al. Am J Med. 1993; 95 (5): 505-12)[1]

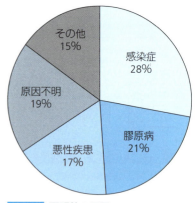

図1-2 不明熱の原因
(Mourad O, et al. Arch Intern Med. 2003; 163 (5): 545-51)[2]

敗血症において，低体温（36.5℃以下）は予後不良因子の一つです[3]．要するに体が冷たくなってきているということですので低体温は高体温より怖いのです！

感染症診療はつねにジェネラルな視点で患者さんと向き合うことが大切です．

 感染症診療のロジック

さて，本項では感染症診療を適正に行うための**感染症診療の5つのロジック**を紹介します 表1-1 [4]．感染症診療のロジックは，当院（静岡県立静岡がんセンター）感染症内科の初代部長大曲貴夫先生によって考案されました．本書では感染症診療をこの5つのロジックに沿って考えていきます．

表1-1 感染症診療のロジック

1. 患者背景を理解する
2. どの臓器の感染症？
3. 原因となる微生物は？
4. どの抗菌薬を選択？
5. 適切な経過観察

(倉井華子，他．がん患者の感染症診療マニュアル改訂2版．南山堂；2012)[4]

 まずは患者背景の理解からはじめよう

患者背景の理解を誤ると，診断が明後日の方向へ向かってしまう危険性があるため，患者背景はロジックの中で最も重要な項目です．

患者背景とは，

> ● **年齢** ● **性別** ● **人種** ● **既往歴** ● **服用中の薬剤・サプリメント**，
> ● **生活歴**（居住環境，同居者，職業，喫煙，アルコール摂取量，動物との接触），
> ● **性交渉歴** ● **喫食歴** ● **渡航歴**

など，患者さんが抱えている感染症リスク全てを指します．多いなーと感じる
かもしれませんが，それぞれにきちんと意味があります．性交渉歴は聞きづらい
かもしれませんが，診断に必要と思われれば可能な限り聴取すべきです（性交渉
歴の聴取については，②章　感染症診療における臨床推論と問診を参照）．

　患者背景をしっかりと理解することで，推定される感染臓器と微生物が見えて
きます．例えば「発熱」「皮疹」を主訴に受診された患者さんでは日本紅斑熱の
ようなダニ媒介感染症の診断のために「ダニ咬傷歴」「野山の散策歴」の聴取は
必須ですし，がんセンター入院中の患者さんが「発熱」した際には免疫不全に関
連した微生物の可能性を考慮して「化学療法歴」「ステロイド投与歴」などを確
認します．最近の自験例では，肺がんの術後経過中に中国へ渡航し現地で生蟹を
喫食した後に肺吸虫症を発症した意外な症例を経験しました．渡航歴の聴取が診
断のきっかけとなりましたが，このように当初想定していなかった診断につなが
ることもあるため，患者背景をしっかりと理解することはやはり重要なのです．

　以下，患者背景を整理するにあたり抑えておくべき3つの重要なポイントで
ある

> **1．免疫不全の評価　2．バリア障害　3．生体機能の異常**

を解説します．

▶1．免疫不全の評価

免疫不全は大きく，

> **1）液性免疫不全　2）細胞性免疫不全　3）好中球減少**

に分けられます．

　それぞれの免疫不全によって背景疾患と推定される微生物が異なります．「普
段の診療で，免疫不全の患者さんなんて見ないので関係ないよ」と，思われる方
もいらっしゃるかもしれませんが，免疫不全が気づかれていないだけかもしれま
せん．以前，生来健康（自称）を謳っている患者さんの既往を伺った時に，交通

事故で脾臓摘出（脾摘）した病歴が得られたことがありました．脾摘は立派な液性免疫不全を起こします．

　患者さんだけでなく，医師も意外と身近な免疫不全を見落としている可能性があります．免疫不全というと取っつきづらいイメージがあるかもしれませんが，上記3つを個々の患者さんで整理できていれば感染症のありようが理解できると思います．

1）液性免疫不全

　免疫グロブリンや補体を中心とした免疫系のことを，液性免疫と呼びます．免疫グロブリンや補体の量や質の異常，および脾機能の低下・脾摘などにより液性免疫不全をきたします．液性免疫不全の背景疾患と関連微生物は 表1-2 に示します[5]．原因としては，多発性骨髄腫，慢性リンパ性白血病，造血幹細胞移植，脾摘などがあります．莢膜を持つ菌は好中球の貪食に抵抗性を示すため，「オプソニン化」（微生物の抗原に抗体や補体が結合し食細胞に取り込まれやすくなる現象）がこれらの菌に対抗する手段として重要ですが，液性免疫不全ではこのオプソニン化が阻害されてしまうため，重篤な感染症を引き起こすリスクがあります．

表1-2 液性免疫不全の背景と関連微生物

背景	関連微生物		
悪性疾患・感染症 　–多発性骨髄腫 　–慢性リンパ性白血病 　–HIV 感染症 医療行為 　–造血幹細胞移植 　**–脾臓摘出後**	<細菌> [グラム陽性菌] **肺炎球菌** 黄色ブドウ球菌 [グラム陰性菌] **インフルエンザ桿菌** **髄膜炎菌**	<ウイルス> エンテロウイルス	<その他> ジアルジア

（Safdar A. Principles and Practice of Cancer Infectious Diseases. Humana Press；2011[5] より一部改変）

　莢膜を持つ代表的な細菌には，

肺炎球菌　インフルエンザ桿菌　髄膜炎菌

があります．

　特に脾摘後患者さんにおける**脾臓摘出後重症感染症**（overwhelming post-splenectomy infection：OPSI）の死亡率は適切な治療に関わらず，38～70％と報告されており恐ろしい感染症の一つです（オシッコちびりそうになるくらい！）[6]．なお，末梢血赤血球中の小円形の塩基性小体（紫色）は Howell-Jolly

小体と呼ばれ，核の遺残物と考えられています．Howell-Jolly 小体が認められたら脾機能不全を疑って検索することが勧められます 図1-3 [7]．

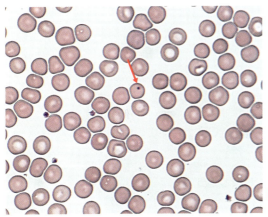

図1-3 Howell-Jolly 小体
（矢印）

Memo 1

OPSI をワクチンで予防しよう！

　上記の通り，OPSI は発症すると致死的となるため脾摘患者さんにおいてはワクチン接種が重要です．米国感染症学会[28] と米国予防接種諮問委員会（ACIP）[29-31]では，脾摘術 14 日前まで，もしできなければ術後 14 日目以降に，**肺炎球菌，髄膜炎菌，インフルエンザ桿菌（Hib）**に対するワクチン接種を推奨しています．しかし，日本での脾摘患者さんへの保険適用があるのは PPSV23 のみになります．下記ワクチンの日本でのメリット・デメリットや費用対効果については十分検討されていないため，個々の患者さんごとの状況を考慮して接種するかどうかを決定するのが良いと思います．

[肺炎球菌ワクチン] PPSV23（ニューモバックス®NP），PCV13（プレベナー 13®）
1. 予定脾摘術
1-1. PCV13 未接種の患者
　1）PCV13 を接種
　2）PPSV23 を PCV13 接種から 8 週以降かつ脾摘 14 日前までに接種
　3）5 年毎に PPSV23 を接種
1-2. PCV13 接種済み
　1）PPSV23 を脾摘 14 日前までに接種
　2）5 年毎に PPSV23 を接種

2. 緊急脾摘術

2-1. PCV13 未接種

1）脾摘後に PCV13 を接種

2）PPSV23 を PCV13 接種から 8 週以降に接種

3）5 年毎に PPSV23 を接種

2-2. PCV13 接種済み

1）PPSV23 を脾摘後 2 週以降に接種

2）5 年毎に PPSV23 を接種

※保険適応内で接種するならば 1-2 もしくは 2-2 となります．

［インフルエンザ桿菌ワクチン］Hib（アクトヒブ®）

5 歳以上であれば Hib ワクチンを 1 回接種（未接種の場合）

［髄膜炎菌ワクチン］MCV-4（メナクトラ®）

1. 予定脾摘術

1-1. 2 歳以上（未接種の場合）

1）脾摘前に MCV-4 を接種

2）5 年ごとに MCV-4 を接種

2. 緊急脾摘術

1）脾摘後に MCV-4 を接種後，8〜12 週あけて再度 MCV-4 を接種

2）5 年ごとに MCV-4 を接種

※国内での髄膜炎菌感染症の発生頻度は低いですが，MCV-4 は国内で頻度の高い B 型株をカバーしていないという問題点があります．また，MCV-4 は PCV13 に干渉して抗原性を弱めるという報告があるため，PCV13 接種後に 4 週間あけます．

2）細胞性免疫不全

食細胞，細胞傷害性 T 細胞，ナチュラルキラー細胞が体内の異物排除を担当する免疫系のことを細胞性免疫と呼びます．細胞性免疫低下をきたす背景と関連微生物は，表1-3 [5] に示します．関連微生物としては，細胞内寄生菌による感染症を生じやすい傾向にあります．関連微生物は多岐にわたって覚えづらいですが，「2LMNS」という細胞性免疫不全の代表的な細菌の有名な覚え方があります．

Listeria（リステリア）

Legionella（レジオネラ）

Mycobacterium（抗酸菌）

Nocardia（ノカルジア）

Salmonella（サルモネラ）

の頭文字になっています．関連微生物はこれに真菌とウイルスが加わります．臨床現場ではステロイド，免疫抑制薬，生物学的製剤，悪性リンパ腫による原因が多いと思います．さらに，肝不全，腎不全，糖尿病，そして妊婦でも細胞性免疫が低下します．

表1-3 細胞性免疫不全の背景と関連微生物

背景	関連微生物
悪性疾患・感染症 　–急性リンパ性白血病 　–悪性リンパ腫 　–HIV 感染症 医療行為 　–移植（血液幹細胞・固形臓器） 　–ステロイド投与 　–免疫抑制剤投与 　–生物学的製剤投与 その他 　–腎不全 　–肝不全 　–糖尿病 　–妊娠	細菌 　–レジオネラ，サルモネラ，ノカルジア， 　　リステリア 　–抗酸菌（結核，非結核性抗酸菌症） ウイルス 　–VZV，CMV，HSV，HHV-6，EBV 　–呼吸器ウイルス 真菌 　–クリプトコッカス 　–ヒストプラズマ 　–コクシジオイデス 　–カンジダ 　–ニューモシスチス その他 　–トキソプラズマ 　–クリプトスポリジウム 　–糞線虫

VZV: Varicella Zoster virus（水痘帯状疱疹ウイルス）
CMV: Cytomegalovirus（サイトメガロウイルス）
HSV: Herpes Simplex virus（単純ヘルペスウイルス）
HHV-6: Human Herpes virus 6（ヒトヘルペスウイルス 6）
EBV: Epstein-Barr virus（エプスタイン・バール・ウイルス）
（Safdar A. Principles and Practice of Cancer Infectious Diseases. Humana Press; 2011[5] より一部改変）

① 感染症診療の基本的アプローチ

Memo 2

ステロイドによる免疫低下

　ステロイドは主に細胞性免疫低下を起こしますが，その投与量と投与期間による影響は報告によってまちまちです．

　非 HIV 患者さんにおけるニューモシスチス肺炎（Pneumocystis pneumonia: PcP）に関しては Thomas ら[8]が，**プレドニゾロン（PSL）16 mg/日以上，8 週間以上の投与で PcP リスクが増加**したと報告しています．

　PcP 以外だと，Stuck らは[9]，

　PSL＜20 mg/日　相対危険度（RR）1.3［95%信頼区間（CI）1.0-1.6］

　PSL＜20～40 mg/日　RR 2.1［95% CI 1.3-3.6］

　PSL＞40 mg/日　RR 2.1［95% CI 1.6-2.9］

　PSL 10 mg/日未満，総投与量＜700 mg なら感染症のリスクは上昇しないと述べています．

　また，Dixon らは[9]，少ない投与量（5 mg）であっても，使用していない患者さんと比べると，

　3 か月使用　オッズ比（OR）1.3［95% CI 1.21-1.45］

　半年使用　OR 1.46［95% CI 1.31-1.65］

　2 年使用　OR 2.0［95% CI 1.69-2.26］

と期間が長くなればなるほど感染症は増加し，5 mg を 3 年間投与するのと 30 mg を 1 か月使用では感染症の発症リスクは同等であったと報告しています．また，中止後も 2～3 年はリスクがあるようです．

3）好中球減少

　好中球は，細菌や真菌などの異物の侵入に対して，遊走して炎症を起こし，生体防御に働きます．末梢血の好中球数と感染リスクには負の相関があります **図1-4**[32]．好中球減少患者さんでは，十分な炎症反応が起きないことと病原性が低い病原体にも感染しやすくなるために，典型的な症状および所見を呈しづらくなります．好中球減少の背景疾患と関連微生物は **表1-4** に示します[5]．なお，化学療法は好中球機能を低下させることが知られていて，好中球数が低下していなくとも免疫不全を起こします[11]．

　好中球減少時の発熱は，**発熱性好中球減少症**（febrile neutropenia: FN）と呼ばれ，下記のように定義されます[33]．

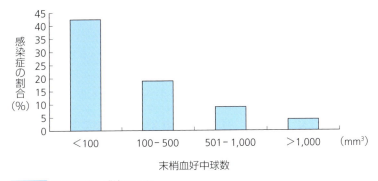

図1-4 好中球数と感染リスク
(Bodey GP, et al. Ann Intern Med. 1966; 64 (2): 328-40)[32]

表1-4 好中球減少の背景と関連微生物

背景	関連微生物	
化学療法 放射線治療 薬剤（抗甲状腺薬など）	<細菌> ［グラム陽性菌］ 　ブドウ球菌（コアグラーゼ陰性ブドウ球菌， 　黄色ブドウ球菌） 　レンサ球菌（α溶血，Group D） ［グラム陰性菌］ 　腸内細菌（クレブシエラ，大腸菌，エンテロバクター，シトロバクター），緑膿菌， 　アシネトバクター ［嫌気性菌］ 　嫌気性レンサ球菌 　クロストリジウム 　バクテロイデス	<真菌> カンジダ アスペルギルス トリコスポロン フサリウム ムコール

(Safdar A. Principles and Practice of Cancer Infectious Diseases. Humana Press；2011[5] より一部改変)

発熱
・口腔温≧38.3℃
・口腔温≧38.0℃が1時間以上持続
　（日本では[34]，腋窩温が37.5℃以上，もしくは口腔温が38.0℃以上）

好中球減少
・好中球数＜500/μL
・48時間以内に＜500/μLとなることが予想される．

---

① 感染症診療の基本的アプローチ

FNは内科緊急症の一つですが，上記は定義であって，診断ではありません．あくまでも一つの状況を示していることにすぎないのです．「FNだからセフェピム，またはメロペネムを投与します！（ドヤァ）」止まりでは，患者さんの状態

は改善するかもしれませんが，そこで留まってしまうと個々の患者さんの病態を真に理解していることにはなりません（ロジックの不在）．なお，発熱の有無は好中球減少ほど重要ではありません．ステロイドを使用していると発熱はマスクされますし，敗血症が進行すると逆に低体温となるからです．

ここでは，下記に示す好中球減少患者さんの4つの特徴である

---

①症状・所見を欠く　　　　　③通常みられない部位に感染症が起こる

②進行が早い　　　　　　　　④まれな微生物による感染症が起こる

について述べていきます 表1-5 [12].

表1-5　好中球減少患者の特徴

Ⅰ．症状・所見が出にくい
a. ステロイド療法中は熱が出にくい
b. 肺炎でも胸部X線は正常に見える
c. あらゆる感染症（髄膜炎，腹腔内感染症，尿路感染症など）において典型的な症状が出にくい

Ⅱ．進行が速い
a. 局所の感染症が菌血症に発展する
b. 数時間のうちに死に至ることがある

Ⅲ．通常見られない部位に感染症が起こる
a. 好中球減少性腸炎
b. 肛門周囲感染症はまれではない
c. 緑膿菌は多彩な感染症を起こす

Ⅳ．まれな微生物による感染症が起こる
a. 病原性の低い菌，常在菌，耐性菌に注意が必要
b. 真菌も感染症を起こす

(Bodey GP. Int J Antimicrob Agents. 2000; 16 (2): 93-5) [12]

---

①症状・所見を欠く

好中球減少患者さんの発熱の約6割が症状，所見を認めず，熱源が不明であるとされていますが，約7割の症例が抗菌薬治療に反応するために，ほとんどが検出できない感染症であると考えられています [12].

Sickle らは，好中球減少患者さんは典型的な特徴を欠くことを述べていて 表1-6 [13]，例えば，十分な好中球数を持つ患者さん（>1,000/mm³）の肺炎では膿性痰を約8割で認めるものの，重篤な好中球減少患者さん（<100/mm³）ではたった8%のみであったと報告しています．また，がん患者さんのグラム陰性桿菌による細菌性肺炎の研究では，好中球減少患者さん（<1,000/mm³）の約4割が初回の胸部X線正常で，その後の経過で多くが異常を呈したとされています [14].

表1-6 好中球減少患者は症状所見を呈しにくい

疾患	所見	末梢血顆粒球数 (/μL)		
		<100	101-1,000	>1,000
蜂窩織炎	浸出液	5%	44%	92%
肺炎	膿性痰	8%	67%	84%
	咳嗽	67%	69%	93%
尿路感染症	膿尿	11%	63%	97%

(Sickles EA, et al. Arch Intern Med. 1975; 135 (5): 715-9)[13]

逆に典型的な症状・所見を欠くからこそ，丁寧な問診・身体診察と，慎重な経過観察が必要であるともいえます．「好中球減少があって症状・所見が出にくいから問診も診察もしていません」はご法度ですよ！

②進行が早い

好中球減少患者さんが発熱した際に，そのまま治療されずにいると急速に進行する可能性があるため，初回の抗菌薬を迅速に投与することは極めて重要です．グラム陰性桿菌，特に緑膿菌における感染症は急激に進行する可能性があるため注意が必要です．好中球減少時の緑膿菌菌血症の頻度は少ないものの，他の微生物に比べて死亡率が高く **表1-7** [15]，好中球減少時の発熱では必ず緑膿菌をカバーした抗菌薬が必要となります．

表1-7 好中球減少時の菌血症

菌種	頻度	死亡率
グラム陰性桿菌	34%	18%
大腸菌	14%	18%
クレブシエラ	4%	10%
緑膿菌	8%	31%
グラム陽性球菌	57%	5%
コアグラーゼ陰性ブドウ球菌	28%	6%
レンサ球菌	15%	4%

(Klastersky J, et al. Int J Antimicrob Agents. 2007; 30 Suppl 1: S51-9)[15]

③通常みられない部位に感染症が起こる

FN患者さんにおける感染源として多い部位を **表1-8** に示します[35]．注目すべき点としては，化学療法後の好中球減少時の合併症としてみられる**好中球減少性腸炎**（neutropenic enterocolitis: NEC）や，**肛門周囲膿瘍**（perirectal abscess）などの通常見られない部位の感染症が起こることです．上述の通り，

好中球減少患者さんは症状・所見に乏しいことも多いため，特に問診・身体診察を丁寧にすべきです．

表1-8 FN患者の感染源

感染部位 [A)]	頻度
呼吸器感染症 [a)]	35〜40%
血流感染症 [b)]	15〜35%
尿路感染症	5〜15%
皮膚軟部組織感染症	5〜10%
消化管感染症 [c)]	5〜10%
その他	5〜10%

[A)] 15〜20%で複数臓器の感染症あり(例：菌血症＋肺炎)．これらは常に同じ病原体に起因しない．
[a)] 副鼻腔炎，上気道炎，膿胸などの肺感染症も含む．
[b)] カテーテル関連血流感染症も含む．
[c)] 口腔内感染症，食道炎，虫垂炎，好中球減少性腸炎，胆管炎，腹膜炎を含む．

(Nesher L, et al. Infection. 2014；42（1）：5-13)[35)]

Memo3

好中球減少性腸炎とは？[36)]

NECは化学療法後の好中球減少時の合併症として起こり，化学療法から3週目に多くみられます．NECの発生率は0.8〜26%と報告によって幅があり，正確な発症率はまだよくわかっていません．死亡率は50〜100%と非常に高く報告されています．典型的な症状として発熱，腹痛，腹部膨満，疝痛，下痢，血便などが見られます．消化管壁（盲腸±上行結腸もしくは回腸末端まで）の著明な肥厚と浮腫，潰瘍形成，出血を認め，起因菌として他の腹腔内感染症と同様に複数菌が関与し，グラム陰性桿菌，グラム陽性球菌，嫌気性菌，そして細菌よりは頻度は落ちますが真菌も関与します．CTでの4mm以上の壁肥厚の所見が診断に有用とされています．

④まれな微生物による感染症が起こる

通常，免疫能が正常の宿主に対しては問題にならない病原性の低い菌や常在菌が，好中球減少患者さんにおいては感染症を引き起こす可能性があります **表1-4** **表1-9** [35)]．聞き慣れない菌や，常在菌が血液培養から検出された際には，汚染（contamination）と軽く考えずに，真の起因菌である可能性に留意するべ

表1-9　FN患者の頻度の多い起因菌

グラム陽性球菌	頻度
コアグラーゼ陰性ブドウ球菌	20～50%
黄色ブドウ球菌	10～30%
腸球菌	5～15%
緑色レンサ球菌	3～27%
ミクロコッカス	5～8%
コリネバクテリウム	2～5%
β溶血性レンサ球菌	4～6%
バチルス	4～6%
エロモナス 肺炎球菌 *Stomatococcus mucilaginosus* ラクトバチルス *Leuconostoc* spp. *Pediococcus* spp.	<3%

グラム陰性桿菌	頻度
大腸菌	18～45%
クレブシエラ	11～18%
その他の腸内細菌	15～18%
緑膿菌	18～24%
マルトフィリア	2～5%
アシネトバクター	<3%
その他のブドウ糖非発酵菌	<3%

(Nesher L, et al. Infection. 2014; 42 (1): 5-13)[35]

きです.

Memo 4

FNのリスク

　FNのリスク分類としてMASCC（Multinational Association for Supportive Care in Cancer）スコアが有名です　表1-10 [33]．スコアは最高で26点で，21点以上が低リスク，21点未満が高リスクとなります．MASCCスコアは，定義されている症状が不明確で，好中球減少の程度と期間を考慮していないという問題点があります．米国感染症学会はこれらを考慮して高リスク群と低リスク群の2群に分類しています[33]．高リスク群は，原則入院して静注による経験的抗菌薬治療が推奨され，低リスクの患者さんでは外来での抗菌薬療法も検討されます．

表1-10 MASCC スコア

特性	重み付けスコア
発熱性好中球減少の症状：症状なしまたは軽度症状	5
低血圧なし（収縮期血圧＞90 mmHg）	5
慢性閉塞性肺疾患なし	4
固形腫瘍または真菌感染症の既往がない血液悪性疾患患者	4
静脈内輸液を要する脱水なし	3
発熱性好中球減少の症状：中等度症状	3
外来患者	3
年齢＜60 歳	2

(Freifeld AG, et al. Clin Infect Dis. 2011；52（4）：427-31)[33]

[高リスク群]
- MASCC スコア 21 点未満
- 予想される著明な好中球減少（≦100 個/mm^3）の期間が＞7 日間
- 臨床的に不安定（例：血行動態不安定，嚥下に影響するまたは重度の下痢を引き起こす口腔または消化管粘膜障害，腹痛・悪心・嘔吐・下痢などの消化管症状，新たに出現した神経学的状態または精神状態の変化，血管内カテーテル感染・特にカテーテルトンネル感染，新たな肺浸潤または低酸素血症・あるいは基礎にある慢性肺疾患）
- 併存病態がある
- 肝機能障害（アミノトランスフェラーゼ値が正常値の 5 倍を超える）または腎機能障害（クレアチニンクリアランス 30 mL/分未満）

[低リスク群]
- MASCC スコア 21 点以上
- 予想される好中球減少の期間が≦7 日間
- 臨床的に安定
- 併存病態がない

▶2. バリア障害

　皮膚や粘膜は外部からの微生物の侵入を防ぐバリアの役割をしています．バリアが破綻してしまうと，体内に微生物の侵入を許してしまいます．バリア障害の背景病態と関連微生物は，表1-11 [5] に示します．例えば中心静脈カテーテル留置中の患者さんでは，カテーテル接続部や輸液への菌混入に加えて，刺入部の皮膚から CNS（コアグラーゼ陰性ブドウ球菌）や黄色ブドウ球菌などが入り込

むことによるカテーテル関連血流感染症のリスクがあります．Safdar らは中心静脈カテーテル関連血流感染症の診断において，中心静脈カテーテル留置の患者さんにおける何らかの局所炎症所見の感度は 0〜3％，特異度は 94〜98％と報告しています[16]．このことから，局所に異常所見がなくとも感染が成立し，カテーテル留置がバリア破綻をきたすことがわかります．

表1-11 **皮膚・粘膜障害の背景と関連微生物**

背景	関連微生物		
血管留置カテーテル アトピー性皮膚炎 放射線治療 熱傷 重症薬疹	<細菌> [グラム陽性菌] ブドウ球菌 コリネバクテリウム [グラム陰性菌] 緑膿菌 腸内細菌	[抗酸菌] M. abscesses M. fortuitum M. chalonei	<真菌> カンジダ アスペルギルス

(Safdar Å. Principles and Practice of Cancer Infectious Diseases. Humana Press：2011)[5]

このように生体のバリアを障害するような医療関連デバイス（末梢・中心静脈カテーテル，膀胱留置カテーテルなど）がある患者さんについては，

少なくとも 1 日に 1 回はそのデバイスの必要性について自問するべき

で，私は回診時には，必ずその必要性について研修医に質問しています．毎日聞くのでウザがられているかもしれませんが，大事なことなのです（嫌いにならないで）…．

Memo 5

医師は受け持ち患者の中心静脈カテーテル使用を把握しているか？

Chopra らが 990 人の患者さんの担当医 1881 人にアンケートしたところ，驚くべきことに **21.2％**もの医師が受け持ち患者さんの中心静脈カテーテルの使用を把握していなかったことがわかりました[37]．

繰り返しになりますが，受け持ち患者さんのデバイスの有無とその必要性は最低でも 1 日 1 回は確認しましょう．

▶3. 生体機能の異常

生体機能の異常としては，

①管腔の通過障害　　②嚥下障害・誤嚥

があります．

　まず，管腔の通過障害ですが，原則として管腔の閉塞が起こると同部位での感染が起こりやすくなります．例えば，喀痰喀出不良による閉塞性肺炎，総胆管結石による急性胆管炎，尿管結石による閉塞性尿路感染症などです．こうした感染症はその部位に存在する微生物が起因菌となりますが，抗菌薬治療のみでは治療できないことも多く，しばしばドレナージや閉塞解除が必要となります．熱源検索は時として難しい作業ですが，最終的に解剖学的異常部位がフォーカスであることが多いです．

　嚥下障害・誤嚥は，意識障害や脳梗塞などが原因で起こり，起因菌は主に口腔内の常在菌です．誤嚥性肺炎発症時には抗菌薬が必要になることが多いですが，もっとも重要なことは予防です．口腔ケアによって咽頭細菌が有意に減少することが知られており，誤嚥性肺炎・人工呼吸器関連肺炎に対する有効性が報告されています[17,18]．また嚥下リハビリも有効であり，言語聴覚士（ST）と協力して診療することが重要です．

 ## 感染症の臓器を見極めよう

　感染症診療に限ったことではありませんが，問題の臓器を見極めることは，正確な「診断」と「治療」のために大切です．感染症の臓器の推定には，問診から得られる病歴，身体所見，各種検査を組み合わせ，患者さんの「臓器特異的パラメーター」を明らかにすることが必要です．例えば，肺炎では，咳嗽，喀痰，呼吸困難，頻呼吸，低酸素血症，聴診でのcrackles，X線写真での肺の浸潤影などが相当します．一方で，発熱，白血球数，CRPは全身の炎症を反映しているのみで，感染臓器を推定するには役立たない「非特異的パラメーター」です．

1）感染臓器がわかれば微生物を推定することができる

　原則として微生物はランダムに臓器を侵すことはなく，特定の微生物が特定の臓器を侵すことがほとんどです．市中肺炎であれば，肺炎球菌，インフルエンザ桿菌，マイコプラズマによる感染が多く[19]，髄膜炎の起因菌である髄膜炎菌が肺炎を起こすことはまずありません．そのため，臓器を見極めることができればロジックの次のステップである"微生物"を簡単に推定することができるようになります．

2）感染臓器がわかれば重症度の評価に役立つ

　感染臓器が判明すれば，重症度を正確に把握することができるようになります．そもそも臓器が推定できていなければ，患者さんに何が起こっているのかを理解することはできません．もちろん高 CRP 血症＝（イコール）重症ではありません．

　例えば，患者さんの問題臓器が肺で，肺炎であるとわかれば重症度・予後予測スコアで評価することが可能になります．肺炎の代表的なスコアリングには，pneumonia severity index（PSI）　表1-12 [20]，CURB-65　表1-13 表1-14 [21]，日本呼吸器学会の A-DROP　表1-15 [22] などがあります．なお，これらのスコアリング項目には CRP は含まれていません．Yamamoto らは敗血症が疑われる患者さんの後ろ向きコホート研究で，CRP が CURB-65 に対して臨床的有用性の上乗せがあるかを検討していますが，有用性はほとんどなかったと報告しています [23]．

表1-12 **Pneumonia Severity Index（PSI）**

背景因子	点数	背景因子	点数
年齢		**検査と画像所見**	
男性	年齢	動脈血 pH＜7.35	＋30
女性	年齢−0	BUN 30 mg/dL 以上	＋20
Nursing home	＋10	血清 Na＜130 mEq/L	＋20
合併症		血糖 250 mg/dL 以上	＋10
悪性腫瘍	＋30	ヘマトクリット 30％未満	＋10
肝疾患	＋20	PaO$_2$＜60 mmHg	＋10
うっ血性心不全	＋10	胸水	＋10
脳血管障害	＋10	**クラス**	**合計点**	**死亡率**
腎疾患	＋10	I		0.1%
身体所見		II	70 以下	0.6%
見当識障害	＋20	III	71〜90	2.8%
呼吸数 30 回以上	＋20	IV	91〜130	8.2%
収縮期血圧＜90 mmHg	＋20	V	131 以上	29.2%
体温＜35℃ もしくは 40℃以上	＋15			
脈拍 125 回/分以上	＋10			

（Fine MJ, et al. N Engl J Med. 1997；336（4）：243-50）[20]

表1-13 **CURB-65**

Consciousness（意識）	意識障害
Uremia（尿毒症，脱水）	BUN＞20 mg/dL
Respiratory rate（呼吸数）	呼吸回数 30 回/分以上
Blood pressure（血圧）	収縮期血圧 90 mmHg 以下または拡張期 60 mmHg 以下
65	65 歳以上

（Lim WS, et al. Thorax. 2003；58（5）：377-82）[21]

表1-14	CURB-65 重症度における治療場所と死亡率		
スコア	重症度	治療場所	死亡率
0	軽症	外来	0.7%
1	軽症	外来	3.2%
2	中等症	一般病棟	3%
3	重症	ICU	17%
4	重症	ICU	41.5%
5	重症	ICU	57%

(Lim WS, et al. Thorax. 2003; 58 (5): 377-82)[21]

表1-15　A-DROP システム

使用する指標
・男性 70 歳以上, 女性 75 歳以上
・BUN 21 mg/dL 以上または脱水あり
・SpO_2 90%以下（PaO_2＜60 Torr 以下）
・意識障害あり
・血圧（収縮期）90 mmHg 以下

重症度分類
軽　症: 上記 5 つの項目のいずれも満足しないもの
中等症: 上記の 1 つまたは 2 つを有するもの
重　症: 上記項目の 3 つを有するもの
超重症: 上記項目の 4 つまたは 5 つを有するもの
　　　　ただし, ショックがあれば 1 項目のみでも超重症とする

重症度分類と治療の場の関係
　　0 　: 外来治療
1 or 2: 外来または入院
　　3 　: 入院治療
4 or 5: ICU 入院

(日本呼吸器学会感染症に関するガイドライン作成委員会, 編.
成人市中肺炎診療ガイドライン. 2007)[22]

　患者さんの重症度評価は, 問題となっている臓器をきちんと見極め, 特有のパラメーターを指標に用いて判断しましょう.

3) 感染臓器がわかればその後の適切なフォロー・アップができる

　問題臓器が明らかとなっていれば適切な臓器特異的パラメーターを用いて経過を追うことができるようになり, 熱, 白血球数, CRP といった非特異的パラメーターの呪縛から解放されます. 肺炎であれば, 咳嗽, 喀痰, 呼吸困難, 低酸素血症が改善傾向であれば, 高 CRP 血症はさほど重要な問題ではありません. また, 各臓器の感染症には, 典型的な経過が知られており, 症例の青写真を理解していれば, 不測の検査結果に慌てることが少なくなると思います. 治療経過に関しては後述します.

微生物を詰める

　感染症診療に限らず診療はロジカルに行われるべきですが，残念なことにロジック不在で安易に発熱患者さんに抗菌薬が処方されているケースが散見されます．虚血性心疾患の診療の一例では，胸痛→心電図→急性心筋梗塞→カテーテル検査・治療というように極めてロジカルに進んでいきますが，
発熱に対して安易に抗菌薬を処方することは胸痛を訴える患者さんに対して心電図をとらずにいきなり心臓カテーテル検査（心カテ）をしてしまうことと同じ
です．感染症診療における喀痰や尿といった得られた検体の塗抹の鏡検結果は，循環器診療における心電図に相当します．心電図をとらないで心カテをすることが決してないように，検体採取・鏡検を行わずに抗菌薬を処方することがないようにしましょう．特に難解な症例において，微生物を詰める努力をしないで抗菌薬を投与してしまうと，そもそもの診断とその後の治療期間で困ることになります．逆に微生物が得られていれば，今後の患者さんのマネジメントがだいぶ楽になります．

　このように説明しても，「広域抗菌薬ならば全ての菌をカバーするので問題ない．検体なんてとる必要がない」と，言われてしまうことがあります．本当にそうでしょうか．市中肺炎と思ってカルバペネムで治療していた症例が排菌結核症例であったらどうでしょうか．その患者さんの不利益はもちろん，同室の患者さんや医療者を含めて曝露してしまい，一人の患者さんの枠を超えた大問題となってしまいます．医師には正しく微生物を推定する義務があります．

どの抗菌薬を選択するか？

　臓器と微生物までがきちんと推定できていれば，empiric therapy（経験的治療）はサンフォード（ライフ・サイエンス）や感染症診療の手引き（シーニュ），感染症プラチナマニュアル（メディカルサイエンスインターナショナル）といった感染症治療薬のマニュアルを参照して第一選択薬をチョイスすれば良いと思います．各薬剤の投与量，腎機能に合わせた投与量を暗記することは，難しい上に間違える可能性もあるので，処方するたびにマニュアルを確認した方が無難です．

　マニュアルの適応に関して注意するべき点は，各施設のアンチバイオグラムです．アンチバイオグラムとは各施設における細菌ごとの抗菌薬感受性率表のことです．抗菌薬感受性は施設ごとに異なるため，自施設のアンチバイオグラムを参

照して，想定微生物の耐性化率を確認します．一般的には**耐性化率が10％以下であれば使用が推奨されますが**，耐性化率が20％を超えてくるようであれば避けたほうが良いでしょう[24]．

微生物の同定と感受性が判明したら，de-escalation を行いましょう．De-escalation は長期広域抗菌薬使用に伴う耐性菌発生と医療費の抑制効果が知られています．しかし，敗血症に対する妥当なランダム化比較試験が存在しておらず，de-escalation のエビデンスレベルは実はまだ高くありません（de-escalation の研究自体も，その性質上組みづらいと思います）[38]．ただ，de-escalation のメリットを示す研究がいくつかあります．例えば，Garnacho-Monteroら[25]の重症敗血症もしくは敗血症性ショックでICUに入室した患者さんの抗菌薬のde-escalationと90日死亡率の研究では，de-escalationが予後良好因子（OR 0.54；95％ CI 0.33-0.89）であったことを報告しています 図1-5．少なくとも，de-escalation の"デメリット"を示す研究はありません[39]．集団と患者さん本人へのメリットを期待して de-escalation を検討しましょう．

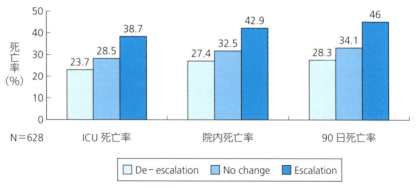

図1-5 De-escalation による死亡率
（Garnacho-Montero J, et al. Intensive Care Med. 2014；40（1）：32-40)[25]

 適切な経過観察

適切な経過観察とは，言い換えると，「改善」と「悪化」の判断ができることです．
適切な経過観察のためには，

> ①臓器特異的パラメーターといった適切な指標を用いること
> ②感染症の典型的な経過を知ること

が必要です．患者さんの経過で悩む際には，まずそれが自然経過ではないだろうかと考えるべきです．

次に自然経過とも考えづらいと思われるときに，

> 1）別の熱源がないか
> 2）ドレナージ不良域がないか
> 3）カバーしきれていない微生物の存在

を考慮します．例えば，肺炎においては，喀痰のグラム染色所見の変化が最も早いパラメーターであり，抗菌薬投与後2〜3時間で細菌数が減少し，変形がみられます 図1-6．一方で，胸部単純X線所見の改善は時間がかかり，Brunsらは入院7日目で胸部X線が正常になっている患者さんは25％のみと報告しています[26]．多くの症例では，3日で解熱が得られますが，4日目以降も発熱が持続するようであれば，上記の自然経過では考えづらいため上記の1）2）3）がないかを検討します 表1-16 [27]．

解熱し呼吸状態も落ち着いている肺炎患者さんを，「まだCRPが陰性化していない」，「X線で浸潤影が残存している」といった理由で，入院継続・抗菌薬治療の延長および変更の対象としないでください．適切な指標と典型的な経過を知っていれば，適切に患者さんの経過観察ができるようになります．

```
早い  ←――――――――――――――――→  遅い

 1  喀痰 Gram 染色中の細菌数減少, 細菌の変形(2〜3 時間後から)
    2  呼吸回数, 自覚症状(呼吸苦など), 血液ガス分析
        3  聴診所見(pan*→late)
            4  CRP などの検査所見の改善
                5  画像所見(胸部単純 X 線写真での浸潤影など)
```

図1-6 肺炎治療の効果判定
※pan は全吸気時の coarse crackles, late は吸気時の fine crackles

表1-16 肺炎の臨床症状が落ち着くまでの時間

項目	中央期間（日）	四分位範囲（日）
収縮期血圧 90 mmHg 以上	2	2〜3
心拍 100 回/分以下	2	2〜3
呼吸回数 　24 回以下 　22 回以下 　20 回以下	3 3 4	2〜4 2〜6 3〜7
体温 　38.3℃以下 　37.8℃以下 　37.2℃以下	2 3 3	2〜3 2〜4 2〜6
SpO₂ 　90%以上 　92%以上 　94%以上	3 3 4	2〜6 2〜6 2〜8
食事摂取	2	2〜8
意識状態	3	2〜4

（Halm EA, et al. JAMA. 1998；279（18）：1452-7）[27]

症例① 50歳，男性．3日前からの発熱と咳嗽・喀痰，呼吸困難を自覚．血圧 140/90 mmHg，脈拍 100 回/分，呼吸回数 24 回/分，体温 38.2℃，SpO_2 94%（室内気）．

　今日から感染症内科でお世話になる研修医2年目のAです．よろしくお願いします．

　こちらこそよろしく．今日は外来研修だね．さっそくだけど，もう初診の患者さんが来ているみたいだ．予診票の情報は…これしかないね．さて，どうやって診療をすすめていこう？ 見せてもらおうか，研修医Aの性能とやらを．

　先生，それ言いたいだけですよね…（大丈夫かなー，この先生）．えーと，他の症状の有無や，アレルギー歴，既往歴，服用歴，生活歴などを聞いた後に，鑑別診断を考えて身体診察を行いたいと思います．

　いいね．基本は大丈夫そうだ．それじゃあ，診察が終わったら教えてくれる？ 僕は隣で外来をしているからね．

　先生，お時間よろしいですか？

どうだった？

はい，肺炎疑いで，抗菌薬治療を検討しています．普段は，高血圧で近医通院中の方で，内服薬はアムロジピン（アムロジン®）だけです．たばこをかなり吸う方みたいで，1日40本，30年間の喫煙歴がありました．診察上，胸鎖乳突筋の肥大とビア樽状胸郭，両側胸部・背部で呼吸音の低下があって，基礎にCOPDがありそうです．右の前胸部と側胸部でpan-inspiratory crackles（coarse crackles）を聴取し，症状とあわせて肺炎を疑いました．

ありがとう，すばらしいね．それじゃあ，感染症のロジック 表1-1 で整理して考えてみようか．まず，患者背景は？

高血圧とCOPDです．

どの臓器の感染症？

肺です．

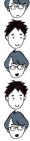

OK．それじゃあ，原因となる微生物は？

えーと，肺炎球菌ですか？

そうだね，肺炎球菌は最も多い．でも，ここで大事なことはCOPDが背景にある場合の肺炎の原因菌だ．

あ！ そうすると肺炎球菌，インフルエンザ桿菌，モラキセラ・カタラーリス，あと緑膿菌です．

すばらしい！ 感染臓器と患者背景から微生物が推定することができるよね．じゃあ，採血とX線をオーダーして，その間に喀痰のグラム染色をしよう．グラム染色もこれらの菌が見えるかもしれないと思って鏡検することが重要だ．

グラム染色では扁平上皮のない白血球だらけの良質喀痰で，グラム陽性双球菌を多数認め，肺炎球菌が疑われます．

じゃあ，治療はどうしようか？

A-DROP 表1-15 では軽症なので，外来でアモキシシリンを処方しようと思います．

いいね．非常にロジカルだね．感染臓器と微生物がわかれば，重症度も判定できるようになるし，治療も決まってくるね．最後のロジックは，適切な

① 感染症診療の基本的アプローチ

経過観察だ．例えば通常の肺炎球菌性肺炎だったら何日以内で解熱するかな？

3日以内ですか？

その通り，逆に3日以降も発熱が続くようであれば，臓器特異的パラメーターに悪化はないか，別の熱源がないかなどを検討する必要がある．非典型的な経過を察知するためには，感染症の自然経過を知っておくといいね 表1-16．

ありがとうございます！

診断 ▶ 肺炎球菌性肺炎

症例② 60歳，女性．昨日からの発熱と倦怠感を自覚．
血圧 120/80 mmHg，脈拍 90 回/分，呼吸回数 18 回/分，体温 38.2℃，SpO₂ 98%（室内気）．

A先生，もう一人初診の患者さんが来たみたいだ．お願いしていいかな？じゃあ，よろしく．

わかりました．

どんな感じだった？

はい，ただの風邪…と，思います．対症療法で帰宅の方針を考えています．普段はバセドウ病で近医通院中の方で，昨日からの発熱と倦怠感の他には，咽頭痛があります．診察上は咽頭の軽度発赤と，圧痛を伴わない甲状腺の腫大くらいでした．他には明らかな症状や所見，シックコンタクト，渡航歴などもありませんでした．アセトアミノフェンを処方して帰宅してもらおうと思うのですがよろしいですか？

ちょっと待って．バセドウ病って診断されたのはいつ？

えーと，2週間前からみたいです．

内服薬は？

　チアマゾール（メルカゾール®）15 mg/日だけです．

　何だか嫌な予感がするなぁ．採血してもらってもいい？

　え，採血ですか？　もしかして先生はCRP教徒ですか？

　いや，違うって．ていうか，CRP教徒って何？（汗）えーと，じゃあこの時点で，一旦感染症のロジック 表1-1 で整理して考えてみようか．まず患者背景は？

　バセドウ病です．

　OK．じゃあ，臓器は？

　咽頭です．

　原因微生物は？

　えーと，ウイルスです．アデノウイルスやコクサッキーウイルスなどでしょうか．

　じゃあ，治療は？

　ウイルスなので，対症療法で良いと思います．採血してもアウトカムは変わらないと思うんですが…．

　実は，チアマゾールは開始から2か月間は特に無顆粒球症のリスクが高いんだ．だから，投与開始後少なくとも2か月間は2週間に1回は採血することが望ましいとされている．

　えー！　そうだったのですね．わかりました．それでは，患者さんに説明して採血させてもらいます．

　採血の結果は出たかな？

　はい．白血球数は2,000/μLで，好中球は15％です．あ，好中球が300/μLしかありません！

　いわゆる発熱性好中球減少症だね．好中球減少は化学療法以外でも原因となることがあるんだ．チアマゾールによるものはコモンだね．

そうなんですね….

　　好中球減少状態だと，症状と所見が目立たず，感染臓器がはっきりしないことがある．好中球減少という患者背景があることで想定する臓器・微生物 表1-4 も大きく変わってくるね．それだけ，感染症ロジックにおいて，患者背景が重要だということだ．じゃあ，マネジメントはどうしようか？

　　うーん….入院のお話をして，血液培養，胸部X線，尿培養を追加します．治療は，チアマゾールを一旦中止して，セフェピムを投与します．

　　現時点では，バイタルサインも安定していて症状も軽微でリスクも高くないから外来管理でも良いけど，同意が得られれば入院でも良いかな．今は症状・所見が乏しいけど，好中球が立ち上がってきた時に顕在化してくることもあるから，毎日しっかり診察しよう．

　　はい，ありがとうございます！

診断 ▶ チアマゾールによる好中球減少，発熱性好中球減少症

【参考文献】
＜入院患者の発熱に関する前向き症例対照研究＞
1) Arbo MJ, Fine MJ, Hanusa BH, et al. Fever of nosocomial origin: etiology, risk factors, and outcomes. Am J Med. 1993; 95 (5): 505-12.

＜不明熱診断のシステマティックレビュー＞
2) Mourad O, Palda V, Detsky AS. A comprehensive evidence-based approach to fever of unknown origin. Arch Intern Med. 2003; 163 (5): 545-51.

＜重症敗血症患者での疾患重症度と予後における体温異常の影響＞
3) Kushimoto S, Gando S, Saitoh D, et al; JAAM Sepsis Registry Study Group. The impact of body temperature abnormalities on the disease severity and outcome in patients with severe sepsis: an analysis from a multicenter, prospective survey of severe sepsis. Crit Care. 2013; 17 (6): R271.

＜和製のがん感染症のマニュアル本＞
4) 倉井華子，他．がん患者の感染症診療マニュアル改訂2版．南山堂；2012.

＜がん感染症の教科書＞
5) Safdar A. Principles and Practice of Cancer Infectious Diseases. Humana Press; 2011.

＜OPSIに関するReview文献＞
6) Sinwar PD. Overwhelming post splenectomy infection syndrome - review

study. Int J Surg. 2014; 12 (12): 1314-6.

<Howell-Jolly 小体が先天性脾機能低下症の診断のきっかけとなった症例>

7) Mathew H, Dittus C, Malek A, et al. Howell-Jolly bodies on peripheral smear leading to the diagnosis of congenital hyposplenism in a patient with septic shock. Clin Case Rep. 2015; 3 (8): 714-7.

<ニューモシスチス肺炎のレビュー>

8) Thomas CF Jr, Limper AH. Pneumocystis pneumonia. N Engl J Med. 2004; 350 (24): 2487-98.

<ステロイド投与と感染リスクについて>

9) Stuck AE, Minder CE, Frey FJ. Risk of infectious complications in patients taking glucocorticosteroids. Rev Infect Dis. 1989; 11 (6): 954-63.

10) Dixon WG, Abrahamowicz M, Beauchamp ME, et al. Immediate and delayed impact of oral glucocorticoid therapy on risk of serious infection in older patients with rheumatoid arthritis: a nested case-control analysis. Ann Rheum Dis. 2012; 71 (7): 1128-33.

<化学療法による好中球機能の低下>

11) Ichinose Y, Hara N, Motohiro A, et al. Influence of chemotherapy on superoxide anion-generating activity of polymorphonuclear leukocytes in patients with lung cancer. Cancer. 1986; 58 (8): 1663-7.

<好中球減少患者の特徴に関するレビュー>

12) Bodey GP. Unusual presentations of infection in neutropenic patients. Int J Antimicrob Agents. 2000; 16 (2): 93-5.

<好中球減少患者における臨床的特徴>

13) Sickles EA, Greene WH, Wiernik PH. Clinical presentation of infection in granulocytopenic patients. Arch Intern Med. 1975; 135 (5): 715-9.

<成人がん患者のグラム陰性桿菌性肺炎のケースシリーズ>

14) Valdivieso M, Gil-extremera B, Zornoza J, et al. Gram-negative bacillary pneumonia in the compromised host. Medicine (Baltimore). 1977; 56 (3): 241-54.

<がん患者の発熱性好中球減少症における菌血症>

15) Klastersky J, Ameye L, Maertens J, et al. Bacteraemia in febrile neutropenic cancer patients. Int J Antimicrob Agents. 2007; 30 Suppl 1: S51-9.

<CRBSI 診断におけるカテーテル刺入部の局所炎症所見の検査特性>

16) Safdar N, Maki DG. Inflammation at the insertion site is not predictive of catheter-related bloodstream infection with short-term, noncuffed central venous catheters. Crit Care Med. 2002; 30 (12): 2632-5.

<口腔ケアによる誤嚥性肺炎，人工呼吸器関連肺炎の予防>

17) Yoneyama T, Yoshida M, Mukaiyama H, et al. Oral care reduces pneumonia of elderly patients in nursing homes. J Am Geriatr Soc. 2002; 50 (3): 430-3.

18) Labeau SO, Van de Vyver K, Brusselaers N, et al. Prevention of ventilatorassociated pneumonia with oral antiseptics: a systematic review and meta-analy-

sis. Lancet Infect Dis. 2011; 11 (11): 845-54.

<市中肺炎における細菌性肺炎と非定型肺炎の吸気時の crackles の時相の違い>

19) Norisue Y, Tokuda Y, Koizumi M, et al. Phasic characteristics of inspiratory crackles of bacterial and atypical pneumonia. Postgrad Med J. 2008; 84 (994): 432-6.

<肺炎の重症度スコア>

20) Fine MJ, Auble TE, Yealy DM, et al. A prediction rule to identify low-risk patients with community-acquired pneumonia. N Engl J Med. 1997; 336 (4): 243-50.

21) Lim WS, van der Eerden MM, Laing R, et al. Defining community acquired pneumonia severity on presentation to hospital: an international derivation and validation study. Thorax. 2003; 58 (5): 377-82.

22) 日本呼吸器学会感染症に関するガイドライン作成委員会, 編. 成人市中肺炎診療ガイドライン. 2007.

<CRP の CURB-65 に対する臨床的有用性の上乗せを評価した研究>

23) Yamamoto S, Yamazaki S, Shimizu T, et al. Prognostic utility of serum CRP levels in combination with CURB-65 in patients with clinically suspectedsepsis: a decision curve analysis. BMJ Open. 2015; 5 (4): e007049.

<米国感染症学会の女性の単純性膀胱炎と腎盂腎炎のガイドライン>

24) Gupta K, Hooton TM, Naber KG, et al; Infectious Diseases Society of America; European Society for Microbiology and Infectious Diseases. International clinical practice guidelines for the treatment of acute uncomplicated cystitis and pyelonephritis in women: A 2010 update by the Infectious Diseases Society of America and the European Society for Microbiology and Infectious Diseases. Clin Infect Dis. 2011; 52 (5): e103-20.

<de-escalation が予後を改善させるという研究>

25) Garnacho-Montero J, Gutiérrez-Pizarraya A, Escoresca-Ortega A, et al. De-escalation of empirical therapy is associated with lower mortality in patients with severe sepsis and septic shock. Intensive Care Med. 2014; 40 (1): 32-40.

<重症市中肺炎で入院した成人の単純 X 線写真の改善>

26) Bruns AH, Oosterheert JJ, Prokop M, et al. Patterns of resolution of chest radiograph abnormalities in adults hospitalized with severe community-acquired pneumonia. Clin Infect Dis. 2007; 45 (8): 983-91.

<市中肺炎の臨床症状が落ち着くまでの時間>

27) Halm EA, Fine MJ, Marrie TJ, et al. Time to clinical stability in patients hospitalized with community-acquired pneumonia: implications for practice guidelines. JAMA. 1998; 279 (18): 1452-7.

<脾摘患者に対するワクチン接種>

28) Rubin LG, Levin MJ, Ljungman P, et al; Infectious Diseases Society of America. 2013 IDSA clinical practice guideline for vaccination of the immunocompromised host. Clin Infect Dis. 2014; 58 (3): 309-18.

29) Centers for Disease Control and Prevention (CDC). Use of 13-valent pneumococcal conjugate vaccine and 23-valent pneumococcal polysaccharide vaccine for adults with immunocompromising conditions: recommendations of the Advisory Committee on Immunization Practices (ACIP). MMWR Morb Mortal Wkly Rep. 2012; 61 (40): 816-9.

30) Briere EC, Rubin L, Moro PL, et al; Division of Bacterial Diseases, National Center for Immunization and Respiratory Diseases, CDC. Prevention and control of haemophilus influenzae type b disease: recommendations of the advisory committee on immunization practices (ACIP). MMWR Recomm Rep. 2014; 63 (RR-01): 1-14.

31) Cohn AC, MacNeil JR, Clark TA, et al; Centers for Disease Control and Prevention (CDC). Prevention and control of meningococcal disease: recommendations of the Advisory Committee on Immunization Practices (ACIP). MMWR Recomm Rep. 2013; 62 (RR-2): 1-28.

＜好中球減少と感染症リスク＞

32) Bodey GP, Buckley M, Sathe YS, et al. Quantitative relationships between circulating leukocytes and infection in patients with acute leukemia. Ann Intern Med. 1966; 64 (2): 328-40.

＜米国感染症学会の発熱性好中球減少症のガイドライン＞

33) Freifeld AG, Bow EJ, Sepkowitz KA, et al; Infectious Diseases Society of America. Clinical practice guideline for the use of antimicrobial agents in neutropenic patients with cancer: 2010 Update by the Infectious Diseases Society of America. Clin Infect Dis. 2011; 52 (4): 427-31.

＜日本臨床腫瘍学会による発熱性好中球減少症診療ガイドライン＞

34) 日本臨床腫瘍学会. 発熱性好中球減少症 (FN) 診療ガイドライン. 南江堂; 2012.

＜化学療法による好中球減少を伴うがん患者における感染症＞

35) Nesher L, Rolston KV. The current spectrum of infection in cancer patients with chemotherapy related neutropenia. Infection. 2014; 42 (1): 5-13.

＜好中球減少性腸炎について＞

36) Nesher L, Rolston KV. Neutropenic enterocolitis, a growing concern in the era of widespread use of aggressive chemotherapy. Clin Infect Dis. 2013; 56 (5): 711-7.

＜医師は受け持ち患者の中心静脈カテーテルの使用を把握しているか？＞

37) Chopra V, Govindan S, Kuhn L, et al. Do clinicians know which of their patients have central venous catheters?: a multicenter observational study. Ann Intern Med. 2014; 161 (8): 562-7.

＜敗血症における de-escalation のコクランレビュー. 妥当な文献なくシステマティックレビューできず＞

38) Silva BN, Andriolo RB, Atallah AN, et al. De-escalation of antimicrobial treatment for adults with sepsis, severe sepsis or septic shock. Cochrane Database Syst Rev. 2013; (3): CD007934.

<de-escalation のシステマティックレビューとメタ分析>

39）Ohji G, Doi A, Yamamoto S, et al. Is de-escalation of antimicrobials effective? A systematic review and meta-analysis. Int J Infect Dis. 2016; 49: 71-9.

ミニレクチャー

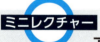

アンチバイオグラムの作り方

A 先生，アンチバイオグラムって知ってる？

えーと，各施設における細菌毎の抗菌薬感受性率の表のこと…ですよね．

そうそう．活用してる？

はい．エンピリック治療の際に参考にしてますね．あ，いつもポケットに入れてますよ（ピラッ）．

おー，すばらしい！　じゃあ，アンチバイオグラムの作り方って知ってる？

いえ，全く．ICT（Infection control team）の先生たちが作っているんですよね….

OK．じゃあ，今日はアンチバイオグラムの作り方をレクチャーするよ．先生も今は ICT のメンバーの一人みたいなもんだから，是非作り方を覚

アンチバイオグラム 2016

	感受性実施株数	PCG	ABPC	PIPC	A/S	TAZ/PIPC	MEPM	CEZ	CMZ	CTRX	CAZ	CFPM	GM	CLDM	MINO	LVFX	CPFX	ST	VCM
Escherichia coli	351		63		70	95		76	97	84	87	89	92			75			
Klebsiella pneumoniae	256				86	99		96	99	98	100	98	99			99			
Klebsiella oxytoca	133				72	89		53	98	87	98	97	100			98			
*Proteus mirabilis**	26		85		92	100		96	96	96	100	100	100			100			
Enterobacter cloacae	191					85				62	76	95	99			99			
Enterobacter aerogenes	89					82				57	64	99	100			99			
Citrobacter freundii	91					98				84	88	100	100			99			
Serratia marcescens	45					93				96	87	100	100			100			
Pseudomonas aeruginosa	229			89		91	97				90	91	89				95		
Acinetobacter baumannii/haemolyticus	46				91		100				96	96	98		98		98		
Stenotrophomonas maltophilia	82														100			99	
Staphylococcus aureus（MRSA）	117														80			100	100
Staphylococcus aureus（MSSA）	287							100							99			97	
Staphylococcus epidermidis	241																		100
*Streptococcus pneumoniae***	37	100								100									
α-Streptococcus	77	96								96				91					
Enterococcus faecalis	251		100																
Enterococcus faecium	102		26																100
Haemophilus influenzae	44		23		61					100									
Bacteroides fragilis	70				91	100			70					54					

主要検出菌薬剤感受性率（検出菌株の内、感受性あり「S」の割合を示す）
*菌株数が30未満であり「S」の割合の統計学的妥当性は低くなりうる
**PCGの感受性はMIC≦2として算出（髄膜炎以外の基準）

図1-7　アンチバイオグラムの例

えていってよ．作り方がわかると，良いアンチバイオグラムと悪いアンチバイオグラムがわかるようになるよ．

（良いアンチバイオグラム？ 悪いアンチバイオグラム？）

じゃあ，さっそく院内のアンチバイオグラムをみてみようか．今日はこれが作れるようになるのが目標だよ．

うー，何から手を付けていったら良いのでしょうか？ 作り方のマニュアルとかがあるんでしょうか？

お，鋭いね．実はアンチバイオグラムの作り方はCLSI（Clinical and Laboratory Standards Institute, 臨床・検査標準協会）が発行しているM39-A4（2014）に準拠して作られているんだ 図1-8．

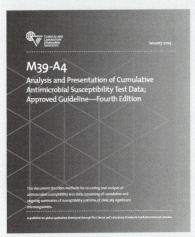

図1-8 CLSIのM39-A4

あ，こんなのがあるんですね．これってインターネットでタダで見れるんですか？

いや，有料．ちなみにM39-A4はCLSIのweb pageから180ドルで購入できるようになってる．

え，180ドル！？ 高っ….

高いよね（笑）．ちなみに菌の感受性判定の基準はM100Sっていうのがあるんだけど，こっちは毎年改定されているんだ．一応，M100S

① 感染症診療の基本的アプローチ

は2016年からweb版だけ無料になったんだけど，ダウンロード版は変わらず有料なんだ．

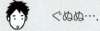ぐぬぬ….

アンチバイオグラムを作るには，自施設のアウトブレイクポイントがいつのM100Sに準拠しているかを確認しておく必要があるんだ．メジャーな改定の例だと，2008年のM100-S18では薬剤耐性肺炎球菌の定義の変更（髄膜炎と非髄膜炎でのブレイクポイントの変更）が行われたし，2010年のM100-S20では腸内細菌科のセフェム系薬剤に対するブレイクポイントの変更が行われたんだ．

と，すると準拠しているM100S自体が変わると，年度毎でアンチバイオグラムの感受性もだいぶ変わってしまいそうですね．

その通り！ そこは注意すべきポイントの一つなんだよ．M100S自体は毎年改定されるけど，検査機器は毎年自動で更新されるわけではないので，最新の基準とタイムラグがでるんだ．そんなわけで，検査室に現在の基準を確認しておくことが大切だ．

自分で言うのも何ですが，僕結構，感染症が好きなんですよ．でもM39-A4の存在は知りませんでした．どこの施設でもこれに準拠してアンチバイオグラムが作られているんですか？

お，鋭いね．米国の市中病院でのこのガイドラインの遵守率を調べた研究があるんだけど[1]，37施設中32施設（86％）がアンチバイオグラムを作成していて，完全に準拠していたのは3施設（9％）のみだったんだ．

さんざんな結果ですね….

そうなんだよ．そんなわけで，CLSIのお膝元の米国でもそんな状況なわけで巷には怪しいアンチバイオグラムがはびこっている可能性があるってわけよ．

じゃあ，まずM39-A4の要点を挙げてみよう 表1-17 [2]．正直なところ，これだけ知っておけばアンチバイオグラム作れちゃうんじゃないかな．

表1-17 M39-A4 の要点

① 少なくとも年1回データの分析と公表
② 分離株数が 30 株以上の菌種を対象
③ サーベイランスのデータは含まない（診断に用いたもののみを含める）
④ 通常検査を行っている薬剤のみを含める．
⑤ 検体が得られた部位や抗菌薬感受性に関係なく，一人の患者から期間内に検出された最初の株のみを含める．
⑥ 感受性が「I」の株は含めずに「S」のみを算出する
⑦ 肺炎球菌はペニシリンに対して「S」と「I」の両方の株について計算する．CTX もしくは CTRX に関しては髄膜炎と非髄膜炎のブレイクポイントを用いたものを各々計算する．
⑧ *Viridans streptococci* はペニシリンに対しては「S」と「I」の両方の株について計算する．
⑨ 黄色ブドウ球菌，MRSA は分離株すべての感受性結果を算出する．

(CLSI. Analysis and Presentation of Cumulative Antimicrobial Susceptibility Test. Data; Approved Guideline-Fourth Edition. 2014)[2]

ふむふむ…．ちなみに，アンチバイオグラムに載せる菌はどうやって選んでいるんですか？

これは，臨床的に重要な菌を入れてるんだ．例えば，*Enterobacter* は施設によってはあまりみない菌かもしれないけど，うちでは *Enterobacter* による感染症が多いので重要な菌としてアンチバイオグラムに載せているんだ．

なるほど．②の分離株数が 30 株に満たない場合はどうするんですか？

お，良い質問だね．単施設で必要株数を満たさない場合は，複数施設からデータを集計する方法や，数年のデータを使う方法があるよ．そういった手法で作った場合には必ず脚注に注意書きを付けてね．

ありがとうございます．あとは…，⑤の一人の患者さんから期間内に検出された最初の株のみを含めるのってなぜですか？

同一患者さんからの検体を全て含めると耐性傾向が強くなってしまうでしょ？　アンチバイオグラムはあくまでも"エンピリック治療"の指針として使うものだからね．

わかりました．何だか，作れるような気がしてきました！（笑）

そうでしょう，そうでしょう！　じゃあ，早速作ってみよう．細菌検査室に元 data を貰いに行こう．

あ、お時間よろしいですか？ アンチバイオグラムを作りたいのですが、dataをいただけますか？ 2015年4月01日から2016年3月31日のdataをお願いします．一人の患者さんあたり，"毎月"1番最初に出た検体です．菌種は昨年度同様でOKです．

細菌検査技師 わかりました．少し時間がかかるので，でき次第ご連絡しますね．

アンチバイオグラム 2016	感受性実施株数	PCG	ABPC	PIPC	A/S	TAZ/PIPC	MEPM	CEZ	CMZ	CTRX	CAZ	CFPM	GM	CLDM	MINO	LVFX	CPFX	ST	VCM
Escherichia coli	351		63		70	95	100	76	97	84	87	89	92			75			
Klebsiella pneumoniae	256			86	99	100	96	99	98	100	98	99			99				
Klebsiella oxytoca	133		5	72	89	98	53	98	87	98	97	100			98				
Proteus mirabilis*	26		85	92	100	100	96	96	100	100	100				100				
Enterobacter cloacae	191				85	99		4	62	76	95	99			99				
Enterobacter aerogenes	89				82	100		3	57	64	99	100			99				
Citrobacter freundii	91				98	100		73	84	88	100	100			99				
Serratia marcescens	45				93	100		93	96	87	100	100			100				
Pseudomonas aeruginosa	229			89	91	97					90	91	89			95			
Acinetobacter baumannii/haemolyticus	46			83	91	100				96	96	98		98		98	93		
Stenotrophomonas maltophilia	82								48					100		99			
Staphylococcus aureus (MRSA)	117													75	15	80	19	97	100
Staphylococcus aureus (MSSA)	287	43	43		100		100						79	77	99	93	100		
Staphylococcus epidermidis	241	7	7		39		39						63	73	99	60	84		100
Enterococcus faecalis	251	100	100											39	94				
Enterococcus faecium	102	25	26											54	14				100
Streptococcus pneumoniae**	37	100				97			100		100			49		97	57		
α-Streptococcus	77	96	95						100					96		91			
Haemophilus influenzae	44		23		61	100			100		100				100		75		
Bacteroides fragilis	70				91	100	100							54					

主要検出菌薬剤感受性率（検出菌株の内，感受性あり「S」の割合を示す）
*菌株数が30未満であり「S」の割合の統計学的妥当性は低くなりうる
**PCGの感受性はMIC≦2として算出（髄膜炎以外の基準）

図1-9 アンチバイオグラムの元データ

では，試しに昨年度のデータを使ってアンチバイオグラムを作ってみようか．

え，もう既に完成していませんか？（笑）

いやいや．完成した 図1-7 と見比べてみて違いはない？

えーと…， 図1-9 の方がマスが沢山埋まっていますね．

そうそう．完成品を作るためには，このマスを消して加工していくんだ．

え，何のためにですか？ この方が抗菌薬も選びやすくないですか？

ほら，アンチバイオグラムはあくまでもエンピリック治療の指標にするわけでしょ？ だから，例えば…MEPM（メロペネム）の感受性とか

① 感染症診療の基本的アプローチ

は最小限で良いんだよ.

なるほど，第一選択にしてほしくない薬はあえて消すんですね．先生もワルですね….

いやいや，そういう誤解を招く表現はやめてよね…（トホホ）.

えっと，じゃあ不要なところを消していくと…，あ，だいたい 図1-7 みたいなアンチバイオグラムが完成しました．

OK．そんなに難しい作業ではなかったでしょ？ 病院毎に菌名や薬剤感受性率は自施設のニーズに合った風にアレンジしていけばいいからね．

A先生，これでアンチバイオグラムの作り方もだいたいわかったかな？ 感染症のテキストなんかには，エンピリック治療の際には自施設のアンチバイオグラムを参照すること…なんて記述があるけど，アンチバイオグラムがへっぽこだと参考にならないことがあるから気をつけてね.

…（ちょっとディスりすぎじゃないっすかね）.

では，A先生．つぎのアンチバイオグラムの問題点を挙げてみて 図1-10 ．

アンチバイオグラム 2016	感受性実施株数	PCG	ABPC
Escherichia coli	20		63

図1-10 アンチバイオグラムの例

あ，これは余裕です．感受性実施株数が30株未満です．

正解！ じゃあ，これはどうだろう？ 表1-18

表1-18

	感受性実施株数
非耐性 H. influenza	30
β-L（＋）H. influenza	40
BLNAR	90

むむ…．感受性実施株数はどれも30株以上だし…．

これってさ，使いづらくない？

あ，確かに．エンピリック治療の指針として使いづらいですね．*H. influenzae* でまとめてしまった方が使いやすいと思います．

その通り！ アンチバイオグラムの作り方がわかったら"良いアンチバイオグラム"と"悪いアンチバイオグラム"を見分けることができるようになったでしょ？

【参考文献】

＜米国の市中病院における CLSI のガイドラインの遵守率に関する調査＞

1) Moehring RW, Hazen KC, Hawkins MR, et al. Challenges in preparation of cumulative antibiogram reports for community hospitals. J Clin Microbiol. 2015; 53 (9): 2977-82.

＜CLSI の M39-A4＞

2) Clinical and Laboratory Standards Institute (CLSI). Analysis and presentation of cumulative antimicrobial susceptibility test. Data; Approved Guideline-Fourth Edition. CLSI; 2014.

②感染症診療における臨床推論と問診

問診の理論と実践

- ▶システムⅠとシステムⅡを相補的に活用して診断に迫る.
- ▶問診は open-ended question ではじめ,最初の2分間は患者さんの話を遮らない.
- ▶主訴,現病歴,生活背景,AMPL はルーチンで聴取し,その他の病歴は必要時適宜聴取する.
- ▶問診の最後に ROS を聴取する.

　当たり前のことかもしれませんが,読者には研修医の先生も多いと思うので一応言っておきますと,問診は診断(diagnostic reasoning)のためだけのツールではありません.まぁ,感染症診療に限った話ではないですけどね.

　問診への認識は,医師側と患者さん側で大きく異なります.医師にとっての問診って,患者さんの疾患に関する情報を収集して診断を導く手法のひとつですよね.でも,患者さんにとっての問診って,自分の身に起きている異常に対する不安や戸惑いを医師に伝えて理解してもらって,最善の方法を講じてもらいたいっていう希望だったりするんです[1].

　医師はまずこの認識の差があることを理解しておくべきです.疾患に対する知識はもちろん大事ですが,患者さんの思いを汲み取って温かい心と誠実な態度で接することを忘れてはいけません.

　例えば,性交渉歴って医学的には結構大事な問題です.でも,患者さんにとってはしゃべりづらくて隠しておきたいと感じる事項ですよね.なので,家族がいる中で空気を読まずに聞いたり,診断への情報収集のみに集中して配慮を欠いて

はいけません（臨床推論は診断当てゲームではないのです．これ大事っす）．

それを踏まえた上で，この項では問診技術に関する理論と実際について解説していきます．

臨床診断における問診の位置づけ

疾患に対する知識があることを前提として，
問診が診断に寄与する割合は約7割とされています．

病歴や身体診察が診断にどれだけ寄与するかを示した研究としては，Peterson らの前向き研究[2]が有名です．病歴，身体所見，検査について，内科医がそれぞれ施行した後に，鑑別診断を一覧表示し，診断の信頼度を推定しました．61人（76％）が病歴聴取で，10人（12％）が身体診察，そして9人（11％）が検査で最終的に診断できたと報告しています．また，内科医の診断に関する信頼度は，1から10までのスケールで，病歴聴取後で7.1，身体所見後で8.2，検体検査後で9.3に増加しました．Hampton らも[3] 同様の研究結果を報告しています．

これらの結果から，医師の技量，疾患による違いを考慮しても，診断において問診から得られる情報が寄与する割合は大きく，その重要性を認識する意味で重要な研究結果であると考えられます．

臨床推論 (clinical reasoning) とは

臨床推論は，臨床医の思考過程を表す用語として用いられ，**二重プロセスモデル（dual processes model）** として説明されます．

この理論では，

> 1. 思考過程が直感的なもの（システムⅠ）
> 2. 熟慮による分析的なもの（システムⅡ）

の2つのシステムに分けられます[4,5] 表2-1．

「システムⅠ」は，主に熟練者によって頻用され，よく見られる問題に対処する場合や，迅速に判断する場合に見られるものです．一方で「システムⅡ」は，主に初学者によって用いられ，経験のない問題に対処する場合や，慎重に判断する必要がある場合に見られます．

表2-1 システムⅠとシステムⅡの違い

システムⅠ	システムⅡ
クラスター1（意識）	
無意識	意識的
黙示的	明確的
自動的	コントロールされている
努力が少なくて済む	努力を要する
迅速	緩徐
判断能力が高い	判断能力が低い
規定のプロセスに従う	規定のプロセスに対して抑制的
全体論的，知覚的	分析的，省察的
クラスター2（進化）	
進化的に古い	進化的に新しい
進化的合理性	個人的合理性
動物にも共通	人間に固有
非言語的	言語と関連
パターン認識	流動的知性
クラスター3（機能的な特徴）	
関連性のある	規則に基づく
領域は特定	領域は一般的
文脈的	抽象的
実際的	論理的
平行している	連続している
ステレオタイプ	多元的
クラスター4（個体差）	
普遍的	伝達可能
一般的な知性から独立	一般的な知性と関連
作業能力から独立	作業能力と関連

(Evans JS. Annu Rev Psychol. 2008; 59: 255-78)[4]

▶1. システムⅠ　〜直感的思考〜

　システムⅠは，医師の経験に基づき，救急外来や急変時など時間をかける余裕のない場合に特に効果が発揮されます．例えば，発熱，意識障害をみて「細菌性髄膜炎」，脾摘後患者さんのショックをみて「脾臓摘出後重症感染症」（キリッ）などと瞬時に診断することです．複雑な思考過程を経ずに判断する過程は"ヒューリスティック"と呼ばれます．

システムⅠの欠点としては，認知バイアスに交絡されることと，経験に依存することです．認知バイアスには，知られているだけで30以上もあります[6]．**表2-2**[5,6] に臨床でよく遭遇する認知バイアスを紹介します．例えば教授や指導医の診断に盲目的に従ってしまうこと（overconfidence bias）やインフルエンザシーズンに外来受診した発熱患者さん全員がインフルエンザと思えてしまうこと（availability bias）も認知バイアスの一つです．

表2-2 認知バイアスの例

アンカリング（anchoring） 【定義】診察の初めに見られた所見，最初の診断に固執する
利用可能バイアス（availability bias） 【定義】普段よく診る診断に左右される
確証バイアス（confirmation bias） 【定義】仮説を支持する情報ばかりを集め，反証する情報は無視する
自信過剰バイアス（overconfidence bias） 【定義】上級医や前医の意見に対し盲目的に従う
早期閉鎖（premature closure） 【定義】情報がきちんと検証される前に診断を確定させてしまう

（文献5,6より）

▶2. システムⅡ　～分析的思考～

システムⅡの分析的思考では，

2-1. アルゴリズム　　　2-3. EBM（evidence based medicine）
2-2. 語呂合わせ　　　　2-4. 仮説演繹法（かせつえんえきほう）

などを用いて診断を詰めていきます．

直感的診断よりも，論理的で客観的な思考プロセスをとるため，鑑別診断の挙げ漏らしが少なくなるメリットがあります．一方で，時間がかかることや，すぐわかる疾患にまで時間をかけてしまうことで過剰検査に繋がるといったデメリットがあります．時間的に少し余裕のある入院患者さんのアセスメントにはシステムⅡが向いています．

1）アルゴリズム

コモンな疾患に関しては，診断アルゴリズムが利用可能な場合があります．アルゴリズムの例として **図2-1**[7] に髄膜炎の診断アルゴリズムを挙げます．アルゴリズムは診断の大まかな指標となり有効であると思いますが，はい/いいえの二者択一で答えられないグレーゾーンの場合などには思考がストップしてしまう

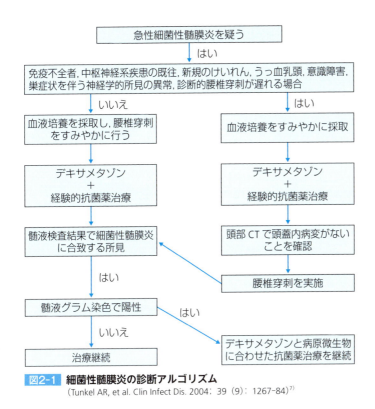

図2-1 細菌性髄膜炎の診断アルゴリズム
(Tunkel AR, et al. Clin Infect Dis. 2004; 39 (9): 1267-84)[7]

ことがあります．

2）語呂合わせ

　問診を漏れなくかつ的確に聴取する手段の一つに語呂合わせがあります．なんだ，語呂合わせか…と，思われるかもしれませんが，語呂合わせを侮ってはいけません．

　ここでは私自身が多用する語呂合わせを紹介します．症候の聴取に関しては「OPQRST」，「LQQTSFA」 表2-3 がよく用いられますが，項目はほとんど同じなのでどちらか使いやすい方を使えば良いと思います．項目をフルに聴取することによって，疾患の特徴を浮き立たせることができます．症候からの鑑別診断に関しては，UCLAのティアニー先生が使われる「VINDICATE!!!＋P」 表2-4 が有名ですが，私は湘南鎌倉病院のブランチ先生が考案した「HIVMEDICATION」 表2-4 を活用しています（一応感染症内科医なので…）．他には，さっと背景因子を聴取する際に用いる「AMPL」 表2-5 や，性交渉歴を聴取する際のCDCの「5P」 表2-6 [8] は知っておくと良いでしょう．

表2-3 『OPQRST』と『LQQTSFA』

OPQRST	LQQTSFA
O: Onset（発症様式）	L: Location（部位）
P: Palliative/Provocative（増悪・寛解因子）	Q: Quality（性状）
Q: Quality/Quantity（症状の性状・程度）	Q: Quantity（程度）
R: Region/Radiation（部位・放散の有無）	T: Timing（時間経過）
S: associated Symptom（随伴症状）	S: Setting（発症状況）
T: Time course（時間経過）	F: Factors（寛解・増悪因子）
	A: Associated symptoms（随伴症状）

表2-4 鑑別診断のための『VINDICATE!!!＋P』と『HIVMEDICATION』

VINDICATE!!!＋P	HIVMEDICATION
V: Vascular（血管系）	H: Hematological（血液疾患）
I: Infectious（感染症）	I: Infection（感染症）
N: Neoplasm（良性・悪性新生物）	V: Vascular（血管系）
D: Degenerative（変性疾患）	M: Metabolism（代謝疾患）
I: Intoxication（薬物・毒物中毒）	E: Endocrinopathy（内分泌障害）
C: Congenital（先天性）	D: Drug/Degenerative
A: Auto-immune（自己免疫・膠原病）	（薬剤性/脱髄性・変性疾患）
T: Trauma（外傷）	I: Inflammatory（自己免疫・膠原病）
E: Endocrinopathy（内分泌障害）	C: Congenital（先天性）
!: Iatrogenic（医原性）	A: Allergic（アレルギー）
!: Idiopathic（特発性）	T: Trauma（外傷）
!: Inheritance（遺伝性）	I: Idiopathic（特発性）
P: Psychogenic（精神・心因性）	O: Others（その他）
	N: Neoplastic（良性・悪性新生物）

表2-5 AMPL

A: Allergy（アレルギー歴）
M: Medication（服薬歴）
P: Past medical history & Pregnancy（既往歴と妊娠の可能性）
L: Life style（生活歴: 職業，喫煙，飲酒）

表2-6 性交渉歴聴取の5P

1) Partners（パートナー: 人数，性別，特定のパートナーか不特定の相手か）
2) Practices（プラクティス: オーラルセックス/アナルセックスの有無）
3) Protections from STDs（性感染症への防護策: コンドームの使用の有無など）
4) Past history of STDs（性感染症の既往歴）
5) Prevention of pregnancy（避妊の有無）

(CDC. A Guide to Taking a Sexual History)[8]

3）EBM

　陽性尤度比と陰性尤度比を用いることで，所見の特性を数値化して診断に役立

てることができます．陽性尤度比は『感度/(1－特異度)』，陰性尤度比は『(1－感度)/特異度』で定義されます．尤度比が 1 を上回っている場合には疾患の可能性が高くなり，1 を下回っていれば疾患の可能性が低くなります 表2-7 [9]．事前確率がある所見でどの程度変化するかを表したものが Bayes の定理ですが，事後確率はノモグラム 図2-2 [10] で簡単に示すことができます．ノモグラムの左メモリに検査前確率，中央メモリに尤度比，そして右メモリには検査後確率が記載されています．ノモグラムの使い方はとても簡単で，事前確率と尤度比を線でつないで延長した点が事後確率になります．私の総合内科時代の元上司の藤本卓司先生はポケットにつねにノモグラムを入れてすぐ参照できるようにされていました．

表2-7 尤度比の意味

尤度比	事前確率から事後確率への変化
0.1	−45%
0.2	−30%
0.3	−25%
0.4	−20%
0.5	−15%
1	No change
2	+15%
3	+20%
4	+25%
5	+30%
6	+35%
7	
8	+40%
9	
10	+45%

(McGee S, Evidence-Based Physical Diagnosis, 3rd ed. Saunders; 2012. p.9-21)[9]

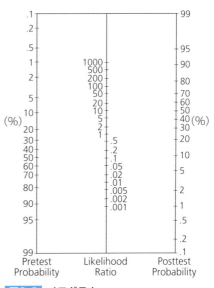

図2-2 ノモグラム
(Sackett DL. JAMA. 1992; 267 (19): 2638-44)[10]

なお，「事前確率は何％に設定したら良いのですか？」と質問されることがあります．事前確率は，自己の経験からの見積もり（臨床医の判断）の他，各医療機関の電子カルテのデータベース，地域での有病率調査，臨床研究の文献データなどに基づいて設定されます．

4）仮説演繹法

仮説演繹法とは『仮説を立ててその評価を繰り返して診断を導いていく方法』

です 表2-8 [11]．実際には，鑑別診断のリストを作成して，その可能性を吟味していく作業になります．

表2-8 仮説演繹法

STEP 1：診断の手がかりを得る（病歴と身体診察から診断の手がかりを集める）
STEP 2：仮説を立てる（手がかりに基づいて最初の仮説を立てる）
STEP 3：手がかりに解釈を加える（診断に合う所見と合わない所見を考察し，明確化する）
STEP 4：仮説を評価する（仮説を患者に適用し，成り立つかを評価する）

(Jensen GM. J Neurol Phys Ther. 1994；23：137-44)[11]

二重プロセスモデルをどうやって活用していくか

　以上のようにシステムⅠとシステムⅡにはそれぞれ長所と短所があります．臨床医の思考過程において，いずれか片方だけというよりは，適宜両方が相補的に用いられています．直感的思考で解決できる場合はそのままで，それで解決できない場合に分析的思考が登場します．

　システムⅠとシステムⅡがうまくサイクルすることによって 図2-3 [5]，医師のパフォーマンスが上がり，診断精度が向上していきます．

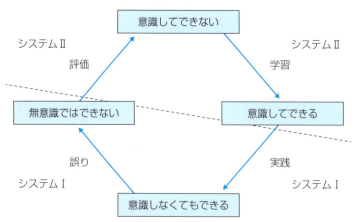

図2-3　システムⅠとシステムⅡの関係
(Bate L, et al. Br J Clin Pharmacol. 2012；74（4）：614-20)[5]

臨床現場での問診のポイント　〜問診の実際〜

　さて，ここからは臨床現場での実際の問診のポイントについて解説していきま

す．感染症診療における問診も基本的には一般内科診療における問診と変わりありませんが，感染症は"微生物"によって発症するため，特に発症の原因となったその「曝露」と「誘因」を丁寧に問診することが診断につながります．

▶1. 前医の情報を過度に信用しすぎない

感染症内科は科の特性上，紹介患者さんが多いため，事前にある程度の臨床情報を得てから診察することができます．しかしながら，紹介医のアセスメントは診断における認知バイアスの原因となりうるため 表2-2，記載を鵜呑みにすることは避けましょう．どんなに優秀な先生からの紹介であったとしても，『前医は疑え』です（他意はありませんよ）．少なくとも紹介に至ったエピソードに関しては，できるだけ患者さんの口から直接情報を引き出すことが大切です．

▶2. open-ended question ではじめる

自己紹介と感染症内科へ紹介に至った経緯を簡単に説明したうえで，「入院された経緯を教えていただけますか」や外来セッティングであれば「どんな調子ですか？」と，いった open-ended question ではじめましょう．実際に最初に患者さんに喋ってもらった方が，臨床情報は多く得られます．また，前述のとおり患者さんの訴えを傾聴することには診断以上の価値がありますので，私自身は最初の2分間は遮らずに喋っていただくことを心がけています．

▶3. 問診で獲得すべき情報

問診で聴取する項目として，

1）主訴と現病歴	5）既往歴
2）生活背景	6）社会・生活歴
3）アレルギー歴	7）その他（性交渉歴，海外渡航歴など）
4）服用歴	

が，あります．以下それぞれ解説します．

1）主訴と現病歴

患者さんが訴える健康上の問題を，なるべく患者さんの言葉で記載していきます．患者さんの言葉は最終的に医学的表現への変換が必要ですが，現病歴の時点で医学用語に変換すると問診医の主観に引っぱられる可能性がありますので，変換作業はプロブレムリスト作成時が良いと思います．

Open-ended question から closed-ended question に移る際には，先に主

訴・性別・年齢からなるべく広く鑑別診断を考えておきます．そうすることで必要な情報を効率的に聴取することができるようになります．また，症候は『OPQRST』，『LQQTSFA』 表2-3 を意識して聴取することと，痰や下痢・嘔吐などの分泌物がある際には色，匂い，量，回数を確認しておきましょう．このようにポイントを押さえることでより正確な病歴が取れるようになります．

2) 生活背景

患者さんの生活背景には，診断だけではなく，発症原因や，その後の治療を考えていくうえでの重要な情報が詰まっています．**普段の ADL，介護度，施設入所の有無，家族構成を確認しておきましょう．**

例えば誤嚥性肺炎が疑われる患者さんでは，普段の食事形態やむせこみの有無，食事介助が必要であったかなどの情報が，診断と治療，発症予防において大切です．

感染症のリスク因子として，例えば施設入所は MRSA[12] や Extended-spectrum β-lactamase（ESBL）産生菌[13] をはじめとする多剤耐性菌保菌のリスク因子として知られており，治療選択上も重要です．他には保育園や幼稚園に通う小さい子どもがいる家庭では，一般的に呼吸器ウイルス感染症に曝露される機会が多くなります．

診断に直接関係ないと思われがちな生活背景ですが，今後の治療を含めたマネジメントにおいて非常に重要な情報となります．

3) アレルギー歴　〜本当にアレルギーか〜

薬剤だけでなく食物についても聴取を行います．抗菌薬アレルギーについては，患者さんの現在の治療だけでなく将来の治療選択のうえでも非常に重要です．例えば一度 β ラクタム薬を使用禁忌としてしまうと，今後 β ラクタム薬が使用できなくなってしまい，患者さんにとって大きな不利益を生じる可能性があります．ペニシリン系，セファロスポリン系が使えない患者さんの感染症診療ってつらいと思いません？　飛車角落ちの将棋のようですね．

そのため，**アレルギーの判断は慎重に行われるべきです．**

聴取すべき問診事項は 表2-9 [14] に示します．

残念ながら，抗菌薬，特にペニシリンに対してアレルギーがあると申告する患者さんは少なくありません．しかし，ペニシリンアレルギーと自己申告した患者さんのうち，真のアレルギー（皮膚試験陽性）患者はたった 10% 程度のみという報告があります[14]．この不正確性は，アレルギー反応の詳細が昔過ぎてよく思い出せないことが原因として考えられています[15]．

IgE が介入する I 型アレルギーの特徴は，蕁麻疹，血管性浮腫，消化器症状，

表2-9	ペニシリンアレルギーの病歴聴取

1) どれくらい前に, また何歳の時にアレルギーが起きたのか?
かなり昔のことだとすると, 記憶がないことや家族からの情報だけで判断している場合があり, 病歴の正確性が劣る.

2) 投与経路
静脈投与や皮下注の方が経口よりもリスクが高い

3) 瘙痒, 腫脹, 下痢, 呼吸困難などの症状はあったか? または他の臓器障害は?
もし皮疹だけであれば, どのような皮疹の分布であったか?
真の IgE 介入型アレルギー反応と非 IgE 介入型アレルギー反応を区別することが重要 (程度の軽いものから Stevens-Johnson 症候群のような重篤なものも含む). もし皮疹だけの症状であれば非 IgE 介入型アレルギー反応を慎重に考慮すべき.

4) ペニシリン投与のどのくらい後に症状が出てきたか?
IgE 介入型アレルギー反応は 1 時間以内のことが多く, 非 IgE 介入型アレルギー反応やアレルギー以外による症状であればかなり遅れて出てくることが多い.

5) 他の薬でアレルギー反応を起こしたことがあるか?
セファロスポリンやカルバペネムなどの他の関連薬でもアレルギー反応を起こしたことがある患者は, ペニシリン投与による重篤なアレルギーのリスクである.

6) 他の薬剤は一緒に服用しなかったか? 症状が出てきた時間との関係は?
ペニシリンは他剤と併用されることが多く, その併用薬の方が原因であることもある.

7) 他のβラクタム系の投与歴があるか? もしあるのであれば, それはアレルギーが起きる以前か以後か (病歴だけでなく, カルテ上でもチェック)
引き続くペニシリン曝露で症状がなければ IgE 介入型アレルギー反応はないことが示唆される. また, 他のβラクタム系の投与が安全であると裏付けられる.

(Castellani LR, et al. CMAJ. 2015; 187 (14): 1065-6[14] より一部改変)

気管支痙攣といったもので, これらの反応は多くが投与後 1 時間以内に発症し, アナフィラキシーを引き起こします. 一方で, IgE が介入しない**遅発性アレルギー**は曝露後数時間〜数日単位と幅のある期間で起こります. 原則として, 明らかに Ⅰ型アレルギーを疑わせる病歴, もしくは遅発性であっても Stevens-Johnson 症候群のような重篤な過敏反応の既往があれば投与は禁忌です.

Memo

アレルギーを自己申告する患者の抗菌薬選択

どうしても必要な抗菌薬であれば, Ⅰ型アレルギー反応の皮膚刺激試験が一つの選択肢となります[14]. 真のアレルギーかどうかがはっきりしない患者さんにおいてのみ考慮しても良いとは考えますが, 当然リスクが伴います. また, 臨床の場で疑わしい患者さんに対して全例で皮膚刺激試験を行うことは現実的ではありません.

では, アレルギーを自己申告する患者さんの抗菌薬選択はどうしたらよいでしょ

う？

ペニシリンをはじめとする β ラクタム薬は，β ラクタム環を有するため，薬剤間で交差反応が起こるとされています．このことが臨床医をビビらせている所以だと思います．しかし，ペニシリンとセファロスポリンのアレルギーの交差反応について述べたレビューでは[16]，ペニシリンと第一世代セファロスポリンとの交差反応のオッズ比は4.8とやや高いものの，第二世代で1.1，第三世代で0.5と高くありませんでした．つまり，ペニシリンにアレルギーがあっても第二世代，第三世代のセファロスポリンは使用できる可能性があります．

また，ペニシリン/セファロスポリンとカルバペネムの交差反応を調べたシステマティックレビューでは[17]，ペニシリンでIgEを介したアレルギーをきたした患者さんがカルバペネムを使用した場合に何らかのアレルギー症状をきたした頻度は4.3%，IgEを介した症状をきたした患者さんは2.4%，ペニシリンの皮内反応が陽性だった人がアレルギー症状をきたした患者さんは0.3%と決して多くありませんでした．またセファロスポリンで何らかのアレルギー症状を呈した患者さんがカルバペネムを使用した場合には12人中3人（25%）が何らかのアレルギー症状を呈し，1人のみがIgEを介したアレルギー症状であったと報告されています．

以上より，ペニシリンに対する他の β ラクタム薬との交差反応は実際に，そこまで多くないことがわかります．**明らかなアナフィラキシーやStevens-Johnson症候群を起こした既往がなければこれらの薬剤を慎重に投与することも検討できます．**いずれにせよ，アレルギーの有無を「はい」「いいえ」だけで聞くのではなく，できる限り詳細に問診することが大切です．

4）服用歴

サプリメントや健康食品も含めて投与中の薬剤はすべて確認します．お薬手帳を活用したり，それでもわからなければ前医に問い合わせることも必要です（手間を惜しまない）．

薬剤の中でも，特にステロイド剤をはじめとする免疫抑制剤（①章 感染症診療の基本的アプローチ）と抗菌薬には用法，用量，投与期間までしっかりと把握することが大切です．

前項の通り免疫抑制剤は，主に細胞性免疫を低下させることで感染リスクを上昇させ，想起すべき微生物が変わります．

過去の抗菌薬投与は耐性菌の出現を誘導し[18]，現在の治療選択に影響を及ぼします．また，前医での抗菌薬投与が感染症をマスクしてしまうこともあります．抗菌薬はさらに，薬剤熱[19]や*Clostridium difficile* infection（CDI）のリスク因子にもなります[20]．CDIは最大3か月前の抗菌薬でも発症するため，疑えば遡った投与歴の聴取が必要です．

特に入院中の患者さんにおいては，多くの薬剤に曝露されることが多くなります．現在の患者さんの状態が薬剤によって生じていないか検討することが重要です．

5）既往歴

既往歴は通院歴，入院歴，手術歴，外傷歴などを，
どこでどのように診断されたのかを"具体的"に聴取します．

過去のカルテや他院の診療情報提供書も参照して，患者さんの把握と管理のために漏らさず情報を収集しましょう．

既往歴の聴取にはいくつかコツがあります．

既往歴を確認する際に，どのように患者さんに尋ねていますか？「これまでに病気をしたことがありますか？」という質問では不十分です．患者さんによっては，手術を必要とするような疾患＝（イコール）病気と思っていることがあるため，糖尿病，高血圧症，脂質異常症などの既往を落としてしまう可能性があります．そのため，**具体的**に上記の有無を聞くか，「いままで健診を受診して何か異常を指摘されたことはありませんか？」と聞くと，あーそういえば，と，教えてくれることがあります．あわせて，どこでどのように診断されたかを確認しておきましょう．

また，患者さんの年齢によっては疾患名に馴染みがない場合があります．例えば結核は，以前は『肋膜』，『肺浸潤』や『労咳』などと呼ばれておりましたので，高齢者の場合はこちらで聞き直してみると良いかもしれません．

手術歴に関しては，特に術後感染の場合には感染機序を理解するうえで術式の把握が重要になります．手術記録も参照可能であれば目を通しておくと良いでしょう．また，外傷歴があればその際の手術についても聴取が必要です．人工物の留置，輸血歴や，手術時の脾摘の有無についても確認しておきましょう．

6）社会・生活歴

一般的な喫煙歴，飲酒歴，職業歴に加えて出生地と居住地を確認します．

出生地および居住地が時に診断に結びつく有用な情報となることがあります．例えば，沖縄県と鹿児島県の一部を含む南西諸島は，成人 T 細胞性白血病（ATL）の原因である HTLV-1（成人 T 細胞性白血病ウイルス）の浸淫地で，同地域に多い糞線虫との重複感染が多くみられます．沖縄での糞線虫症と HTLV-1 感染症の有病率を調べた研究では[21]，糞線虫症と HTLV-1 感染症の有病率はそれぞれ 5.2％，15.5％で，重複感染症例は 2％においてみられたと報告されています．HTLV-1 感染症は，ステロイド，悪性腫瘍，HIV などと同様に播種性感染症のリスクとなることが知られています[22]．播種性糞線虫症患者さんの髄膜炎では

大腸菌や *Klebsiella pneumoniae* といった腸内細菌が起因菌となることがあり，そこで初めて糞線虫症と HTLV-1 感染に気づかれることもあります．

その他の感染症についても，その流行と発生状況は地域において異なるため，国立感染症研究所のウェブサイト（http://www.nih.go.jp/niid/ja/from-idsc.html）で国内の流行状況を確認しておくと良いと思います．

7）その他

海外渡航歴，性交渉歴，動物接触歴，野外活動歴，温泉歴などは，診断においてときに有用な情報となります．何でもかんでもルーチンに聞くのではなく，疾患や微生物を想起したうえで必要時に聴取するのがよいでしょう．

海外渡航歴に関しては，「渡航地・潜伏期・曝露歴」の3つの要素を意識して問診を行います　表2-10 [23]．最新の渡航地の流行状況は，厚生労働省検疫所（FORTH）のウェブサイト（http://www.forth.go.jp/）や，CDC のウェブサイト（http://wwwnc.cdc.gov/travel）でその都度確認しましょう．代表的な渡航先による罹患しやすい感染症の例として，2013 年の GeoSentinel Surveillance のデータでは [24]，アフリカはマラリア，東南アジア・カリブ地域はデング熱，そして南アジアでは腸チフスが最も多いです　表2-11 [24]．潜伏期を推定することは原因微生物を詰めるのに有用な手がかりとなるため，症状発現日，渡航の出発日と帰国日を確認しておきましょう　表2-12 [25]．曝露歴は主に現地での食事摂取　表2-13 [25] や虫・動物　表2-14 [25]，淡水・土壌　表2-15 [25] への曝露，シックコンタクト　表2-15 があったかを聴取します．

性交渉歴は性感染症　表2-15 を疑った際に，5P　表2-6 を用いて問診を行います．患者さんとしても言いづらいことなので，「今回の病気に関連しているかもしれないので」と，必要性を説明してからの聴取が重要です．

表2-10　海外渡航歴で聴取すべき問診事項
渡航の出発日と帰国日
渡航先と経由国
田舎か都市部か
現地の気候，季節
咬傷の有無，具体的な蚊の対策
動物曝露
淡水曝露
シックコンタクト
現地での性交渉
食事や水の摂取
ワクチン接種歴
旅行の種類と目的

（忽那賢志．症例から学ぶ輸入感染症 A to Z．中外医学社；2015）[23]

表2-11　渡航地別に見た感染症	
渡航地	多い感染症
サハラ以南アフリカ	マラリア
ラテンアメリカとカリブ地域	デング熱
東南アジア	デング熱
南中央アジア	腸チフス

(Leder K, et al. Ann Intern Med. 2013: 158 (6): 456-68)[24]

表2-12　輸入感染症と潜伏期間

潜伏期間	疾患
短期間（＜10日）	アルボウイルス感染症（デング熱/チクングニア熱） ウイルス性出血熱 腸内細菌感染症 ウイルス性腸管感染症 リケッチア症 ペスト 魚介類感染症 肺炎 インフルエンザ 炭疽菌
中期間（11〜21日）	マラリア（特に *P. falciparum*） レプトスピラ症 腸チフス リケッチア症 アフリカトリパノソーマ症 ブルセラ症 腸管原虫感染症 腸管肝炎ウイルス（A型肝炎/E型肝炎） 糞線虫症 ライム病 皮膚ハエ蛆症/スナノミ症/疥癬
長期間（＞30日）	マラリア 結核 ウイルス性肝炎 腸管原虫感染症 腸管蠕虫感染症 HIV 住血吸虫症 アメーバ性肝膿瘍 リーシュマニア症 アフリカトリパノソーマ症

（Spira AM. Lancet. 2003；361（9367）：1459-69[25]）より一部改変）

　輸入感染症以外の日本で遭遇する可能性の高い動物との接触歴は，表2-16 にお示しします．ペット歴だけでなく，ペット以外の動物も含む全ての動物との接触を聴取しましょう．例えばペット以外にもノラネコに引っ掻かれたり，噛まれたりして発症するネコひっかき病やパスツレラ症はコモンですし，家の中にネズミがいるとレプトスピラ症のリスクがあります．いずれもペットではありませんよね．

　野外活動歴は，主にリケッチア症やボレリア症の原因となるダニへの曝露を意識して聴取します．自覚なく刺されることも多いですので，長袖・長ズボンであったかなどの服装，地べたに座ったかなど，より具体的に聞くと良いと思いま

表2-13　食事によって起こる旅行関連感染症

曝露	感染症
汚染された水	A型/E型肝炎，コレラ，ノロウイルス，サルモネラ，赤痢，ジアルジア，ポリオウイルス，クリプトスポリジウム，シクロスポラ，メジナ虫
未殺菌の乳製品	ブルセラ症，ウシ型結核菌，サルモネラ，赤痢，リステリア
生もしくは非加熱の肉，魚，野菜	細菌（サルモネラ，赤痢，病原性大腸菌，キャンピロバクターなど） 蠕虫（回虫，旋毛虫，条虫） 原虫（赤痢アメーバ，トキソプラズマ）

(Spira AM. Lancet. 2003；361（9367）：1459-69)[25]

表2-14　虫・動物の刺咬・咬傷による感染症

曝露	感染症
蚊	マラリア，デング熱，チクングニア熱，ジカ熱，黄熱，日本脳炎，フィラリア症
ダニ	ボレリア症，リケッチア症，コンゴクリミア出血熱，Q熱，野兎病，ダニ媒介性脳炎，エーリキア症
ハエ	アフリカトリパノソーマ，オンコセルカ症，リーシュマニア症
ノミ	ペスト，スナノミ症
サシガメ	シャーガス病
哺乳類	狂犬病，鼠咬熱，野兎病，炭疽菌，Q熱，蜂窩織炎

(Spira AM. Lancet. 2003；361（9367）：1459-69[25] より一部改変)

表2-15　その他の曝露と感染症

曝露	感染症
淡水曝露	レプトスピラ症，住血吸虫症，アカントアメーバ，ネグリア症
土壌曝露	鉤虫症，皮膚幼虫移行症，内臓幼虫移行症，レプトスピラ症
シックコンタクト	肺炎，結核，EBウイルス感染症，髄膜炎，リウマチ熱，ラッサ熱
性行為感染症	HIV，B型/C型肝炎ウイルス，淋菌，クラミジア，ヘルペスウイルス，パピローマウイルス

(Spira AM. Lancet. 2003；361（9367）：1459-69)[25]

す．実際にダニは山道の草むらに沢山いるので，半袖・短パンでの無防備登山は曝露リスクが非常に高くなります．　図2-4　は国立感染症研究所の川端寛樹先生と国立国際医療研究センター病院の忽那賢志先生にダニ採取に連れて行ってもらった際のものですが，本当に山道のそこかしこにダニがいて大変衝撃的でした．

温泉歴はレジオネラ症のリスク因子ですが，レジオネラ菌は源泉からは検出されません（排出される過程のどこかで汚染・増殖することが示唆されています）．温泉以外では，エアコンの冷却塔，貯水タンクなどからレジオネラ菌の検出率が

表2-16 日本における主な動物媒介感染症

病名	微生物	保菌動物	感染形式	主要病型
パスツレラ症	*Pasteurella multocid*	イヌ，ネコ	主に咬傷，口移しによる餌付け，飛沫感染	咬傷部感染症，呼吸器感染症
ネコひっかき病	*Bartonella hensela*	ネコ	ひっかき傷，咬傷	リンパ節炎
Q熱	*Coxiella burnetii*	ウシ，ヒツジ，ヤギ，イヌ，ネコ	経気道	肝炎型，呼吸器症状型
ブルセラ症	1) *Brucella melitensis* 2) *Brucella suis* 3) *Brucella abortus* 4) *Brucella canis*	1) ヤギ，ヒツジ 2) ブタ 3) ウシ 4) イヌ	経口感染（生乳・チーズ・食肉の喫食），接触感染	発熱，関節痛，倦怠感など
レプトスピラ症	*Leptospira* spp.	げっ歯類	経皮	発熱，頭痛，筋肉痛，結膜充血，黄疸，出血，腎機能障害など
野兎病	*Francisell tularensis*	うさぎ，げっ歯類	接触	発熱，頭痛，悪寒戦慄，筋肉痛，関節痛，リンパ節腫脹
オウム病	*Chlamydia psittaci*	トリ	飛沫感染，口移しの給餌	発熱，頭痛，全身倦怠感，筋肉痛，関節痛，比較的徐脈，肝障害，咳嗽など
トキソプラズマ症	*Toxoplasma gondii*	ネコ，ほとんどの哺乳類，トリ	ネコ由来の糞口感染，食肉由来の経口感染	リンパ節炎，網脈絡膜炎
鼠咬熱	*Streptobacillus moniliformis* *Spirillum minus*	ネズミ	咬傷	*S. moniliformis*：発熱，悪寒，筋肉痛，頭痛，嘔吐，皮疹，多発関節炎 *S. minus*：発熱，咬傷部の潰瘍，リンパ管炎，リンパ節腫脹，皮疹
トキソカラ症	1) *Toxocara canis* 2) *Toxocara cati*	1) イヌ 2) ネコ	経口感染	発熱，肝脾腫，ぶどう膜炎

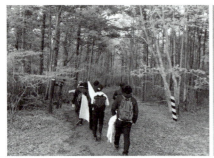
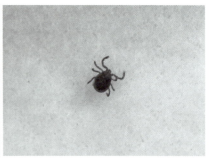

図2-4 山道でのダニ採取のフィールドワークと採取されたダニ

高いことが知られており，汚染されたエアロゾルを吸入することによって感染の機会が高くなります[26]．最近では，自動車のエアコンからレジオネラが検出されたとする報告[27]もあり，温泉歴がなくとも日常で曝露される機会は意外と多いのだと思います．

時間的制約のある中で全ての病歴をフルに聴取するのは難しいと思いますが，疑った際には，ありなしだけのチェックシートを埋めるような問診ではなく，より具体的に聴取するようにしましょう．

Review of systems

病歴聴取の最後に，患者さんの言い漏らしやこちらの聞き忘れを回避するためにROS(review of systems)をとるようにしましょう 表2-17 ．時間があれば，適切な範囲で全て聴取することが理想ですが，時間がなければ鑑別診断にかかわるシステムにフォーカスして尋ねると効率的です．コツとしては身体所見をとりながら聞くと漏れがなくなります．

症例①
生来健康な30歳，女性，主婦．来院前日の朝より水様性下痢と嘔吐があり，昼には戦慄を伴う40℃の発熱を認めた．夕方より全身の皮膚の発赤と咽頭痛が出現し，両親に付き添われて外来を受診した．シックコンタクト，生肉・刺し身・生卵・貝類の摂食歴はなし．
【身体所見】
意識は清明だが，ぐったりして自力で起き上がることも困難．血圧70/50 mmHg, 脈拍140回/分, 呼吸回数24回/分, 体温40.1℃, SpO₂ 99%（室

表2-17 Review of systems のシート

系統的レビュー：あてはまるものに○をつける
活動度（012345），NYHA（1234），CCS（1234），Hugh-Johnes Grade（12345）
<一般> ADL制限・体重変化（　kg 増/減）　か月で・食欲不振・全身倦怠感・寝汗・発熱や振戦・明らかになった年齢　　歳・便通＝整 不整・排尿　　回/日 睡眠障害（有無）有りの場合→パターン（入眠障害，夜間覚醒，早期覚醒）
<皮膚> 発疹・湿疹・疼痛・掻痒・色調の変化・腫瘤・リンパ節・爪変形・毛・光線過敏
<頭部> 外傷・めまい・失神・頭痛
<眼> 視力低下・眼鏡・複視・暗点・羞明・流涙・疼痛・白内障・緑内障
<耳鼻咽喉> 聴力低下・耳鳴・感染既往・嗅覚異常・副鼻腔障害・鼻汁・歯肉出血・義歯・う歯・舌疼痛・頻回の咽頭痛・嗄声・声の変化
<乳房> 腫瘤・圧痛・腫脹・乳頭分泌・自己チェックの頻度
<胸部・血管> 胸痛・圧迫感（部位　　　/性質　　　/放散痛　　）・呼吸困難感・息切れ・起坐呼吸・喘鳴・咳嗽・喀痰の色（　　　）・血痰・気道感染・動悸・発作性夜間呼吸困難・浮腫・チアノーゼ・間歇跛行・静脈血栓の既往
<消化管> 嚥下困難・心窩部痛・げっぷや胸やけ・嘔気・嘔吐・吐血・黄疸・腹痛・鼓腸・便秘・異常便（黒色・異臭）・血便・痔・特殊な食物の摂取・海外渡航歴
<泌尿生殖> 排尿障害・排尿時疼痛・血尿・夜間頻尿・分泌物・結石・尿流の変化・失禁・感染の既往・勃起不全・潰瘍
<婦人科> 初潮または閉経の年齢（　）歳・整 不整・期間の異常・最近の月経（　月　日より　日間）・妊娠の可能性・月経困難・（妊娠　回・出産　回・中絶　回）
<内分泌・血液> 多渇・嗄声・寒冷または温熱不耐・発汗過多・二次性徴・毛や皮膚の変化・貧血・出血傾向
<筋骨・膠原> 関節痛・筋肉痛・関節腫脹・可動域制限・背部痛・腰痛・膝関節痛・感覚低下・異常感覚・朝のこわばり・ドライアイ・口腔乾燥
<精神神経> 失神・痙攣・振戦・感覚鈍麻・感覚障害・記憶障害・構語障害・異常感覚・歩行障害・躁/鬱状態・自殺企図・異常知覚（幻覚，妄想）・精神科通院歴・薬物やアルコール

内気）．口腔内乾燥あり．その他，胸部・腹部に明らかな異常所見なし．下腿に浮腫は認めず，あたたかい．全身に紅斑あり．

あ，先生，ちょっと救急外来に来られている患者さんのことでご相談があるのですが，お時間よろしいですか？

もちろん．どうした？

当直帯で引き継いだ感染性腸炎疑いの救急外来の患者さんなのですが，全身に紅斑があったりしてどうも普通の腸炎とも違いそうなんです．補液をしているんですが，まだ血圧も上がってこなくて…．このまま，入院で補液を継続しようと思うんですがよろしいでしょうか？

確かに，感染性腸炎にしてはちょっとおかしいね．状態も不安定だし，とりあえず，患者さんのところにすぐ行こうか！

患者　ハァハァ…．

 かなりつらそうだね．失礼します．ん，確かに全身に紅斑があるね 図2-5 ．あの，最近，山登りにいったり，草むらの中に入ったりしませんでしたか？

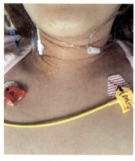
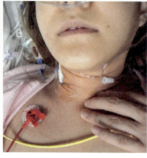
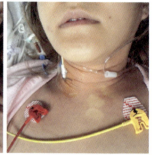

図2-5　**全身の紅斑**（尼崎総合医療センター ER 総合診療科 堀谷亮介先生のご厚意）

患者　いえ…そういったことはないです．ハァ，ハァ…．

 脾臓の手術をしたことはありますか？

患者　脾臓？　今まで手術を受けたことはないです…．

 不躾な質問で申し訳ありませんが，生理でタンポンを使われていたりしないですか？

患者　え…はい．何か関係があるんですか？

 ！！（むむ…）はい，もしかしたら今回の症状と関係しているかもしれません．

 先生，質問の意図がよくわからなかったのですが，本当に疾患と関連があるのですか（疑いの眼差し）？

 そんな目で僕を見るんじゃない．もちろんだ．この患者さんは**タンポンによるトキシックショック症候群（TSS）**が疑われる．タンポンはすぐに除去してもらって，膣分泌液と一緒に塗抹・培養を行おう．あ，血液培養も提出しておいてね．治療は，バンコマイシンとクリンダマイシンで開始しようか．補液しても血圧が上がってこないようだったら，中心静脈カテーテルを挿入して，ノルアドレナリンを検討しよう．

先生すごい！　一瞬で診断にたどり着きましたね.

これが，システムⅠ的な診断だ．へへん．W先生よりも臨床経験が長いからね．経験もこういった急ぐ状況では特に役に立つわけだ．まぁ，そんなに褒めるなよ．

…（いや，そんな褒めてないです）．

ただ，システムⅠ的な直感的な思考は，認知バイアスの影響を受けやすい．救急外来が落ち着いてからでもいいから，また詳細に病歴を取っておいてね．特に鑑別が必要な病態には，青木 眞先生に教わった「昨日元気で今日ショック．皮疹があればもうけもの」がある．これは，前日まで健康だった成人の皮疹を伴う敗血症をみたら考える疾患のことで，今回のような黄色ブドウ球菌や化膿性レンサ球菌によるトキシックショック症候群の他に，黄色ブドウ球菌による感染性心内膜炎，リケッチア症，髄膜炎菌の敗血症，脾臓がない人の肺炎球菌，インフルエンザ桿菌，髄膜炎菌感染症がある．覚えておいてね．

診断 ▶ タンポンによるトキシックショック症候群（TSS）

症例②

70歳，女性．普段は糖尿病で近医に通院中．来院3週間前から倦怠感と37℃前半の微熱が出現した．来院2週間前に近医でセフジトレン・ピボキシル（メイアクト®）100 mg 3錠 分3を3日間処方され，一時解熱していたが，1週間前より再度倦怠感と37℃前半の微熱が出現した．来院3日前から37℃後半の発熱，倦怠感が増悪し，食事も摂れなくなってきた．来院前日には悪寒・戦慄もあった．症状が持続するため，当院外来を受診した．海外渡航歴，動物接触歴，野外活動歴はなし．性交渉歴は夫のみで20年以上なし．
【アレルギー歴】なし
【内服歴】メトホルミン（メトグルコ®）500 mg 3錠 分3
【既往歴】50歳から糖尿病を指摘され，近医通院中
【社会・生活歴】喫煙・飲酒なし，主婦

【身体所見】
意識は清明だが，ややつらそう．血圧 110/70 mmHg，脈拍 105 回/分，呼吸回数 22 回/分，体温 37.8 度，SpO₂ 98％（室内気）．咽頭発赤なし，頸部リンパ節腫大なし，呼吸音正常，心音正常，腹部は平坦で圧痛なし，CVA 叩打痛なし，下腿浮腫なし，関節に圧痛なし，皮疹なし．

【検査所見】
血液検査：白血球 11,000/μL，ヘモグロビン 10.2 g/dL，MCV 79.2 fl，血小板 18.7 万/μL，AST 43 IU/L，ALT 30 IU/L，総ビリルビン 1.0 mg/dL，尿素窒素 28.2 mg/dL，クレアチニン 1.1 mg/dL，CRP 3.2 mg/dL
【尿沈渣】赤血球：−/HPF，白血球 −/HPF　【尿グラム染色】菌を認めず．
【胸部 X 線】明らかな浸潤影を認めず．

熱源がはっきりせず，食事摂取も困難であるため，精査加療目的に入院となった．

 先生，入院の方で相談良いですか？

 もちろん．

 発熱と倦怠感を主訴に来院された方なんですが，ちょっと，フォーカスがわからなくて….

 なるほど．病歴は…こんな感じなんだね．海外渡航歴や動物との接触歴も聞けていていいね．

 先生，この間みたいにシステム I で，ぱぱっと診断つけちゃってくださいよ．

 これだけの情報だと僕も W 先生と同じでちょっと診断に悩むね….悪寒・戦慄があるので，菌血症はありそうだけど….

 どんな検査を追加したらいいでしょうか？

 W 先生，システム I で診断がつけられないときは，システム II 的アプローチに切り替えよう．検査の前にまず review of systems を使って病歴を追加で聴取してみようか．

 Review of systems ですか？

そう．この患者さんに限らず，特に原因がはっきりしない患者さんでは，review of systemsのシート 表2-17 を使って問診するといいよ．はい，どうぞ．

　項目多いですね….

　まあね．ただ，慣れてくれば，病歴を聞いている最中に鑑別を考えながら，項目を絞って聴取できるようになるよ．今回は，幸いバイタルも落ち着いているし，入院しているから時間の制約もない．面倒臭がらずに，フルで聴取してきてよ．

　わかりました．それでは，病棟に行ってきます．

　どうだった？

　はい，えーと，病歴以外には，盗汗，腰痛，半年で10 kgの体重減少，便秘と下痢を繰り返していること，たまに便に血があること，3日前から腰痛があることがわかりました．

　すばらしい．だいぶ情報量が増えたね．有意な体重減少は6か月で5%以上とされてるけど，10 kgは有意ととれそうだね．じゃあ，この時点でプロブレムリストを整理してみようか．

【プロブレムリスト】
・発熱　・悪寒・戦慄　・盗汗　・倦怠感　・腰痛　・体重減少
・便秘・下痢　・血便　・頻脈
・頻呼吸　・白血球上昇　・小球性貧血　・AST上昇　・尿素窒素上昇
・クレアチニン上昇　・CRP上昇

　OK．じゃあ，鑑別だ．HIVMEDICATION 表2-4 を使って鑑別を立ててみよう．あ，教科書みてカンニングしてもいいよ．テストじゃないからね．

　えっと，感染症であれば，感染性心内膜炎，化膿性脊椎炎，結核，肝膿瘍，HIV，感染症以外だったら大腸がん，悪性リンパ腫，リウマチ性多発筋痛症，メトホルミンの薬剤熱を挙げました．

　OK．じゃあ，挙げた鑑別を元にしたら必要な身体診察と検査も決まるんじゃない？

　あ，本当ですね！　腰痛に関しては，脊柱の診察を追加するのと，血便があったので直腸診も行いたいと思います．検査は，血液培養を3セット，

心エコー，腹部エコー，HIV 抗体，抗核抗体，リウマトイド因子を提出しておきます．必要があれば，その後，脊柱の MRI 検査や下部消化管内視鏡検査も検討します．

すばらしい．鑑別なくして身体診察・検査なしだね．じゃあ，よろしく．

　後日血液培養からは *Streptococcus bovis* が検出され，心エコーでは僧帽弁に疣贅を認めました．また，直腸診では硬い腫瘤を触知し，下部消化管内視鏡検査で大腸がんの診断が確定しました．また，腰椎の MRI では化膿性脊椎炎が明らかになりました．
　今回の一連の病態は，大腸がんを侵入門戸とした S. bovis 菌血症による感染性心内膜炎，化膿性脊椎炎と考えられました．

診断 ▶ S. bovis 菌血症による感染性心内膜炎，化膿性脊椎炎

【参考文献】

<コミュニケーションと臨床推論について>
1) Ajjawi R. Learning to communicate clinical reasoning in physiotherapy practice. 2007. https://ses.library.usyd.edu.au/handle/2123/1556 [Accessed 2016-07]

<病歴，身体診察，検査が診断に寄与する割合>
2) Peterson MC, Holbrook JH, Von Hales D, et al. Contributions of the history, physical examination, and laboratory investigation in making medical diagnoses. West J Med. 1992; 156 (2): 163-5.
3) Hampton JR, Harrison MJ, Mitchell JR, et al. Relative contributions of history-taking, physical examination, and laboratory investigation to diagnosis and management of medical outpatients. Br Med J. 1975; 2 (5969): 486-9.

<二重プロセスモデルについて>
4) Evans JS. Dual-processing accounts of reasoning, judgment, and social cognition. Annu Rev Psychol. 2008; 59: 255-78.
5) Bate L, Hutchinson A, Underhill J, et al. How clinical decisions are made. Br J Clin Pharmacol. 2012; 74 (4): 614-20.

<32 の認知バイアスについて>
6) Croskerry P. The importance of cognitive errors in diagnosis and strategies to minimize them. Acad Med. 2003; 78 (8): 775-80.

<IDSA の髄膜炎のガイドライン>

7) Tunkel AR, Hartman BJ, Kaplan SL, et al. Practice guidelines for the management of bacterial meningitis. Clin Infect Dis. 2004; 39 (9): 1267-84.

<CDC の性交渉歴の聴取について>

8) CDC. A Guide to Taking a Sexual History. Available from: https://www.cdc.gov/std/treatment/sexualhistory.pdf [Accessed 2016-07]

<マクギーの身体診断学 3 版>

9) McGee S. Chapter 2, Diagnostic Accuracy of Physical Findings. Evidence-Based Physical Diagnosis, 3rd ed. Saunders; 2012. p.9-21.

<JAMA の臨床診察法の精度と正確性に関するまとめ>

10) Sackett DL. The rational clinical examination. A primer on the precision and accuracy of the clinical examination. JAMA. 1992; 267 (19): 2638-44.

<仮説演繹法について>

11) Jensen GM. Clinical reasoning: linking theory to practice and practice to theory. J Neurol Phys Ther. 1994; 23: 137-44.

<施設入所は MRSA 保菌のリスクとなる>

12) Reynolds C, Quan V, Kim D, et al. Methicillin-resistant Staphylococcus aureus (MRSA) carriage in 10 nursing homes in Orange County, California. Infect Control Hosp Epidemiol. 2011; 32: 91-3.

<施設入所は在宅患者と比較して ESBL 保菌のリスクとなる>

13) Blom A, Ahl J, Månsson F, et al. The prevalence of ESBL-producing Enterobacteriaceae in a nursing home setting compared with elderly living at home: a cross-sectional comparison. BMC Infect Dis. 2016; 16: 111.

<抗菌薬アレルギーの問診について>

14) Castellani LR, Gold WL, MacFadden DR. A 25-year-old woman reporting an allergy to penicillin. CMAJ. 2015; 187 (14): 1065-6.

15) Salkind AR, Cuddy PG, Foxworth JW. The rational clinical examination. Is this patient allergic to penicillin? An evidence-based analysis of the likelihood of penicillin allergy. JAMA. 2001; 285 (19): 2498-505.

<抗菌薬アレルギーと交差反応>

16) Campagna JD, Bond MC, Schabelman E, et al. The use of cephalosporins in penicillin-allergic patients: a literature review. J Emerg Med. 2012; 42 (5): 612-20.

17) Kula B, Djordjevic G, Robinson JL. A systematic review: can one prescribe carbapenems to patients with IgE-mediated allergy to penicillins or cephalosporins? Clin Infect Dis. 2014; 59 (8): 1113-22.

<抗菌薬治療期間中の腸内細菌の AmpC 発現>

18) Choi SH, Lee JE, Park SJ, et al. Emergence of antibiotic resistance during therapy for infections caused by Enterobacteriaceae producing AmpC beta-lactamase: implications for antibiotic use. Antimicrob Agents Chemother. 2008; 52 (3): 995-1000.

＜薬剤熱のレビュー＞

19) Patel RA, Gallagher JC. Drug fever. Pharmacotherapy. 2010; 30 (1): 57-69.

＜2010年のSHEA/IDSAの成人CDIのガイドライン＞

20) Cohen SH, Gerding DN, Johnson S, et al; Society for Healthcare Epidemiology of America; Infectious Diseases Society of America. Infect Control Hosp Epidemiol. Clinical practice guidelines for Clostridium difficile infection in adults: 2010 update by the society for healthcare epidemiology of America (SHEA) and the infectious diseases society of America (IDSA). Infect Control Hosp Epidemiol. 2010; 31 (5): 431-55.

＜糞線虫症，HTLV-1，そしてがんとの関連性：沖縄における24年間の入院患者の後ろ向きコホート＞

21) Tanaka T, Hirata T, Parrott G, et al. Relationship Among Strongyloides stercoralis Infection, Human T-Cell Lymphotropic Virus Type 1 Infection, and Cancer: A 24-Year Cohort Inpatient Study in Okinawa, Japan. Am J Trop Med Hyg. 2016; 94 (2): 365-70.

＜HTLV-1と糞線虫症の流行地域における糞線虫症と関連した髄膜炎のケースシリーズ＞

22) Sasaki Y, Taniguchi T, Kinjo M, et al. Meningitis associated with strongyloidiasis in an area endemic for strongyloidiasis and human T-lymphotropic virus-1: a single-center experience in Japan between 1990 and 2010. Infection. 2013; 41 (6): 1189-93.

＜輸入感染症について学ぶのに最適の教科書＞

23) 忽那賢志. 症例から学ぶ輸入感染症A to Z. 中外医学社; 2015.

＜帰国者の感染症について＞

24) Leder K, Torresi J, Libman MD, et al; GeoSentinel Surveillance Network. GeoSentinel surveillance of illness in returned travelers, 2007-2011. Ann Intern Med. 2013; 158 (6): 456-68.

＜渡航者の感染症のレビュー＞

25) Spira AM. Assessment of travellers who return home ill. Lancet. 2003; 361 (9367): 1459-69.

＜レジオネラ症について＞

26) 谷崎勝朗. レジオネラ症に対する温泉浴の注意点とは？ Geriatric Medicine（老年医学）. 2006; 44 (4): 565-6.

27) 坂本龍太，他. レジオネラ症の隠れた感染経路，自動車の運転や雨天は危険因子か？ IASR. 2008, 29: 331-2.

③感染症診療における　バイタルサインと身体診察

- ▶どのような臨床状況でも，まずはバイタルサインを確認する．
- ▶身体診察は診断仮説に基づいて行う．
- ▶ショックは，病歴，バイタルサイン，身体診察，（＋α 超音波検査）から4つに分類できる．
- ▶バイタルの逆転（脈拍＞収縮期血圧）を見た際には注意が必要．
- ▶ショックの分類に必要な身体診察は，1）皮膚の温かさ，2）頸静脈（JVP/JVD），3）肺音・起坐呼吸の3つ．
- ▶直腸診を躊躇しない．

　感染症診療に限らず，どのような臨床状況であっても，まずバイタルサインの確認が必須です．
　なぜでしょうか？　それは，バイタルサインが重症度・緊急性と関連していて，バイタルサインによってその後の対応が大きく変わってくるからです．自分自身が直接診療している場合に限らず，コンサルテーションであったとしても，やはり最初にバイタルサインの確認をします．そこで，敗血症やショックを疑わせるバイタルサインであれば可及的速やかに対応します．仮に複雑でさっぱりわからないような症例に出会ったとしても，まずはバイタルです．バイタルサインの異常からアプローチしていけます（バイタルが安定していればひとまず安心です）．
　ベッドサイドでは，患者さんのバイタルサインを確認しつつ，全身の外観の評

価と，**診断仮説に基づいた身体診察**を行います．全例で全身全ての所見をとる必要はありませんが，病歴上疑われる疾患と関連する部位の診察は重点的に行いましょう．そして，身体診察によって診断仮説が正しいかを検証していくのです．

ただし，ピンポイントの診察のみでは想定している疾患のみにアンカリングしてしまい，想定外の他部位の異常所見を見逃してしまうリスクがあります．そのため，少なくとも最低限の項目（後述します）は診察しておく必要があります（特に発熱時）．神経診察は必須ではありませんが，少しでも神経系の症状があれば行います．

なお，高齢者のように主訴と関連する疾患以外にも，基礎疾患を多数抱えている症例（マルチプロブレムケース）では入院後に新たな問題が起きることがまれならずあります（例：肺炎で入院し，入院中に脳梗塞を発症）．そのため，入院時に頭からつま先までのすべての診察を行っておくと，新たな問題が起きた際に，所見が以前からなのか，それとも新規なのかを判断することができます．入院セッティングであれば，外来に比べて，診察の時間的制限もゆるくなります．マルチプロブレムの入院症例では，なるべくフルの身体診察をとっておくと良いでしょう．

この項では，感染症診療におけるバイタルサインと身体診察について解説していきます．

 バイタルサイン

バイタルサイン（vital signs）とは，いわゆる生命徴候のことで，一般的に意識，血圧，脈拍，呼吸数，体温の5つを指します．自施設の温度板を眺めていると，血圧，脈拍，体温はよく記載されていますが，意識と呼吸回数が抜けていることが多いようです…（残念）．

しかし！ スルーされがちな意識と呼吸回数は，後述する敗血症を疑う3項目のうちの2つであり，超重要項目です．必ず測定しなければなりません．ここでは，まずショックと敗血症のバイタルサインについて述べ，その後にそれぞれのバイタルサインについて述べていきます．

ショックのバイタルサイン

▶1. ショックとは

そもそもショックとは何でしょうか？

ショックは，

細胞の利用障害をきたす循環不全の臨床的な表現型

と定義されています[1]．でも，これだけではわかりづらいですよね．

臨床的には，

①動脈圧の低下　②臓器低灌流の所見　③高乳酸血症

で診断されます．

①動脈圧の低下

典型的には収縮期血圧≦90 mmHg，平均血圧≦70 mmHg で頻脈を伴います．ただし，もともと血圧が高い患者さんでは，血圧の低下は中等度に留まることがあり，収縮期血圧＞90 mmHg であってもショックである可能性があります．普段と比較することが大切です．

②臓器低灌流の所見

皮膚所見（蒼白，冷や汗），尿量低下（尿量＜0.5 mL/kg/時），意識障害が見られます．

③高乳酸血症

正常の乳酸値は約 1 mmol/L ですが，急性の循環不全において＞1.5 mmol/L となります．高乳酸血症は細胞レベルでの酸素代謝の障害を反映しています．

臨床現場，特に集中治療領域において，ショックはコモンな病態です．Sakr らの研究では[2]，ICU 患者さんの 1/3 が何らかのショックでした．

▶2. ショックの4分類

ショックと判断されれば，速やかにショックを分類して原因に対する治療を行います．ショックの分類は一見複雑に思われるかもしれませんが，病歴，バイタルサイン，身体診察，（＋α 超音波検査）から以下の4つに簡単に分類することができます．

③感染症診療におけるバイタルサインと身体診察

① 循環血液量減少性ショック（Hypovolemic shock）
② 心原性ショック（Cardiogenic shock）
③ 閉塞性ショック（Obstructive shock）
④ 血流分布不均衡性ショック（Distributive shock）

敗血症性ショックは血流分布不均衡性ショックに分類され，4つのタイプの原因の約6割を占めています　図3-1 [1]．異なるタイプのショックがオーバーラップすることもあるため，解釈は総合的に行う必要があります（例えば，高齢者の尿路感染症による敗血症性ショック＋脱水による循環血液量減少性ショック）．

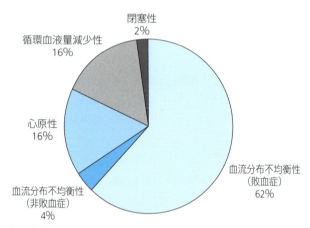

図3-1　ショックの原因別割合
（Vincent JL, et al. N Engl J Med. 2013; 369 (18): 1726-34)[1]

▶3. バイタルの逆転とショック指数

　ショック指数って聞いたことありますか？　国家試験の際に勉強した方も多いと思います．ショック指数は，1967年にAllgöwerとBurri[3]によって初めて報告されました．もともとは出血における循環血液量減少の推定に用いられていました．

ショック指数＝脈拍数/収縮期血圧

で簡単に計算することができ，健常成人においては0.5〜0.7となります．ショック指数が1を超えると（脈拍が収縮期血圧を上回る，**バイタルの逆転**），少なくとも1Lの出血が示唆されます．その後の研究において，ショック指数は

外傷や出血だけでなく，敗血症の診断や予後予測にも活用できることがわかりました．ショック指数≧0.7 は敗血症の早期診断と予後に関連しています 表3-1 表3-2 [4]．ショック指数は，高齢者，糖尿病，高血圧症，βブロッカー・カルシウム拮抗薬を内服中の患者さんでも使用することができます [5]（関係性は若干弱まりますが）．

表3-1 高乳酸血症（乳酸値≧4.0 mmol/L）予測のためのショック指数

	感度	特異度	陽性尤度比	陰性尤度比
SI≧1.0	48%	81%	2.5	0.64
SI≧0.7	83%	42%	1.43	0.40

SI: Shock Index（ショック指数）

(Berger T, et al. West J Emerg Med. 2013; 14（2）: 168-74)[4]

表3-2 ショック指数による 28 日死亡率

	感度	特異度	陽性尤度比	陰性尤度比
SI≧1.0	37%	80%	1.85	0.79
SI≧0.7	71%	41%	1.2	0.7

(Berger T, et al. West J Emerg Med. 2013; 14（2）: 168-74)[4]

ショック指数は血圧，脈拍単独よりも優れた指標であり，バイタルの逆転（脈拍＞収縮期血圧）を見た際には注意が必要です．

敗血症のバイタルサイン

2016 年に敗血症と敗血症性ショックの定義と診断基準が改定されました（⑤章 血液培養で診断を詰める—ミニレクチャー参照）[6]．敗血症の新基準では，それまで使われていた全身性炎症反応症候群（systemic inflammatory response syndrome: SIRS）に代わって，ICU 患者さんでは SOFA スコア，非 ICU 患者さんでは quick SOFA（qSOFA）スコアが使用されることになりました．

qSOFA スコアは

① 呼吸数 22 回/分以上
② 精神状態の変化（GCS 15 点未満の意識低下）
③ 収縮期血圧 100 mmHg 未満

の 3 つで，2 点以上で敗血症の診断基準を満たし，qSOFA 2 点以上で 1 点以下より死亡率が 3 倍から 14 倍に上昇します [7]．測定・記載漏れの多い呼吸数と

③ 感染症診療におけるバイタルサインと身体診察

意識状態の評価が3項目中2項目に登場しており，その重要性がわかると思います．

バイタルサインの個別項目

▶1．意識状態

　意識状態は，Glasgow Coma Scale（GCS） 表3-3 や Japan Coma Scale（JCS） 表3-4 を用いて評価されます．GCSが満点であっても，JCS I-1（見当識は保たれているが意識清明ではない）であることがあります．何か変だなと感じることは重要で，感じたことをそのまま記載したほうがわかりやすい場合があります．意識障害の原因の鑑別は，AIUEOTIPS 表3-5 としてまとまっています．

　AIUEOTIPSの中でのIのひとつは，感染症（Infection）によるものを意味しますが，脳炎や髄膜炎などの中枢神経系感染症以外にも，高齢者や重症患者さんであれば肺炎や尿路感染症などの非中枢神経感染症でも意識障害を呈することがあります．これは，**敗血症性脳症**（sepsis-associated encephalopathy）と呼ばれていて，脳の虚血や低酸素，炎症性サイトカインによる脳機能低下，酸化ストレスによる脳細胞障害などのさまざまな機序で意識障害が生じるとされて

表3-3 グラスゴー・コーマ・スケール（Glasgow Coma Scale：GCS）

開眼機能（Eye opening）「E」
4点：自発的に，またはふつうの呼びかけで開眼
3点：強く呼びかけると開眼
2点：痛み刺激で開眼
1点：痛み刺激でも開眼しない
言語機能（Verbal response）「V」
5点：見当識が保たれている
4点：会話は成立するが見当識が混乱
3点：発語はみられるが会話は成立しない
2点：意味のない発声
1点：発語みられず
なお，挿管などで発声ができない場合は「T」と表記する．扱いは1点と同等である．
運動機能（Motor response）「M」
6点：命令に従って四肢を動かす
5点：痛み刺激に対して手で払いのける
4点：指への痛み刺激に対して四肢を引っ込める
3点：痛み刺激に対して緩徐な屈曲運動（除皮質姿勢）
2点：痛み刺激に対して緩徐な伸展運動（除脳姿勢）
1点：運動みられず

表3-4 ジャパン・コーマ・スケール（Japan Coma Scale: JCS）

Ⅰ. 覚醒している（1桁の点数で表現）

0　意識清明
1　見当識は保たれているが意識清明ではない
2　見当識障害がある
3　自分の名前・生年月日が言えない

Ⅱ.刺激に応じて一時的に覚醒する（2桁の点数で表現）

10　普通の呼びかけで開眼する
20　大声で呼びかけたり，強く揺するなどで開眼する
30　痛み刺激を加えつつ，呼びかけを続けるとかろうじて開眼する

Ⅲ.刺激しても覚醒しない（3桁の点数で表現）

100　痛みに対して払いのけるなどの動作をする
200　痛み刺激で手足を動かしたり，顔をしかめたりする
300　痛み刺激に対し全く反応しない

注: R（不穏）・I（糞便失禁）・A（自発性喪失）などの付加情報をつける.

表3-5 意識障害の原因（AIUEOTIPS）

A	Alcohol	アルコール
I	Insulin	低/高血糖
U	Uremia	尿毒症
E	Encephalopathy Endocrinopathy Electrolyte	脳症（高血圧性，肝性） 内分泌（甲状腺，副腎） 電解質異常（低/高 Na 血症，高 Ca 血症）
O	Oxygen Overdose	低酸素血症（CO中毒） 薬物中毒
T	Trauma Temperature	頭部外傷 低体温・高体温
I	Infection	感染症
P	Psychiatric Porphyria	精神疾患 ポルフィリア
S	Stroke/SAH Seizure Shock	脳卒中/くも膜下出血 けいれん ショック

います[8]．もともと認知機能が低下している高齢の患者さんでは，意識レベルの評価が難しいことも多いですが，家族の「普段とは様子が違う」や，「普段より食事を食べない」などの"普段とは違う"訴えを大事にすると良いと思います．

▶2. 血圧

血圧の低下は，感染症においても不幸な転帰と関連しています[9]．収縮期血圧

だけでなく，脈圧（＝収縮期血圧−拡張期血圧）の開大も末梢血管抵抗の低下を反映する敗血症の所見の一つです．

Memo 1

血圧低下時の血圧測定に関する注意点

1) ショックになると，コロトコフ音が聴取しづらくなるため，実際の血圧よりも低く見積もられてしまう可能性があります．
2) ショックが疑われる患者さんにおいて，橈骨動脈・大腿動脈・頸動脈の脈拍の触知による血圧の推定が行われることがありますが，その不正確性が指摘されており，収縮期血圧を過大評価してしまう可能性があります 表3-6 [10]．

表3-6 脈拍触知と平均実測値（動脈ラインによる侵襲的血圧モニタリング）

	平均実測値
橈骨動脈拍触知：80 mmHg の目安	72 mmHg
大腿動脈拍触知：70 mmHg の目安	66.4 mmHg
頸動脈拍動触知 ：60 mmHg の目安	<60 mmHg

(Deakin CD, et al. BMJ. 2000; 321 (7262): 673-4)[10]

▶3. 脈拍

　洞結節から生じる正常な成人の心拍数は 60〜100 回/分ですが，年齢や性別などのさまざまな要因によって影響を受けます[11]．徐脈は心拍数<60 回/分（<50 回/分とする教科書もあります），頻脈は心拍数>100 回/分とされています．

　測定時の際の注意点として，**脈拍欠損（pulse deficit）**があります．脈拍欠損とは，心拍数と脈拍数のギャップのことです．正常では脈拍と心拍数は一致しますが，頻脈性心房細動では心室の 1 回駆出量の空打ちが起こり，末梢まで脈の拍動が伝えられなくなってしまいます[12]．そのため，心房細動を有する患者さんの頻脈では，脈拍数が過小評価されてしまう可能性があるため，脈拍数ではなく心拍数で評価する必要があります．

1）体温と脈について

　基本的に体温と心拍数はパラレルに動きます．体温が 1℃上昇すれば，心拍数は 8〜10 回/分上昇します．体温以外にも病態や運動，興奮などさまざまな要因が心拍数に影響します．

2）頻脈

　頻脈は心拍数>100 回/分と定義されます．感染症やショックでは洞性頻脈を

きたします．頻脈性不整脈のなかでも，洞性頻脈は，原因が多岐にわたるため，しばしば鑑別に苦慮することがあります 表3-7 [13]．また，高齢者やβブロッカーなどの薬剤を内服中の患者さんにおいては上昇が乏しいこともあります．

表3-7 洞性頻脈の原因

生理学的	薬剤
不安・興奮・運動後	アドレナリン
疾患	ノルアドレナリン
貧血（慢性）	ドパミン（>5μg/kg/min）
血液喪失（急性）	ドブタミン
うっ血性心不全	サルブタモール
感染症	アトロピン
悪性腫瘍	テオフィリン
心筋梗塞	ドキソルビシン・ダウノルビシン
肺動脈塞栓症	**その他**
ショック	チョコレート・コーヒー・紅茶
甲状腺機能亢進症	喫煙（ニコチン）

(Yusuf S, et al. Nat Clin Pract Cardiovasc Med. 2005；2（1）：44-52)[13]

3）徐脈

　徐脈は心拍数<60回/分と定義されています．ショックでは通常，頻脈となりますが，徐脈を伴う場合は，特別な状況を考慮しなければなりません 表3-8 ．

表3-8 徐脈性ショックの原因

徐脈性不整脈，低体温，アシドーシス，神経原性ショック，甲状腺機能低下症，高K血症，低酸素，薬剤性（βブロッカーなど）

4）相対的徐脈

　発熱時に脈拍数が上昇しない場合を相対的徐脈と呼びます．相対的徐脈の定義はさまざまですが，Cunha[14] は，38.9℃で脈拍120以下と定義しています 表3-9 ．相対的徐脈の原因には感染症によるものとそれ以外のものがあります．感染症では細胞内寄生菌によるものが多いです 表3-10 ．

▶4．呼吸数

　呼吸数は見落とされやすいバイタルサインのひとつですが，診断面においても予後の面でも重要です．呼吸数だけでなく，呼吸様式（異常な呼吸の有無と吸気・呼気比）も同時にチェックします．異常を拾い上げるコツは，「患者さんの呼吸

表3-9 相対的徐脈

Cunha による定義	
体温	脈拍
38.3℃	110 以下
38.9℃	120 以下
39.4℃	120 以下
40.1℃	130 以下
40.7℃	140 以下
41.1℃	150 以下

左記の基準を満たすもののうち、以下を満たすものを"比較的徐脈"と定義する.
※ただし、不整脈やブロック、β遮断薬内服者は除外する.
1. 13 歳以上
2. 体温は 38.9℃以上
3. 脈拍と体温上昇時に同時に測定されている

(Cunha BA. Clin Microbiol Infect. 2000; 6（12）: 633-4)[14]

表3-10 相対的徐脈の原因

感染症	非感染症
レジオネラ	βブロッカー
オウム病	中枢神経疾患
Q 熱	リンパ腫
腸チフス	詐熱
発疹チフス	薬剤熱
バベシア	
マラリア	
レプトスピラ	
黄熱	
デング熱	
ウイルス性出血熱	
リケッチア症	

(Cunha BA. Clin Microbiol Infect. 2000; 6（12）: 633-4)[14]

を真似て呼吸をしてみる」ことです. 面倒臭がって呼吸の評価を SpO_2 のみで代用するのは避けるべきです.

　正常な呼吸数の平均値は 20 回/分（16〜25 回/分の範囲）です[9]. 頻呼吸の定義は定まっていませんが、21 回以上を頻呼吸とすることが多いようです[15]. 呼吸数の測定は、少なくとも 30〜60 秒間の呼吸状態の観察が望ましく、明らかに頻呼吸がありそうであれば長めにカウントします[9].

1）頻呼吸の原因

　呼吸数の増加は多くの病態で観察される重要な徴候です **表3-11**. 原因の中でも代謝性アシドーシスによる代償性の呼吸数増加が隠れている場合があり、原因がはっきりしない頻呼吸を見た際には血液ガス分析を行うべきです.

2）異常呼吸

　正常な呼吸では胸郭の動きがほとんどわかりません. そのため、肩呼吸や、吸気時の肋間・鎖骨上窩の陥凹、胸鎖乳突筋などの呼吸補助筋を使った**目立つ呼吸**をしている患者さんは相当の呼吸努力があると認識すべきです.

表3-11	呼吸数増加の原因

低酸素血症
肺コンプライアンスの低下
肺周囲の空気・液体・腫瘍
神経筋疾患
疼痛
代謝性アシドーシス
不安，緊張

　よくみられる**呼吸リズムの異常**には，チェーンストークス呼吸，ビオー呼吸（チェーンストークス呼吸の一種，典型的な漸増全減性を伴わない），クスマウル呼吸があります 表3-12 [9].

表3-12 呼吸リズムの異常

	呼吸リズム	原因
正常呼吸		
チェーンストークス呼吸		呼吸中枢の障害，うっ血性心不全，睡眠時，高地
ビオー呼吸		呼吸中枢の障害
クスマウル呼吸		代謝性アシドーシス

(McGee S. Evidence-Based Physical Diagnosis, 3rd ed. Saunders; 2012)[9]

3）吸気・呼気比

　吸気・呼気（I/E）比に注目することで，基礎疾患を推定することができます 図3-2 . 正常での吸気時間と呼気時間の比は 1：1.5～2 ですが，COPD，喘息を代表とする "吐けない病気" では呼気時間が長くなります．一方で，窒息，上気道閉塞など吸えない病態では吸気時間が長くなります．

4）SpO$_2$

　SpO$_2$ は呼吸状態を把握するのに用いられますが，呼吸回数によって解釈が異なるため，SpO$_2$ だけではなく必ず呼吸回数を同時に測定します．呼吸回数 30 回/分で SpO$_2$ 96％の症例と呼吸回数 18 回/分で SpO$_2$ 96％の症例だと，どちらが "ヤバイ" かはすぐわかると思います．

▶5. 体温

　発熱の定義はさまざまですが，38℃以上とするものが多く，低体温は 36℃未

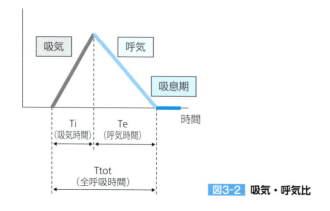

図3-2 吸気・呼気比

満とするのが一般的です．日本における体温測定は腋窩温が一般的ですが，海外では口腔温で測定されることが多いようです．腋窩温は，不正確性が指摘されており，測定が推奨されていません．

1) 測定部位による体温の違い

測定部位によって体温は異なります．平均口腔温は通常36.5℃ですが，腋窩温はそれよりも低く，直腸温は最も高くなります 図3-3 [9]．

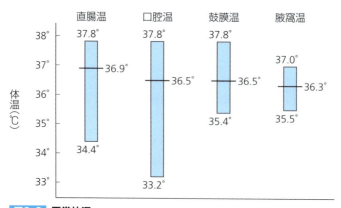

図3-3 正常体温
（McGee S. Evidence-Based Physical Diagnosis, 3rd ed. Saunders; 2012）[9]

2) 測定部位による体温の正確性

Nivenら[16]のシステマティックレビューとメタ解析において，深部温と比較した腋窩温での発熱（38℃以上）の感度はわずか42%のみでした（口腔内の感度は75%，鼓膜は74%）．体温が診断基準や治療方針のガイドラインの判定項

目に用いられている場合は多数あり，体温によって臨床判断が異なってくるような場面では，直腸温のような深部体温を測定すべきと考えられます．

3）極端な高熱と低体温

41.1℃以上の極端な高熱は，一般的にグラム陰性菌による菌血症または体温調節の障害（熱中症，頭蓋内出血，重度の熱傷）であり，診断的な有意性があるとされています[17]．

一方，低体温は敗血症患者さんにおける予後不良因子として知られています（オッズ比：1.43）[18]．感染症においては，むしろ発熱よりも無熱であることの方が怖いのです．

4）⊿（デルタ）心拍数 20 ルール

⊿心拍数 20 ルールとは，体温が 1℃上昇する毎に心拍数が 20 回/分以上増加する場合（⊿心拍数/⊿体温＞20）に細菌感染症の可能性が高くなることです．例えば，普段の心拍数 60 回/分，体温 35.5℃の患者さんが，心拍数 120 回/分，体温 37.5℃となった際には，心拍数 60 回/分上昇/体温 2.0℃上昇＝30（⊿心拍数/⊿体温 ＞20）であり，細菌感染症の可能性が高いと判断されます．

⊿心拍数 20 ルールは有名であるものの，その診断性能は最近まで検討されていませんでした．2016 年に Hamano らが診断性能について初めて報告しています[19]．

研究では，①個々人の平常状態での心拍数と体温をベースラインとした「averaged ⊿心拍数/⊿体温」と，②心拍数 60 回/分，体温 36.0℃をベースラインとした「assumed「⊿心拍数/⊿体温」の 2 種類を使用して検討されています 表3-13 ．averaged ⊿心拍数/⊿体温においては多少細菌感染の事後確率を上げますが（陽性尤度比 1.3），assumed ⊿心拍数/⊿体温は，疾患の除外にも否定にも用いることはできない精度でした．

表3-13 ⊿HR20 ルールの診断性能

	カットオフ値	感度	特異度	陽性尤度比	陰性尤度比
Averaged	20	20.4%	84.2%	1.3	0.95
Assumed	5	91.2%	8.9%	1.0	0.99

(Hamano J, et al. Postgrad Med. 2017: 129 (2): 283-7)[19]

Averaged: averaged ⊿HR/⊿ BT
Assumed：assumed ⊿HR/⊿ BT

⊿（デルタ）心拍数 20 ルールは，訪問診療などでリソースが極端に限られていて，他に信頼できるものがないときに限って参考にする程度の指標であると思

います.

▶6. 身体診察

前述の通りで, 身体診察は病歴からの診断仮説に基づいて行うため, 原則, 全例で全ての所見をとる必要はありません. ただし, 見落としがないように最低限の身体診察項目は確認します.

▶7. ショックの身体診察

ショックは 5P で特徴づけられています 表3-14 . ショックの身体診察は病態で考えると理解しやすいと思います. まず平均血圧は,

> **mBP（平均血圧）＝ CO（心拍出量）× SVR（体血管抵抗）**

で表すことができます. つまり血圧が下がる（≒ショック）のは, CO が低下するか, もしくは SVR が低下するかです（オーバーラップもありますが）.

表3-14 **ショックの 5P**

1) Pallor（蒼白）
2) Perspiration（冷汗）
3) Prostration（虚脱）
4) Pulselessness（脈拍触知不能）
5) Pulmonary insufficiency（呼吸促迫）

ショックの分類に必要な身体診察は,

> **1）皮膚の温かさ　2）頸静脈（JVP/JVD）　3）肺音・起坐呼吸**

です. 上記の 3 つの身体診察項目（＋α超音波検査）で簡単に分類することができます 表3-15 [1].

身体診察によるショックの分類の正確性は, Vazquez らによって検討されていて, シンプルな身体診察によって, 大多数のショック症例を分類することができたと報告しています 表3-16 表3-17 [20].

1）皮膚の温かさ

手・下肢が冷たいかどうかで判断しますが, 外気の影響を受けることに注意が必要です 表3-18 .

2）JVP と JVD

JVP とは Juglar Venous Pressure（圧）もしくは Juglar Venous Pulse（拍

表3-15	ショックの分類			
		warm/cold（温/冷）	JVP/JVD	respi. sound（肺音）orthopnea（起坐呼吸）
Cardiogenic（心原性）		cold	↑ or →	wheeze/crackles（＋）
Hypovolemic（循環血液量減少性）		cold	↓	clear（－）
Obstructive（閉塞性）		cold	↑↑	clear（－）
Distributive（血流分布不均衡性）		warm	→ or ↓	clear（－）

心原性: 心筋梗塞, 弁膜症, 不整脈など　循環血液量減少性: 出血, 体液喪失など
閉塞性: 心タンポナーデ, 収縮性心膜炎, 肺塞栓症, 緊張性気胸など
血流分布不均衡性: アナフィラキシー, 脊髄損傷, 敗血症など

表3-16	敗血症性ショックの身体診察の精度			
	感度	特異度	陽性尤度比	陰性尤度比
① CRT（迅速）	89%	68%	2.78	0.16
② 皮膚温（温かい）	89%	68%	2.78	0.16
③ Bounding Pulses	65%	74%	2.5	0.47
① + ② + ③	62%	74%	2.38	0.51
① + ②	89%	68%	2.78	0.16

（Vazquez R, et al. J Hosp Med. 2010; 5（8）: 471-4）[20]

表3-17	心原性ショックの身体診察の精度			
	感度	特異度	陽性尤度比	陰性尤度比
JVP	82%	79%	3.9	0.23
Crackles	55%	71%	1.90	0.63
JVP + Crackles	55%	100%	∞	0.45

（Vazquez R, et al. J Hosp Med. 2010; 5（8）: 471-4）[20]

表3-18	皮膚の温かさ
皮膚が冷たい	皮膚が温かい
心拍出量の低下	血流分布不均衡性ショック
体血管抵抗の増加	血管拡張薬（Ca拮抗薬, 亜硝酸剤）
閉塞性動脈硬化症	甲状腺機能亢進症

動) のことで, JVDはJugular Venous Distension（頸静脈怒張）を意味します.
　JVPとJVDは混同されてしまいがちですが, そもそも見ている静脈が異なります. JVDは外頸静脈を意味していて, 解剖学的に外頸静脈は胸鎖乳突筋の表層を走っており, 体表からよく見えます. 一方, JVPは内頸静脈を意味していますが, 内頸静脈は胸鎖乳突筋の裏を走行しているため, 体表からみることはで

表3-19 JVP の精度

	感度	特異度	陽性尤度比	陰性尤度比
CVP＞8 cm H_2O	47-92%	93-96%	9.7	0.3
CVP＞12 cm H_2O	78-95%	89-93%	10.4	0.1

(McGee S. Evidence-Based Physical Diagnosis, 3rd ed. Saunders：2012)[9]

きません．そのため，JVP は拍動（pulse）で確認します．JVD と違って，定量的に圧（Pressure）で表すことができます．

JVP 測定の臨床的な意味は，

> CVP（中心静脈圧）＝ JVP ＋ 5 cm

で中心静脈圧を推定できることです．CVP の上限は 9 cmH_2O であり，JVP ＞3 cmH_2O で異常となります[21]．非侵襲的にかつ定量的に CVP を比較的高い精度で推定できるメリットがあります 表3-19 [9]．CVP が低い場合は，循環血液量の減少を，一方で CVP が高い場合は，循環血液量の増加，右心負荷，そして閉塞性ショックを考えます．

JVP の測定は，

> ① 患者を 45°の高さにする．
> ② 後方または前方から接線方向にライトを当てる．
> ③ 右頸部を覗き込み，内向き 2 相性の拍動（内頸静脈波）を探す．
> ④ 胸骨角から拍動の頂点までの距離を測定する（JVP）．

上記によって行います 図3-4 ．内頸静脈の拍動と頸動脈波はしばしば鑑別を

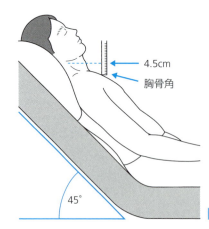

図3-4 JVP の測定

表3-20 内頸静脈波と頸動脈波の鑑別

	静脈拍動	動脈拍動
波形	二相性	単相性
体位による変化	あり	なし
呼吸性変動	あり	なし
触診	触知不可 圧迫で消失	触知可 圧迫で消失しない
腹部圧迫	拍動が上方へ移動	不変

(Cook DJ, et al. JAMA. 1996; 275 (8): 630-4)[21]

有しますが，表3-20 のポイントで鑑別することができます[21]．

また，腹部に圧力をかけて頸静脈圧を診る手技として，腹部頸静脈逆流法（abdominojugular test）があります．これは，検者の右手を患者さんの肝臓上に置き，20〜35 mmHg 程度の圧で腹部を10秒間圧迫します．10秒以上にわたってJVP が 4 cmH$_2$O 以上上昇した際に右心不全・右室コンプライアンス低下ありと判断します[21]．

必須の身体診察項目

感染症診療における最低限の必須項目として実施すべき身体診察項目を以下に挙げます．鑑別診断に応じて，確認すべき所見を追加すべきです．

身体診察必須項目（特に発熱時）
1) 全身の外観の評価
2) 爪
3) 顔面（目，口腔・咽頭，副鼻腔）
4) 頸部（リンパ節，甲状腺）
5) 胸部（肺，心臓）
6) 腰背部（CVA 叩打痛，脊柱叩打痛）
7) 腹部（肝臓，脾臓，腸管）
8) 四肢（手，下腿，足）
9) 皮膚
10) 直腸診

▶1. 全身の外観

　全身外観（general appearance）の初期評価によって，疾患の重症度・緊急度を予測することができます[22]．そのため，カルテには少なくとも，

| ①良好；good | ③中等度病的；moderately-ill |
| ②軽度病的；mildly-ill | ④重度病的；severely-ill |

などに分けて記載します．多くの臨床医は，普段，無意識的に患者さんの顔色，皮膚，表情，視線，会話などから重症度を評価しています．このなかで，ショックの5P 表3-14 を疑わせる所見があれば当然注意が必要です．個々の症例毎に，初期の重症度を評価し，転帰と照らし合わせる作業を繰り返し行っていくことで，患者さんを見た瞬間に重症度を判定できるようになります．

　患者さんの全身外観は，重症度・緊急度の評価以外にも，診断の手がかりや，社会的地位・パーソナリティーなどの推定にも役立ちます．

▶2. 爪

　爪所見は，軽視されがちですが，全身疾患の一症状となっている可能性があります．非侵襲的かつ迅速に評価できるため，診断の手がかりとして参考にするべきです．

1) Splinter hemorrhage（爪下線状出血）

　Splinter hemorrhage は，爪甲の縦方向の細い赤色もしくは褐色の線で，毛細血管からの出血を示唆します 図3-5 ．原因はさまざまですが 表3-21 [23]，感染性心内膜炎による塞栓症状が原因のことがあります．多くは外傷によるものが多いですが（タンスの角に小指をぶつけると痛いですよね…），感染性心内膜

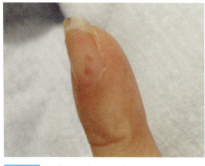

図3-5 Splinter hemorrhage

表3-21　Splinter hemorrhage の原因

| 感染性心内膜炎 |
| 外傷 |
| 乾癬 |
| SLE |
| 関節リウマチ |
| 抗リン脂質抗体症候群 |
| 消化性潰瘍疾患 |
| 悪性腫瘍 |
| 経口避妊薬 |
| 妊娠 |

(Fawcett RS, et al. Am Fam Physician. 2004；69（6）：1417-24)[23]

炎では近位＞遠位，亜急性＞急性でよりみられやすい特徴があります[23]．なお，感染性塞栓を疑っている場合には，周囲の皮膚も注意深く診るようにしましょう．Janeway's lesion や，圧痛を伴う Osler 結節などの peripheral sign が見つかる場合があります．

2）ばち指

ばち指とは爪甲と爪郭近位部との間の角度（ラヴィボンド角）が正常では 160°のところ，＞180°となり，太鼓のバチのようにみえる指のことです 図3-6 [9, 24]．ばち指は，肺がんによるものが有名ですが，それ以外にも感染性心内膜炎，肺膿瘍，膿胸などの感染症でも起こります 表3-22 [25]．

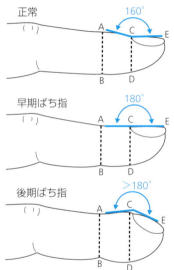

図3-6 ばち指（Clubbing）

表3-22 後天的なばち指を随伴する病態

胸腔内の腫瘍性疾患	気管支原性がん，悪性中皮腫，胸膜線維腫，転移性骨肉腫
胸腔内の化膿性疾患	肺膿瘍，気管支拡張症，囊胞性線維症，膿胸，慢性空洞性の抗酸菌感染または真菌感染
びまん性肺疾患	特発性肺線維症，アスベスト症，肺動静脈奇形
心血管疾患	チアノーゼ性先天性心疾患，感染性心内膜炎，動脈グラフトによる敗血症，気管支動静脈瘻，片麻痺性脳卒中
消化管疾患	炎症性腸疾患，セリアック病
胆道系疾患	肝硬変（特に胆汁性および若年性）
代謝性疾患	甲状腺性肢端肥大症（acropachy）

（Myers KA, et al. JAMA. 2001; 286（3）: 341-7)[25]

ラヴィボンド角によるばち指の判定は，正確性に欠けることが指摘されていて，DPD（distal phalangeal finger depth，末節骨の厚み）とIPD（interphalangeal finger depth，指節間関節部の厚み）の比による評価法もあります．DPD/IPD（PDR：phalangeal depth ratio）＞1.0の際に，ばち指と判定できます 図3-7 [9, 25]．

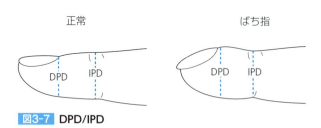

図3-7　DPD/IPD

　他にも，南アフリカの循環器内科のシャムロス先生によって報告された，シャムロス徴候でも評価することができます[26]．健常では， 図3-8A のようにダイヤモンド型の窓になりますが，ばち指ではこのダイヤモンドが消失します 図3-8B （感染性心内膜炎になったシャムロス先生の自身の経験から気づいたとのことです．すごい！）．

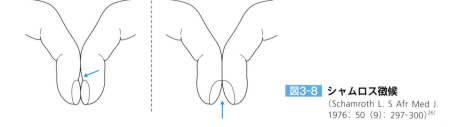

図3-8　シャムロス徴候
(Schamroth L. S Afr Med J. 1976; 50 (9): 297-300)[26]

▶3. 顔面（目，口腔・咽頭，副鼻腔）

1）目

　目は眼瞼結膜の点状出血（感染性心内膜炎による），眼球結膜の黄疸（胆管炎による），そして充血の有無を確認します．もし充血があれば，結膜充血か，毛様充血かを評価します．結膜充血とは，結膜円蓋部（瞼結膜から球結膜の移行部分）に充血が強いものを言いますが，毛様充血は角膜輪部周辺（黒目の近く）に

強く認められます.

　結膜充血は，多くが細菌，ウイルス，アレルギーによって起こります．レプトスピラ症，リケッチア症，デング熱，ジカ熱，ハンタウイルス感染症，マラリア，毒素性ショック症候群，感染性心内膜炎などで結膜充血がみられることがあります．

2）口腔・咽頭

　軟口蓋の出血性病変（感染性心内膜炎による）や，咽頭痛・嚥下時痛を訴える際の口蓋垂の偏位や口蓋弓の左右差，扁桃腫大の有無を確認します．粘膜白苔があれば，口腔カンジダ症が疑われるため，免疫抑制状態かどうかの参考になります．また，義歯があれば外してもらい，歯肉炎・歯肉腫脹の有無を評価します．

3）副鼻腔

　入院中の患者さんにおいては，経鼻胃管が挿入されていることがしばしばありますが，経鼻胃管の挿入は副鼻腔炎の発症リスクを上昇させます[27]．副鼻腔の圧痛や叩打痛を評価しましょう．不必要な胃管は抜去を検討します．長期留置は"いかん"です…なんちゃって…（まことに遺憾です）．

▶4. 頸部（リンパ節，甲状腺）

1）リンパ節

　リンパ節を触診する際には，良性疾患か悪性疾患の鑑別を意識して　表3-23 ，

> ①サイズ　②自発痛/圧痛　③硬さ　④可動性　⑤腫脹部位

の5つを確認することが大切です[28,29]．

表3-23　リンパ節腫脹の良悪性

	悪性	良性
サイズ	>2cm	<2cm（<1cm）
硬さ	硬い，ゴム様	柔らかい
期間	>2週間	<2週間
可動性	なし	あり
周囲との関係	あり	なし
場所	鎖骨上，内側上顆，全身性	鼠径，顎下
圧痛	通常なし	通常あり

(Abba AA, et al. Ann Nigerian Med. 2012；6：11-7)[28]

③感染症診療におけるバイタルサインと身体診察

①サイズ

リンパ節の直径が最大で 1 cm までであれば正常と考えられます．ただし，内側上顆リンパ節は 0.5 cm まで，鼠径リンパ節は 1.5 cm 以上を異常とする報告もあります[29]．リンパ節のサイズのみで良悪性の鑑別は困難ですが，213 人の原因がはっきりしないリンパ節腫脹のケースシリーズにおいて[30]，リンパ節のサイズが 1 cm^2 未満ではがん患者さんはおらず（1～2.25 cm^2 で 8 %，2.25 cm^2 以上で 38 %），大きさと良悪性との関連が示唆されます．

②自発痛/圧痛

リンパ節のサイズが急激に増大すると，被膜が伸ばされて痛みを生じます．疼痛は，通常炎症によって生じますが，悪性の場合でも壊死部への出血によって自覚する場合があります．そのため，良悪性の鑑別における圧痛の有無の信頼性は必ずしも高くありません[29,31]．

③硬さ

石のように硬い（Stony-hard nodes）リンパ節は，典型的ながんの所見で，通常，転移を意味します．ゴムのような硬さのリンパ節はリンパ腫を示唆します．軟らかいリンパ節は感染症もしくは炎症性変化で，化膿性のリンパ節では波動を触れることがあります．

④可動性

可動性があるものは，通常良性疾患（例：結核，サルコイドーシス，鼠径リンパ肉芽腫）を，ないものは悪性疾患（例：がんの転移，リンパ腫）を示唆します．

⑤部位

リンパ節腫脹は，一領域のみのリンパ節が腫脹している「限局性リンパ節腫脹」か，2 つ以上の解剖学的に離れたリンパ節が腫脹している「全身性リンパ節腫脹」か，の 2 つに分けることが鑑別診断において重要です．原因がはっきりしないリンパ節腫脹において，3/4 の患者さんが限局性リンパ節腫脹を呈し，1/4 が全身性のリンパ節腫脹を呈します 図3-9 [29]．リンパ節腫脹の頻度としては，頸部が最も多く，局所のリンパ節腫脹をみたら全身性のリンパ節腫脹がないかを必ず確認します．実際に，全身性リンパ節腫脹があるにもかかわらず，17%のみしか認識されていない報告もあり，しっかりと診察することが大切です[32]．

限局性リンパ節腫脹部位は，原因疾患と関連しており，鑑別診断を狭めるのに有用です 表3-24 [29]．また，全身性のリンパ節腫脹がある場合には，全身症状・所見の有無を確認します 表3-25 [29]．

2）甲状腺

甲状腺の診察は，座位，頸部をやや伸展させた状態で，まず視診を行います．

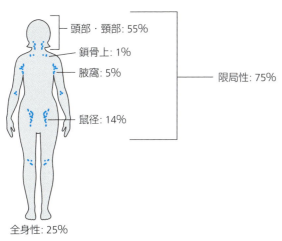

図3-9 リンパ節腫脹部位の頻度
(Ferrer R. Am Fam Physician. 1998; 58 (6): 1313-20)[29]

表3-24 リンパ節腫脹部位と原因

リンパ節	所属領域	原因
顎下リンパ節	舌，顎下腺，口唇・口，結膜	頭部・頸部・副鼻腔・耳・目・頭皮・咽頭の感染
オトガイ下リンパ節	下唇，口腔底，舌尖，頬の皮膚	伝染性単核球症，EBウイルス，サイトメガロウイルス，トキソプラズマ
頸静脈リンパ節	舌，扁桃，耳介，耳下腺	咽頭炎の原因微生物，風疹
後頸部リンパ節	頭皮と頸部，腕・胸筋の皮膚，胸部，頸部と腋窩リンパ節	結核，リンパ腫，頭部・頸部の悪性腫瘍
後頭下リンパ節	頭皮と頭部	局所感染
後耳介リンパ節	外耳道，耳介，頭皮	局所感染
前耳介リンパ節	まぶたと結膜，側頭部，耳介	外耳道
右鎖骨上リンパ節	縦隔，肺，食道	肺，後腹膜・胃腸のがん
左鎖骨上リンパ節	胸部，胸管を経由した腹部	リンパ腫，胸部・後腹膜のがん，細菌・真菌感染症
腋窩リンパ節	腕，胸壁，乳房	感染症，ネコひっかき病，リンパ腫，乳がん，シリコンインプラント，ブルセラ症，メラノーマ
内側上顆リンパ節	前腕尺側，手	感染症，リンパ腫，サルコイドーシス，野兎病，二期梅毒
鼠径リンパ節	陰茎，陰嚢，外陰部，腟，会陰，臀部，下腹壁，肛門管下部	下肢の感染症，性行為感染症，リンパ腫，骨盤の悪性腫瘍，腺ペスト

(Ferrer R. Am Fam Physician. 1998; 58 (6): 1313-20)[29]

| 表3-25 | リンパ節腫脹と関連症状 |

よくある原因	関連する症状
単核球症症候群	易疲労感，倦怠感，発熱，異型リンパ球
・EB ウイルス	脾腫（50%）
・トキソプラズマ	無症状（80~90%）
・サイトメガロウイルス	しばしば症状は軽度にとどまる，肝炎
急性 HIV 感染症	インフルエンザ症状，皮疹
ネコひっかき病	頸部，腋窩リンパ節腫脹
咽頭炎（A 群溶連菌，淋菌）	発熱，咽頭の浸出液，頸部リンパ節腫脹
結核性リンパ節炎	圧痛を伴わない，かたまりになったリンパ節
二期梅毒	皮疹
B 型肝炎	発熱，嘔気，嘔吐，黄疸
鼠径リンパ肉芽腫	圧痛を伴う，一塊となった鼠径リンパ節腫脹
（クラミジア・トラコマティス）	
軟性下疳	圧痛を伴う潰瘍，圧痛を伴う鼠径リンパ節腫脹
SLE	関節炎，皮疹，漿膜炎，腎障害，神経症状，血液異常
関節リウマチ	関節炎
白血病	造血機能障害
血清病	発熱，倦怠感，関節痛，蕁麻疹
サルコイドーシス	肺門リンパ節腫脹，皮膚病変，呼吸困難感
川崎病	発熱，眼球結膜充血，皮疹，粘膜病変
まれな原因	
ライム病	皮疹，関節炎
麻しん	発熱，結膜炎，皮疹，咳嗽
風疹	皮疹
野兎病	発熱，咬傷部位の潰瘍
ブルセラ症	発熱，盗汗，倦怠感
ペスト	発熱，圧痛を伴うリンパ節腫脹
腸チフス	発熱，悪寒，頭痛，腹部症状
スティル病	発熱，皮疹，関節炎
皮膚筋炎	近位筋力低下，皮膚変化
アミロイドーシス	倦怠感，体重減少

(Ferrer R. Am Fam Physician. 1998; 58（6）: 1313-20)[29]

　視診の後に，甲状軟骨と輪状軟骨の位置を確認し，甲状腺の触診を行います 図3-10 ．正常甲状腺は確認できないこともありますが，視診および触診の際に嚥下をさせることで甲状腺の診察が向上します．

　触診は，対座・背後から行う方法がありますが，どちらがよいという一定の見解はありません[33]．サイズ，形態，位置，硬さ，圧痛や結節の有無を確認します．甲状腺疾患は，多様な症状を呈し，Basedow 病や亜急性甲状腺炎などはしばしば発熱を呈し，咽頭炎や扁桃炎などの頭頸部感染症との鑑別を要することがあるため，診察に慣れておく必要があります．

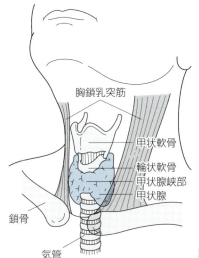

図3-10 甲状腺の部位

▶5. 胸部（肺，心臓）

1）胸部の視診

視診で得られる情報は多く，重要な所見が多いです．前述の通り，呼吸様式，体格（例：COPD であればやせ，ビア樽状胸郭）を評価します．

2）肺の聴診

肺の聴診は crackle と wheeze といった副雑音のみではありません．肺音は，図3-11 に示すように[34]，

> ①呼吸音　②副雑音　③声音伝導音

の3つに分類されます．

呼吸音は，さまざまな分類がありますが，臨床的には，

> ①肺胞呼吸音（vesicular sound）
> ②気管支音（管状呼吸音，tubular sound）

に分けると実用的でしょう．肺胞呼吸音と気管支音は正常であれば，図3-12 のように聴取される部位が異なります．そのため，通常，肺胞呼吸音が聞かれる場所で気管支音が聴取されれば異常です．

肺胞呼吸音とは，低調で小さい音で，吸気＞呼気で聞こえます 図3-13 ．閉塞性肺疾患で肺胞呼吸音が減弱します．一方，気管支音は高調で大きく，吸気・

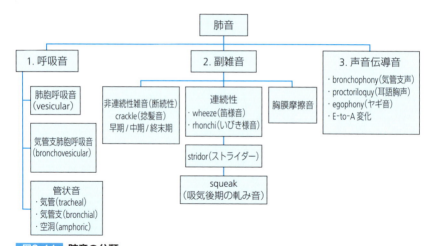

図3-11 肺音の分類
（金城紀与史, 他監訳. 身体診察シークレット. メディカル・サイエンス・インターナショナル; 2009)[34]

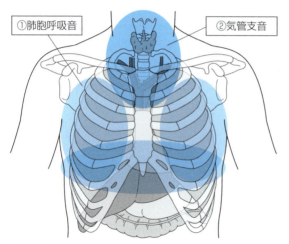

図3-12 肺胞呼吸音と気管支音

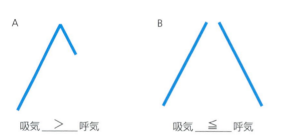

図3-13 肺胞呼吸音（A）と気管支音（B）

表3-26 咳嗽と発熱を有する患者の肺炎の検出

	感度	特異度	陽性尤度比	陰性尤度比
気管支音	14%	96%	3.3	0.90

（McGee S. Evidence-Based Physical Diagnosis, 3rd ed. Saunders；2012）[9]

表3-27 Crackle の分類

crackle の種類	タイミング	音質	病変部位	疾患
early-inspiratory crackles		coarse or fine	細気管支	肺気腫
early-to-mid. inspiratory crackles		coarse	気管支	気管支拡張症，急性/慢性気管支炎
pan-inspiratory crackles		coarse	肺胞	大葉性肺炎，肺水腫
late-inspiratory crackles		fine	間質	種々の間質性肺炎，間質浮腫，急性肺炎の回復期や治癒後

（文献 35, 36 を元に作成）

表3-28 細菌性肺炎と非定型肺炎の crackle

	感度	特異度	陽性尤度比	陰性尤度比
細菌性肺炎に対する pan-inspiratory crackles	83.1%	85.7%	5.81	0.20
非定型肺炎に対する late-inspiratory crackles	80.4%	84.7%	5.23	0.23

（Norisue Y, et al. Postgrad Med J. 2008；84（994）：432-6）[37]

呼気の間に切れ目があります．肺胞呼吸音を聞き慣れた耳には，気管支音はあたかも吸気＜呼気のように聞こえます．気管支音が聴取されれば，肺炎や胸水の存在が疑われます 表3-26 [9]．

　Crackle は音質（coarse crackle, fine crackle）と時相（タイミング）から，4つに分類することができます 表3-27 [35, 36]．また通常，細菌性肺炎では pan-inspiratory crackles が，非定型肺炎では late-inspiratory crackles が聴取されます 表3-28 [37]．

　肺炎の経過で聴取された coarse crackles は経過の中で fine crackles に変化していくことも知られており，治療経過のフォローにおいても参考になります [38]．

　背部の聴診は，寝たきり，座位が取れない場合は難しいことも多いですが，な

るべく聴診するようにしましょう．

3）心臓の聴診

心音はまず，Ⅰ音，Ⅱ音を聞き，その後，過剰心音（Ⅲ音，Ⅳ音）と雑音がないかをチェックします．頻脈になると，時にⅠ音とⅡ音の鑑別が困難になるため，頸動脈を触診しながら聴診します．頸動脈の拍動は収縮期とほぼ一致します．

心雑音の聴取は特に感染性心内膜炎の診断において重要で，初診時に必ず確認しておきます．初診時に心音の聴取を疎かにしてしまうと，後で雑音が問題となった際に，新規なのか，それとも，もともとあったものなのかの判断に悩むためです．

40歳以上の入院患者さん2977人を調べた研究では[39]，21.8％に何らかの心雑音を認めました．また，人口に基づいた弁膜症性心疾患の研究では[40]，年齢ごとに弁膜症の頻度が増加し，弁膜症の頻度としては，僧帽弁閉鎖不全症（MR）＞大動脈弁狭窄症（AS）＞大動脈弁閉鎖不全症（AR）≫僧帽弁狭窄症（MS）でした．なお，既存の弁膜症は，感染性心内膜炎のリスク因子となります[41]．

高齢者では，もともと弁膜症を有することが多いため，特に初診時の聴診は疎かにしないようにしましょう（後で悩まないためにも）．

▶6．腰背部（CVA叩打痛，脊柱，叩打痛）

1）CVA（cost-vertebral-angle, 肋骨脊柱角）叩打痛

CVA叩打痛は腎盂腎炎，尿管結石に決して特異的なものではなく，腎臓の周囲に炎症を起こしうる後腹膜の病変でも陽性となります．背中のどこを叩いても痛いと言われることもあるため，CVA叩打痛を診る際には，まず上背部を軽く，左手の上から叩き，痛みがないかを確認します．その後に，CVAの左右差をみます．腎盂腎炎の際のCVA叩打痛の陽性尤度比は1.7，陰性尤度比は0.9で，陽性であれば多少可能性をあげますが，陰性であったとしても否定することはできません[42]．

2）脊柱叩打痛

化膿性脊椎炎といった炎症性疾患の有無を診るために評価します．脊椎の棘突起を確認し，一椎体ずつ叩いて丁寧に確認します．一椎体でしか疼痛が誘発されないこともあります．

化膿性脊椎炎のほとんどが血行性に起こり，頻度としては腰椎（58％）＞，胸椎（30％）＞頸椎（11％）で起こります[43]．成人における化膿性脊椎炎の研究では，背部痛の訴えが92.5％で見られたのに対して，脊柱の叩打痛は17.5％のみにしかなく，痛みを訴えるにも関わらず，圧痛がないことも多いのが特徴

です[44].

▶7. 腹部（肝臓，脾臓，腸管）

1）腹部の視診・聴診・打診・触診

　右手で診察する場合は，患者さんの右側で行います．腹部診察は，視診，聴診の後に，打診，触診を行います．

　視診では，平坦か膨隆，肝硬変を疑わせる所見，皮膚所見，術後であれば創部の状態などを確認します．

　聴診では，腸蠕動音，血管雑音を評価します．聴診は打診や触診の前に行わないと，腸蠕動音の頻度が変化してしまうことがあります．腸蠕動音は，1分間に5〜34回聴取され，少なくとも2分異常音がなければ腸蠕動音消失とします[45]．腹膜炎では，腸蠕動減弱・消失を48％に認めます[46]．ただし，健常なヒトでも5分間まったく腸蠕動音を生じない場合もあり，短時間の聴診に基づく判断は不完全である可能性があります[9].

　血管雑音は，高血圧があれば，心窩部と左右上腹部で雑音を聴取します[45]．これらの領域で雑音が聴取される場合，腎動脈狭窄が疑われます．

　打診では，腸管ガスの量・分布や肝臓，脾臓のサイズを推定することができます．両側腹部に濁音があれば（Flank dullness）腹水の精査を行います（⑦章腹水貯留患者のアプローチ参照）．

　最後に触診ですが，腹部にそっと触れるぐらいの強さの軽い触診後，腹部の腫瘤を明らかにするための深い触診を行います．腹膜刺激徴候を見るのには，**筋強直・板状硬，打診による圧痛（percussion tenderness）で十分であり，反跳痛（rebound tenderness）を確認する意義はありません** 表3-29 [9].

表3-29 腹膜炎の診察所見

	感度	特異度	陽性尤度比	陰性尤度比
筋性防御	13-90%	40-97%	2.2	0.6
筋強直	6-66%	76-100%	3.7	0.7
反跳痛	37-95%	13-91%	2	0.4
打診による圧痛	57-65%	61-86%	2.4	0.5

(McGee S. Evidence-Based Physical Diagnosis, 3rd ed. Saunders; 2012)[9]

2）肝腫大の有無

　肝腫大の有無をみる診察法の多くで（打診，聴打診），その不正確性が指摘されています[9,47]．右肋骨弓下での肝下縁の触知は，正常でも触れることがありま

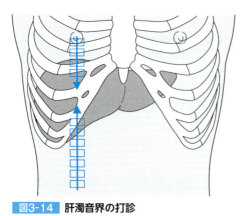

図3-14 肝濁音界の打診

表3-30 鎖骨中線上における打診による正常な肝の距離

身長	男性	女性
150 cm	8.25 cm	6 cm
157.5 cm	9 cm	6.75 cm
165 cm	9.75 cm	7.5 cm
172.5 cm	10.25 cm	8 cm
180 cm	11 cm	8.75 cm
187.5 cm	11.75 cm	9.5 cm

(Naylor CD. JAMA. 1994; 271 (23): 1859-65)[47]

すが，数少ない参考にできる所見と考えられています（陽性尤度比 2.0，陰性尤度比 0.41）[47]．

打診による鎖骨中線上における正常な肝の距離 図3-14 は，表3-30 に示すとおりで，12～13 cm 未満であれば肝腫大の可能性が低くなります[47]．McGee では[9]，鎖骨中線上≧10 cm の際の肝腫大検出の感度は 61～92％，特異度は 30～43％で，有用性に乏しいとされています．

いずれにせよ，肝腫大の正確な評価においては，余程の腫大でない限り身体診察よりも**画像検査**（超音波検査，CT，MRI）が望ましいと考えられます．

3) 脾腫大の有無

脾臓の診察は触診または打診によって行います．診察の正確性は触診＞打診ですが，腫大した脾臓は触知できない場合が多く，実質的に触知できるのは巨脾（直径＞22 cm）の場合に限られます 表3-31 [9]．

打診法には，Castell 法，Traube 領域の濁音化などがあります．Castell 法は，

表3-31 脾臓の触診・打診

	感度	特異度	陽性尤度比	陰性尤度比
脾臓の触診	18-78%	89-99%	8.5	0.5
Castell 法	25-85%	32-94%	1.7	0.7
Traube 三角の濁音	11-76%	63-95%	2.1	0.8

(McGee S. Evidence-Based Physical Diagnosis, 3rd ed. Saunders; 2012)[9]

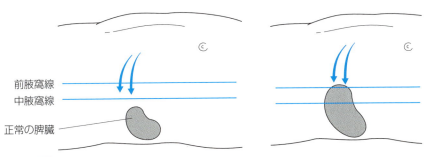

図3-15 Castell 法（左：正常，右：脾腫大）

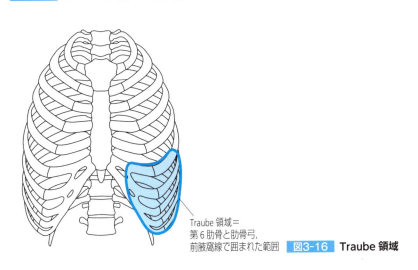

Traube 領域＝
第6肋骨と肋骨弓，
前腋窩線で囲まれた範囲　図3-16 Traube 領域

　左の前腋窩線上で最下端の肋間（一般に第8-9肋間）を打診します　図3-15．打診音は一般に鼓音ですが，濁音化（吸気・呼気問わず）すれば陽性ととります．Traube 領域は第6肋骨と肋骨弓，前腋窩線で囲まれた範囲を指します　図3-16．Traube 領域の打診音は通常鼓音ですが，脾腫があれば濁音化します．しかし，濁音化は肥満体や食後では不確実となります．

　肝臓同様に，正確な評価のためには超音波検査が推奨されます．

③感染症診療におけるバイタルサインと身体診察

4）肝叩打痛と Murphy（マーフィー）徴候

　Murphy 徴候とは，右季肋部を手で圧迫した状態で患者さんに深吸気してもらった際に，検者の指に胆嚢が触れた途端，痛みで呼吸が止まることを意味します．肝胆道系感染症においては，**肝叩打痛**が Murphy 徴候と右季肋部の圧痛よりも感度が高く有用です 表3-32 [48].

表3-32　肝胆道系感染症の身体診察

	感度	特異度	陽性尤度比	陰性尤度比
肝叩打痛	60%	85%	4.1	0.47
右季肋部の圧痛	33%	91%	3.6	0.74
Murphy 徴候	30%	93%	4.4	0.75

(Ueda T, et al. Curr Gerontol Geriatr Res. 2015；2015：431638)[48]

▶8. 四肢（手，下腿，足）

　上肢下肢の末梢動脈，関節炎（⑨章参照），下腿浮腫の有無を評価します．入院患者さんであれば，末梢静脈カテーテル部，中心静脈カテーテル刺入部に所見がないかも確認します．下腿浮腫がある場合には，pit recovery time（手指圧痕の戻り具合）を評価します [49]．40 秒以内に圧痕が消失（fast edema）すれば，低アルブミンによる浮腫が示唆され，40 秒以上（slow edema）（特に 60 秒以上）なら，静水圧上昇（心不全など）による浮腫を考えます．

▶9. 皮膚

　皮疹の有無を評価します．出血性の発疹は，肺炎球菌や髄膜炎による全身感染症が示唆されます．また，熱感と痛みを伴う紅斑は蜂窩織炎を示唆します．

▶10. 直腸診

　敬遠されがちな直腸診ですが，ルーチンに組み込んでも良い程，情報量が多い手技です．直腸診は，便性状の把握や，痔核・痔瘻などの肛門疾患，消化管出血，前立腺疾患，直腸腫瘍を検出するのに有用です．

　特にフォーカスがはっきりしない男性の患者さんの発熱の原因のひとつに前立腺炎があるため，必ず行いましょう．なお，前立腺患者さんの強すぎる前立腺の触診は菌血症を誘発するリスクがあるため，愛護的に行います [50]．急性前立腺炎の直腸診の感度は 63.3％，特異度は 77.7％，陽性尤度比は 2.85，陰性尤度比は 0.47 と報告されています [51]．

直腸診の禁忌

一般的に，直近での直腸手術後（穿孔のリスクあり）と好中球減少時（菌血症のリスクあり）は禁忌とされています．

PHSの音　プルルル…

はい，もしもし．…わかりました，すぐに行きますね．

先生，どうしたんですか？

救急外来からの発熱精査のコンサルテーションなんだけれども，ショックバイタルらしいんだ．だから，取り急ぎ見に行こうと思ってね．あ，A先生も一緒に行こうよ．ダッシュ，ダッシュ，ダッシュ，キック・エンド，ダッシュ．

…（キック？）．普段のコンサルテーションは，電子カルテで患者さんの情報をしっかり集めてから診察に行きますけど，今回はやけに急いでいますね．

そりゃ，ショックだからね．どんな臨床状況でも，バイタルサインは重症度と緊急性と関連しているから，バイタルサインによってその対応のスピードも変わるんだよ．

症例

80歳，男性．高血圧で近医通院中．来院2日前からの38℃の発熱，倦怠感，食欲低下を自覚．来院前日に悪寒・戦慄あり．来院当日の朝に受け答えがはっきりしないため，妻が救急車要請し当院救急外来を受診した．付き添いの妻の話では，来院前日に頻尿と排尿困難感を認めていたとのことであった．
【アレルギー歴】なし
【服用歴】なし
【既往歴】高血圧症（普段の血圧は150/90 mmHg，食事療法のみで経過観察されていた）
【生活歴】飲酒・喫煙：なし

【身体所見】
見当識障害あり．ぐったりしている．血圧 78/50 mmHg, 脈拍 120 回/分，呼吸回数 26 回/分，体温 39.1℃, SpO₂ 96%（室内気）．
項部硬直なし．舌，腋窩は乾燥している．頸部・胸部・腹部・腰背部・四肢に明らかな異常所見を認めず．
皮疹なし．

【検査所見】
血液検査：白血球 14,800/μL, ヘモグロビン 11.2 g/dL, MCV 89.0 fl, 血小板 24.7 万/μL, AST 34 IU/L, ALT 30 IU/L, 総ビリルビン 1.0 mg/dL, 尿素窒素 38.2 mg/dL, クレアチニン 1.0 mg/dL, CRP 18.0 mg/dL
インフルエンザ迅速：陰性

【胸部 X 線】
明らかな浸潤影を認めず．

血圧，呼吸回数，意識障害の 3 項目すべてで qSOFA スコアを満たすので敗血症が疑われますね．血圧も低いので，敗血症性ショックでしょうか．

お，すばらしい．原因はなんだろう？

…不明です．これは不明熱です！（白目）

おいおい，何でもかんでもすぐ不明熱にするんじゃないよ．それに，もう少し診察すべき点が残っているよ．

えー，頭からつま先まで診察しましたが…．

この患者さんで重要なのは，**ショックの分類と熱源検索**のための身体診察だね．

と，いいますと…．

ショックの分類のためには，皮膚の温かさ，頸静脈，肺音・起坐呼吸のチェックが必要なんだ．この患者さんの場合は確かに敗血症性ショックが疑われるけど，他のショックがオーバーラップすることもあるからね．　表3-15　をみてごらん．

なるほど…．すぐに確認します．

追加身体診察①
- 手・下腿はやや冷たい．
- 座位で JVD はなし．JVP は 45℃で 1 cm．
- 起坐呼吸はなし．

 どうかな？

 末梢が冷たくて，JVP は正常からやや低め，JVD はなし，肺音は問題なくて起坐呼吸もなしですね…．んー，あれ？ 敗血症性ショックではなく循環血液量減少性ショックですか？？

 いや，敗血症性ショックがメインでいいんじゃないかな．病歴から脱水もありそうだよね．なので，敗血症性ショック＋循環血液量減少性ショックが合併しているんじゃないかな．Warm ショックから Cold ショックへの移行には気をつけないといけないと思うけどね．臨床状況から総合的に解釈することが大事だね．じゃあ，この患者さんの診断は何だろう？

 えーと…．

 身体診察も検査と一緒で病歴に基づいた疾患を想定したうえで行うことが望ましいね．「鑑別なくして検査なし」「鑑別なくして診察なし」だよ．この患者さんの場合は，悪寒戦慄のエピソードから菌血症と，頻尿と排尿困難感から尿路感染症…特に前立腺炎の疑いがあるよね．と，すると？

 あ，直腸診ですね！ すぐ，施行します．

追加身体診察②
- 直腸診で腫脹した前立腺，熱感と圧痛を認める．

患者さん いてててて…．

 前立腺に圧痛があるね．血液培養の他に尿検査も追加しておこう．

尿検査では膿尿を認め，グラム染色では中型のグラム陰性桿菌を認めました．後日，血液培養から大腸菌が検出されました．

診断 ▶ 大腸菌による急性前立腺炎

【参考文献】

<ショックのレビュー論文>

1) Vincent JL, De Backer D. Circulatory shock. N Engl J Med. 2013; 369 (18): 1726-34.

<ショック患者に対するドーパミン投与の影響について>

2) Sakr Y, Reinhart K, Vincent JL, et al. Does dopamine administration in shock influence outcome? Results of the Sepsis Occurrence in Acutely Ill Patients (SOAP) Study. Crit Care Med. 2006; 34 (3): 589-97.

<ショック指数のオリジナル論文>

3) Allgöwer M, Burri C. "Shock index". Dtsch Med Wochenschr. 1967; 92 (43): 1947-50.

<敗血症におけるショック指数>

4) Berger T, Green J, Horeczko T, et al. Shock index and early recognition of sepsis in the emergency department: pilot study. West J Emerg Med. 2013; 14 (2): 168-74.

<高血圧, 糖尿病, 高齢, βブロッカー, カルシウム拮抗薬内服中の ER 患者におけるショック指数の死亡率予測の妥当性>

5) Kristensen AK, Holler JG, Hallas J, et al. Is shock index a valid predictor of mortality in emergency department patients with hypertension, diabetes, high age, or receipt of β- or calcium channel blockers? Ann Emerg Med. 2016; 67 (1): 106-13. e6.

<敗血症の新定義と診断基準>

6) Singer M, Deutschman CS, Seymour CW, et al. The Third International Consensus Definitions for Sepsis and Septic Shock (Sepsis-3). JAMA. 2016; 315 (8): 801-10.

7) Seymour CW, Liu VX, Iwashyna TJ, et al. Assessment of Clinical Criteria for Sepsis: For the Third International Consensus Definitions for Sepsis and Septic Shock (Sepsis-3). JAMA. 2016; 315 (8): 762-74.

<敗血症性脳症のメカニズム>

8) Iacobone E, Bailly-Salin J, Polito A. Sepsis-associated encephalopathy and its differential diagnosis. Crit Care Med. 2009; 37 (10 Suppl): S331-6.

<マクギーの身体診断学>

9) McGee S. Evidence-Based Physical Diagnosis, 3rd ed. Saunders; 2012.

<脈拍触知と推定血圧について>

10) Deakin CD, Low JL. Accuracy of the advanced trauma life support guidelines for predicting systolic blood pressure using carotid, femoral, and radial pulses: observational study. BMJ. 2000; 321 (7262): 673-4.

<年齢と性別による脈拍数>

11) Mason JW, Ramseth DJ, Chanter DO, et al. Electrocardiographic reference ranges derived from 79,743 ambulatory subjects. J Electrocardiol. 2007; 40 (3): 228-34.

<脈拍欠損のメカニズム>

12) Mawatari K, Sanada J, Kuroiwa N, et al. Mechanism of production of pulse deficit in atrial fibrillation: assessment by blood flow dynamics. J Cardiol. 1988; 18 (1): 197-205.

<洞性頻脈について>

13) Yusuf S, Camm AJ. The sinus tachycardias. Nat Clin Pract Cardiovasc Med. 2005; 2 (1): 44-52.

<比較的徐脈について>

14) Cunha BA. The diagnostic significance of relative bradycardia in infectious disease. Clin Microbiol Infect. 2000; 6 (12): 633-4.

<有名なウィリスの身体診察の教科書>

15) Willis GC. 松村理司, 訳. Dr. ウィリスのベッドサイド診断—病歴と身体診察でここまでわかる！ 医学書院; 2008.

<体温測定の正確性>

16) Niven DJ, Gaudet JE, Laupland KB, et al. Accuracy of peripheral thermometers for estimating temperature: a systematic review and meta-analysis. Ann Intern Med. 2015; 163 (10): 768-77.

<極端な高熱を呈する疾患>

17) Simon HB. Extreme pyrexia. JAMA. 1976; 236 (21): 2419-21.

<敗血症における予後不良因子>

18) Pittet D, Thiévent B, Wenzel RP. Bedside prediction of mortality from bacteremic sepsis. A dynamic analysis of ICU patients. Am J Respir Crit Care Med. 1996; 153 (2): 684-93.

<⊿HR20 ルール>

19) Hamano J, Tokuda Y. Changes in vital signs as predictors of bacterial infection in home care: a multi-center prospective cohort study. Postgrad Med. 2017; 129 (2): 283-7.

<身体診察によるショックの分類の正確性>

20) Vazquez R, Gheorghe C, Kaufman D, et al. Accuracy of bedside physical examination in distinguishing categories of shock: a pilot study. J Hosp Med. 2010; 5 (8): 471-4.

<JVP のレビュー>

21) Cook DJ, Simel DL. The Rational Clinical Examination. Does this patient have abnormal central venous pressure? JAMA. 1996; 275 (8): 630-4.

<General Appearance の評価について>

22) Steven L. Berk and Abraham Verghese. Chapter 217. General Appearance. In: Walker HK, et al, editors. Clinical Methods: The History, Physical, and Labo-

ratory Examinations. 3rd ed. Butterworths; 1990.

＜爪所見のレビュー論文＞

23) Fawcett RS, Linford S, Stulberg DL. Nail abnormalities: clues to systemic disease. Am Fam Physician. 2004; 69 (6): 1417-24.

＜ばち指＞

24) Lovibond JL. The diagnosis of clubbed fingers. Lancet. 1938; 1: 363-4.

25) Myers KA, Farquhar DR. The rational clinical examination. Does this patient have clubbing? JAMA. 2001; 286 (3): 341-7.

26) Schamroth L. Personal experience. S Afr Med J. 1976; 50 (9): 297-300.

＜NG チューブは副鼻腔炎の原因となる＞

27) Desmond P, Raman R, Idikula J. Effect of nasogastric tubes on the nose and maxillary sinus. Crit Care Med. 1991; 19 (4): 509-11.

＜リンパ節腫脹のレビュー論文＞

28) Abba AA, Khalil MZ. Clinical approach to lymphadenopathy. Ann Nigerian Med. 2012; 6: 11-7.

29) Ferrer R. Lymphadenopathy: differential diagnosis and evaluation. Am Fam Physician. 1998; 58 (6): 1313-20.

30) Pangalis GA, Vassilakopoulos TP, Boussiotis VA, et al. Clinical approach to lymphadenopathy. Semin Oncol. 1993; 20 (6): 570-82.

＜家庭医から紹介された患者のリンパ節腫脹の原因疾患＞

31) Fijten GH, Blijham GH. Unexplained lymphadenopathy in family practice. An evaluation of the probability of malignant causes and the effectiveness of physicians' workup. J Fam Pract. 1988; 27 (4): 373-6.

＜HIV 感染に関連した所見をプライマリ・ケア医はどの程度認識しているか＞

32) Paauw DS, Wenrich MD, Curtis JR, et al. Ability of primary care physicians to recognize physical findings associated with HIV infection. JAMA. 1995; 274 (17): 1380-2.

＜甲状腺診察のレビュー＞

33) Siminoski K. The rational clinical examination. Does this patient have a goiter? JAMA. 1995; 273 (10): 813-7.

＜身体診察のちょっとマニアックな教科書＞

34) 金城紀与史, 前野哲博, 岸本暢将, 監訳. 身体診察シークレット. メディカル・サイエンス・インターナショナル; 2009.

＜Crackles について＞

35) Nath AR, Capel LH. Lung crackles in bronchiectasis. Thorax. 1980; 35 (9): 694-9.

36) Nath AR, Capel LH. Inspiratory crackles-early and late. Thorax. 1974; 29(2): 223-7.

＜細菌性肺炎と非定型肺炎の crackle＞

37) Norisue Y, Tokuda Y, Koizumi M, et al. Phasic characteristics of inspiratory

crackles of bacterial and atypical pneumonia. Postgrad Med J. 2008; 84 (994): 432-6.

<肺炎の経過における crackles の変化>

38) Piirilä P. Changes in crackle characteristics during the clinical course of pneumonia. Chest. 1992; 102 (1): 176-83.

<入院患者の心雑音を調べた研究>

39) Iversen K, Nielsen OW, Kirk V, et al. Heart murmur and N-terminal pro-brain natriuretic peptide as predictors of death in 2977 consecutive hospitalized patients. Am J Med Sci. 2008; 335 (6): 444-50.

<人口に基づいた弁膜症性心疾患の頻度>

40) Nkomo VT, Gardin JM, Skelton TN, et al. Burden of valvular heart diseases: a population-based study. Lancet. 2006; 368 (9540): 1005-11.

<感染性心内膜炎のレビュー論文>

41) Hoen B, Duval X. Clinical practice. Infective endocarditis. N Engl J Med. 2013; 368 (15): 1425-33.

<女性の単純性尿路感染症の症状・所見の診断性能>

42) Aubin C. Evidence-based emergency medicine/rational clinical examination abstract. Does this woman have an acute uncomplicated urinary tract infection? Ann Emerg Med. 2007; 49 (1): 106-8.

<化膿性脊椎炎のレビュー論文>

43) Zimmerli W. Clinical practice. Vertebral osteomyelitis. N Engl J Med. 2010; 362 (11): 1022-9.

<成人における黄色ブドウ球菌の血行性化膿性関節炎の臨床的特徴>

44) Priest DH, Peacock JE Jr. Hematogenous vertebral osteomyelitis due to Staphylococcus aureus in the adult: clinical features and therapeutic outcomes. South Med J. 2005; 98 (9): 854-62.

<ベイツ診察法>

45) Bickley LS. Bates' Guide to Physical Examination and History Taking, 10th ed. Lippincott Williams & Wilkins; 2008.

<600 人の急性腹症の研究>

46) Staniland JR, Ditchburn J, De Dombal FT. Clinical presentation of acute abdomen: study of 600 patients. Br Med J. 1972; 3 (5823): 393-8.

<肝臓の身体診察と診断性能>

47) Naylor CD. The rational clinical examination. Physical examination of the liver. JAMA. 1994; 271 (23): 1859-65.

<胆道感染症における肝叩打痛と Murphy 徴候>

48) Ueda T, Ishida E. Indirect fist percussion of the liver is a more sensitive technique for detecting hepatobiliary infections than murphy's sign. Curr Gerontol Geriatr Res. 2015; 2015: 431638.

＜Pit recovery time について＞

49) Henry JA, Altmann P. Assessment of hypoproteinaemic oedema: a simple physical sign. Br Med J. 1978; 1 (6117): 890-1.

＜細菌性前立腺炎のレビュー＞

50) Gill BC, Shoskes DA. Bacterial prostatitis. Curr Opin Infect Dis. 2016; 29 (1): 86-91.

＜急性前立腺炎における直腸診の診断性能＞

51) Smithson A, Ramos J, Netto C, et al. Acute prostatitis in men with urinary tract infection and fever: diagnostic yield of rectal examination findings in the emergency department. Emergencias. 2012; 24: 292-5.

④感染症診療におけるグラム染色

Dr. Ito の Point・Advice

▶ グラム染色は簡便で迅速に原因菌を推定し適切な抗菌薬治療に繋げられる.
▶ グラム染色は治療効果の判定にも使える.
▶ グラム染色では染まらない微生物がある.
▶ 菌量が少ない場合や先行抗菌薬があると,菌を認めないことがある.

　みなさんはグラム染色を行ったことがありますか？ それとも日常的に行っていますか？ 今日においてグラム染色は感染症の診断と治療において欠かすことのできない存在となっています.その高い臨床的有用性に加えて,"染色性の美しさ"と"菌種の豊富さ"というコレクション性もグラム染色の魅力の一つです.もし,まだグラム染色を行ったことがなければ,今日からでもすぐに染めてみてください.きっとみなさんの感染症診療の強力なパートナーとなるはずです.
　グラム染色は,1884年にデンマークの医師である Hans Christian Joachism Gram によって発明されました[1].現在でもその基本的な手技はほとんど変わらずに,臨床現場で広く使われています.
　グラム染色の最大の利点は,**簡便で迅速に原因菌を推定し適切な抗菌薬治療に繋げられること**です[2].また,治療効果の判定にも使えます.さらに,グラム染色を活用することで治療効果に影響を及ぼすことなく広域抗菌薬の使用を抑制することもできます[3].そのため,抗菌薬の適正使用が叫ばれている今の時代に,グラム染色はとてもマッチしていると言えます.一方,**グラム染色で染まらない微生物**があること(例:マイコプラズマ,レジオネラ,抗酸菌など)や,**菌量が**

少ないと検出できないこと（≧10^5 CFU/mL で検出可能）[4]などは，グラム染色の限界として知っておく必要があります．

グラム染色は決して職人芸などではなく，数か月トレーニングすれば十分身につくスキルです（これは僕が研修した市立堺病院でもよく言われていました）．

本項では，主にグラム染色法と解釈，検査特性について解説していきます．

グラム染色法

染色法には，Hucker 変法，Bartholomew & Mittwer 変法，西岡法などがあります[5]．染色液は，Bartholomew & Mittwer 変法に基づいたバーミー M（武藤化学）と西岡法によるフェイバー G（日水製薬）が主流です 表4-1 [5]．フェイバー G はバーミー M に比べると一工程少ないことが利点ですが，脱色時にピクリン酸が残りやすく，顆粒が析出して判定が困難になることがあります．一方でバーミー M は手技による差が少なく，初心者向きの染色と思います（私はバーミー M が好きです）．両者ともに慣れれば塗抹，染色，鏡検までの全行程を 10 分以内に行うことができるようになります．

表4-1 染色方法

	バーミー M（武藤化学）	フェイバー G セット（日水製薬）
前染色液	バーミー M1 （クリスタルバイオレット水溶液） 30 秒	染色液 A （ビクトリアブルー液） 60 秒
	水洗	
媒染剤	バーミー M2 （ヨウ素・水酸化ナトリウム溶液） 30 秒	脱色液 （20%ピクリン酸エタノール） 青色が流れなくなるまで
	水洗	
脱色液	バーミー M3 （アセトン・エチルアルコール） 5～10 秒	※ピクリン酸の黄色が残らないように水洗 ↓
	水洗	
後染色	バーミー M4（パイフェル液） 30 秒	染色液 B（サフラニン液） 30 秒
	水洗	
	乾燥・鏡検	

（中澤武司．臨床と微生物．2010; 37（4）: 301-7[5] より一部改変）

検体の採取法：検体採取をあきらめない

検体には比較的得やすい喀痰，尿，便などから，採取が難しい深部膿瘍，体内の人工物などがあります．ただし，難しい場所の検体，つまり難しい場所の感染こそドレナージが必要であることが多いです．正確な診断と治療のためにも検体を得る努力を惜しまないことが大切です．

▶1. 喀痰採取のポイント

喀痰を採取する際のポイントは，いかに唾液の混入を少なくするかです．喀痰を出す前にうがいをしてもらい，大きく咳き込んだ後の喀痰を提出してもらうとよいでしょう．

喀痰が得られないときは，3～5％の高張食塩水の吸入（Memo 1）と体位ドレナージを行いましょう．Pin らは高張食塩水の吸入で十分な検体が採取できたと報告しています（1回目76％，2回目84％）[6]．ただし，高張食塩水の吸入は一部の喘息患者さんにおいて気管支攣縮をきたす可能性があるため，喘息患者さんには吸入前もしくは吸入時に β 刺激薬を吸入させておきます．

なお，ゴミ箱に捨てられたティッシュ検体は膿性部分だけが残り，意外にもグラム染色に適した検体です．「痰が出たけど捨ててしまいました」というときは，ゴミ箱を漁ってみてもよいかもしれません．

Memo 1
3％高張食塩水の作り方

- 10％塩化ナトリウム 1 mL ＋ 生食 2 mL

▶2. 尿検体採取のポイント

尿路感染症を疑った際には，**中間尿もしくは導尿で採取します**[7]．では，膀胱カテーテル留置中の患者さんの尿はどこから採取したらよいでしょう？　サンプリングポートからそのまま採取してよいのでしょうか？

膀胱留置カテーテル挿入中の尿検体は原則として

交換後のカテーテルから採取します[8]．

これは，膀胱留置カテーテルを長期間挿入していると，細菌がカテーテルにバイオフィルムを形成し，複数菌種が検出されるようになるためです．これらの菌

は必ずしも全てが起因菌ではありません．実際に，カテーテルを1か月以上留置すると，平均で3〜5菌種が患者さんの尿から検出されるようになります[9]．また，検出菌種数に加えて，多剤耐性傾向の菌も多くなります 表4-2 [10]．つまり，これらの検出菌を全て治療対象にしてしまうと，**不必要に広域抗菌薬を使用せざるをえなくなってしまう**のです．

表4-2 長期膀胱留置カテーテル患者の尿検体採取部位

採取方法	検出菌種の平均	多剤耐性菌検出
ポート	2菌種/人	63%
再挿入後	1菌種/人	18%

(Shah PS, et al. Am J Health Syst Pharm. 2005; 62 (1): 74-7)[10]

では，全例でカテーテルの交換をした方が良いのでしょうか？　全例だと，直近で挿入もしくは入れ替えをしている患者さんの負担になることに加え，「最近挿入したばかりなのに…」と，看護師から白い眼で見られる危険性があります（これは避けたいところです）．そのため，目安としては，

> 挿入から10日未満であれば，サンプリングポート
> 挿入から2週間経過していれば，交換後のカテーテル

が良いでしょう[9]．

肉眼所見での評価（喀痰）

喀痰が得られたら肉眼的な性状を評価します．検査のためには，なるべく良質な喀痰が望ましいです．良質な喀痰とは，粘液性分が少なく膿性成分が多い痰を意味します．一方で，透明な粘液性の喀痰は，ほとんどが唾液成分で，検査には適しません．喀痰の肉眼的な性状の評価には，Miller & Jones分類 表4-3 [11]が広く用いられており，M1であればほぼ唾液で，P3であればほとんどが膿性です．可能な限り膿性部分の多い喀痰（P1以上）を採取しましょう．

顕微鏡所見の評価

グラム染色では，検体を問わず，基本的には弱拡大（×10×10）と油浸レンズでの強拡大（×10×100）で観察します．「何が見えるのだろう？」ではなく，例えば，「COPD患者さんの肺炎だから，肺炎球菌，モラキセラ，インフルエン

表4-3 Miller & Jones 分類

表記	性状
M1	唾液，粘性成分のみの痰
M2	粘性痰のなかに少量の膿性部分がみられる痰
P1	膿性痰が全体の 1/3 以下の痰
P2	膿性痰が全体の 1/3～2/3 の痰
P3	膿性痰が全体の 2/3 以上の痰

M: mucoid（粘性）　P: purulent（膿性）
(Miller DL. Am Rev Respir Dis. 1963; 88: 473-83)[11]

ザ桿菌が見えるはず！」と目的を持って検鏡しましょう．鏡検は顕微鏡を覗く前から始まっています！

▶1. 喀痰

　グラム染色は，肉眼および顕微鏡レベル共に"波打ち際"で評価します．波打ち際とは，グラム染色の紫色と赤色の移行部位です．まず弱拡大で鏡検する際には，図4-1 の○印部位が視野の中央になるようにプレパラートを置きます．強拡大にする際は，図4-2 の曲線部位が視野の中央になるようにします．

　弱拡大では大まかに全体を観察し，検体の評価を行います．評価にはGeckler 分類 表4-4 が用いられます[12]．Geckler 分類は，扁平上皮と白血球で表されます．Geckler 4 または 5 は扁平上皮が少なく白血球が多い鏡検に適した良好な検体で 図4-3，Geckler 1 または 2 は白血球数が少なく扁平上皮が多い鏡検に適さない不良喀痰になります 図4-4．Geckler 分類の簡単な評価法は，弱拡大で扁平上皮と白血球が 1:1 で見えていれば Geckler 3，それよりも不良（つまり扁平上皮＞白血球）であれば 1・2，良質であれば（白血球＞扁平上皮）4・

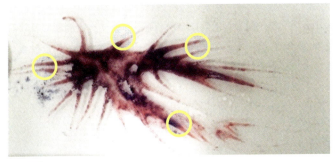

図4-1　肉眼的波打ち際

④ 感染症診療におけるグラム染色

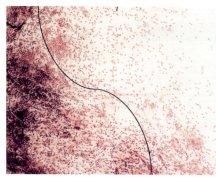

表4-4 Geckler 分類

群	細胞数/1視野（100倍） 好中球数	細胞数/1視野（100倍） 扁平上皮細胞数
1	<10	>25
2	10〜25	>25
3	>25	>25
4	>25	10〜25
5	>25	<10
6	<25	<25

(Geckler RW, J Clin Microbiol. 1977; 6 (4): 396-9)[12]

図4-2 顕微鏡的波打ち際
（斜め線部位で強拡大にする）

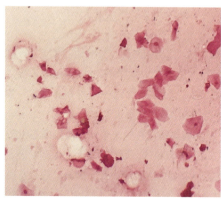

図4-3 不良な喀痰検体（弱拡大．白血球よりも扁平上皮が目立つ）　**図4-4** 良好な喀痰検体（扁平上皮がなく多数の白血球を認める）

5です．評価に適した検体かどうかを判断した後に，強拡大で菌を評価します．

▶2．尿

　まず，弱拡大で扁平上皮が混入していないかを確認します．中間尿で多数の扁平上皮細胞が見られた場合は，尿道口付近の粘膜に由来するため，検査に適した検体ではありません．取り直しを行いましょう．

　検体の質を評価した後に，強拡大（×10×100）で菌を検鏡します．1視野に1細菌が見えた場合，培養の 10^5 CFU/mL 程度に相当します（感度：87％，特異度：89％）[13]（Memo 2）．尿路感染症を疑っている状況であれば，1視野に1細菌が見えれば有意な所見と言えます．

Memo 2
尿路感染症の存在の指標[7]

- 女性の単純性膀胱炎　　：中間尿において 10^3 CFU/mL
- 女性の単純性腎盂腎炎　：中間尿において 10^4 CFU/mL
- 女性の複雑性尿路感染症：中間尿において 10^5 CFU/mL
　　　　　　　　　　　　カテーテル採取尿において 10^4 CFU/mL
- 男性の複雑性尿路感染症：中間尿において 10^4 CFU/mL

▶3. 細胞数と菌数の表記法

　グラム染色結果の表記法として有名なものに，米国微生物学会によるもの 表4-5 があります[14]．ただし表記法は施設間で標準化されておらず[15]，報告結果の解釈には自施設で使われている基準の確認が必要です．

表4-5　グラム染色結果の表記法

細胞数（弱拡大，10×10）	菌数（強拡大，10×100）
－ 認めず	－ 認めず
1＋まれ，＜1 個/視野	1＋まれ，＜1 個/視野
2＋少数，1〜9 個/視野	2＋少数，1〜5 個/視野
3＋中等度多数，10〜25 個/視野	3＋中等度多数，6〜30 個/視野
4＋多数，＞25 個/視野	4＋多数，＞30 個/視野

（Chan WW. Clinical Microbiology Procedures Handbook, 4th ed. AMS Press；2016）[14]

グラム染色による菌の鑑別

　図4-5 に示すように，菌体はグラム陽性球菌（Gram-positive coccus：GPC），グラム陽性桿菌（Gram-positive rod：GPR），グラム陰性球菌（Gram-negative coccus：GNC），グラム陰性桿菌（Gram-negative rod：GNR）に大別されます．染色性と形態がわかれば，起因菌を推定することができます 表4-6 ．

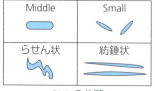
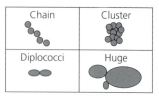
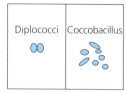

図4-5 グラム染色による菌の分類

▶1. グラム陽性球菌（GPC）

1）グラム陽性双球菌（Gram-positive diplo-coccus：GPDC）

想定される菌：*Streptococcus pneumoniae*（肺炎球菌），*Streptococcus* spp.（レンサ球菌）

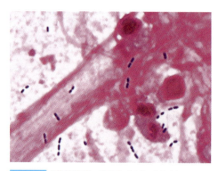
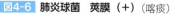

図4-6 肺炎球菌 莢膜（＋）（喀痰）

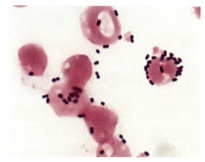

図4-7 肺炎球菌 莢膜（−）（血液）

表4-6 グラム染色による菌の鑑別

	想定される菌
グラム陽性双球菌 (Gram-positive diplo-coccus：GPDC)	*Streptococcus pneumoniae*（肺炎球菌） *Streptococcus* spp.（レンサ球菌）
グラム陽性球菌/連鎖形成 (Gram-positive coccus in chain：GPC-chain)	*Streptococcus pneumoniae*（肺炎球菌） *Streptococcus* spp.（レンサ球菌） *Enterococcus* spp.（腸球菌） *Peptostreptococcus* spp. （ペプトストレプトコッカス）など
グラム陽性球菌/塊状形成 (Gram-positive coccus in cluster：GPC-cluster)	*Staphylococcus aureus*（黄色ブドウ球菌） coagulase-negative staphylococci （コアグラーゼ陰性ブドウ球菌）など
グラム陽性桿菌 (Gram-positive rod：GPR)	*Bacillus* spp.（バチルス） *Corynebacterium* spp.（コリネバクテリウム） *Clostridium* spp.（クロストリジウム） *Listeria monocytogenes* など
グラム陰性双球菌 (Gram-negative diplo-coccus：GNDC)	*Moraxella catarrhalis* *Neisseria gonorrhoeae*（淋菌） *Neisseria meningitidis*（髄膜炎菌） *Acinetobacter* spp.（アシネトバクター）など
グラム陰性球桿菌 (Gram-negative cocco-bacillus：GNCB)	*Haemophilus influenza*（インフルエンザ桿菌） *Pasteurella* spp.（パスツレラ） *Brucella* spp.（ブルセラ） *Bordetella pertussis*（百日咳菌）
グラム陰性桿菌 中（大）型 (Gram-negative rod middle (or large) - sized, GNR-M (L))	*Escherichia coli*（大腸菌） *Klebsiella* spp.（クレブシエラ） *Enterobacter* spp.（エンテロバクター） *Citrobacter* spp.（シトロバクター）など
グラム陰性桿菌 小型 (Gram-negative rod small - sized：GNR-S)	*Pseudomonas aeruginosa*（緑膿菌） *Stenotrophomonas maltophilia*（マルトフィリア） *Burkholderia cepacia*（セパシア） *Serratia marcescens*（セラチア）など
多形性を示すグラム陰性桿菌	*Bacteroides* spp.（バクテロイデス） *Fusobacterium* spp.（フゾバクテリウム） *Streptobacillus moniliformis* *Capnocytophaga* spp.（カプノサイトファーガ）など
グラム陰性らせん状桿菌 (Gram-negative spiral rod)	*Campylobacter* spp.（キャンピロバクター） *Helicobacter* spp.（ヘリコバクター） *Spirillum minus* など
グラム陽性 大型 (Gram-positive huge-sized：GP-huge)	*Candida* spp.（カンジダ） *Cryptococcus* spp.（クリプトコッカス）
グラム陽性フィラメント状桿菌 (Gram-positive filament like)	*Nocardia* spp.（ノカルジア） *Actinomyces* spp.（アクチノマイセス）

④ 感染症診療におけるグラム染色

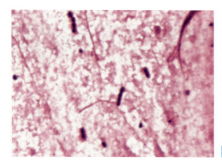

図4-8 肺炎球菌 ムコイド産生型（喀痰）

　肺炎球菌は典型的には楕円形の双球菌が縦に並び，莢膜が菌周囲の透明帯（halo）として観察されますが，莢膜が目立たないこともあります．また，肺炎球菌には，連鎖する菌にピンク色の被膜を伴うムコイド産生型があります．ムコイドというと抗菌薬に抵抗性を示すようなイメージがありますが，抗菌薬の感受性は良好です[16]．強拡大で1視野に10個以上の双球菌がみられれば，約90％の確率で肺炎球菌と言われています[17]．

2）グラム陽性球菌/連鎖形成（Gram-positive coccus in chain: GPC-chain）

　想定される菌: *Streptococcus pneumoniae*（肺炎球菌），*Streptococcus* spp.（レンサ球菌），*Enterococcus* spp.（腸球菌），*Peptostreptococcus* spp.（ペプトストレプトコッカス） など

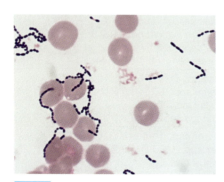

図4-9 *S. mitis*（血液）

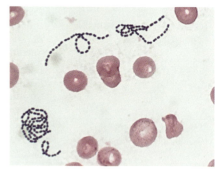

図4-10 *S. oralis*（血液）

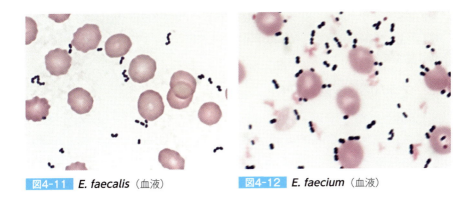

図4-11 E. faecalis（血液）　　図4-12 E. faecium（血液）

　腸球菌はレンサ球菌に比べて連鎖の数が少なく，多くが4～8連鎖で，連鎖の数からレンサ球菌と腸球菌を鑑別することが可能です．レンサ球菌と腸球菌の鑑別ほど簡単ではありませんが，E. faecalis と E. faecium は細かい形態が異なります．E. faecalis は楕円上の双球菌またはレンサ球菌に見えますが，E. faecium はより丸みを帯びていて，ふくふくとしています[18]．

3）グラム陽性球菌/塊状形成（Gram-positive coccus in cluster: GPC-cluster）

　想定される菌: *Staphylococcus aureus*（黄色ブドウ球菌），coagulase-negative staphylococci（コアグラーゼ陰性ブドウ球菌）など

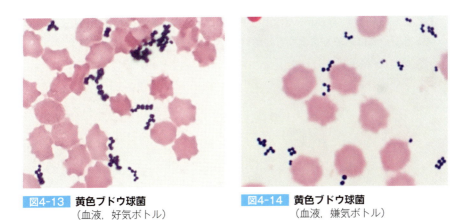

図4-13　黄色ブドウ球菌　　図4-14　黄色ブドウ球菌
　　　　（血液，好気ボトル）　　　　　（血液，嫌気ボトル）

　比較的大きめのぶどうの房状の陽性球菌です．黄色ブドウ球菌の場合は，血液培養の好気ボトルで1つの粒が大きく，房を形成する傾向が強く立体的に見える特徴があります．一方で，嫌気ボトルでは粒が小さく，密集せずバラバラで平

④感染症診療におけるグラム染色

面的に見えます（感度：89％，特異度：98％）．コアグラーゼ陰性ブドウ球菌ではこういった特徴はなく，好気・嫌気ボトル共に黄色ブドウ球菌の嫌気ボトルの様に見えます[19]．

▶2. グラム陽性桿菌（GPR）

想定される菌：*Bacillus* spp.（バチルス），*Corynebacterium* spp.（コリネバクテリウム），*Clostridium* spp.（クロストリジウム），*Listeria monocytogenes* など

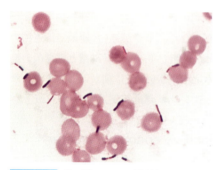

図4-15　*Bacillus* spp.（血液）

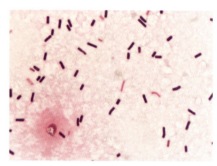

図4-16　*Clostridium perfringens*（血液）

バチルスとクロストリジウムは共に大型の陽性桿菌ですが，一部で陰性に染まることがあります（gram-variable bacilli）．バチルスの辺縁はやや丸く，クロストリジウムはバチルスよりも四角いのが特徴ですが，例外もあります．

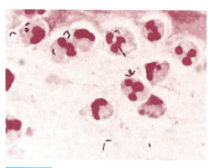

図4-17　コリネバクテリウム（喀痰）

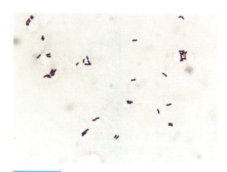

図4-18　*Listeria monocytogenes*（血液）

コリネバクテリウムは小型の陽性桿菌で「ハの字型」を呈します．*Listeria* は

小型のグラム陽性桿菌で，gram-variable を呈することがあります．

▶3．グラム陰性球菌（GNC）

1）グラム陰性双球菌（Gram-negative diplo-coccus：GNDC）
想定される菌：*Moraxella catarrhalis, Neisseria gonorrhoeae*（淋菌），*Neisseria meningitidis*（髄膜炎菌），*Acinetobacter* spp.（アシネトバクター）など

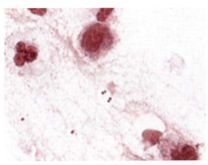

図4-19　*M. catarrhalis*（喀痰）

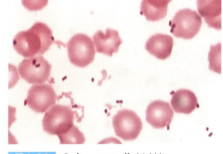

図4-20　*A. baumannii*（血液）

　M. catarrhalis は，そら豆状のふくふくとした双球菌で，肺炎球菌と異なり並列に並びます．アシネトバクターは *M. catarrhalis* に似ていますが，桿菌の形態を呈することがあります．*M. catarrhalis* とアシネトバクターは共に一部が陽性に染まることもあります．アシネトバクターのグラム染色は難しく，桿菌状にも見えることから，腸内細菌と間違われることがあります[20]．

2）グラム陰性球桿菌（Gram-negative cocco-bacillus: GNCB）

想定される菌: *Haemophilus influenza*（インフルエンザ桿菌），*Pasteurella* spp.（パスツレラ），*Brucella* spp.（ブルセラ），*Bordetella pertussis*（百日咳菌）

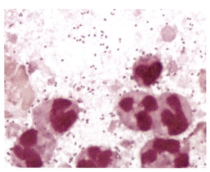

図4-21　*Haemophilus influenza*（喀痰）

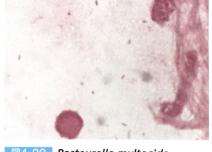

図4-22　*Pasteurella multocida*（気管支肺胞洗浄液）

　小型の多形性に富む短桿菌で，背景に重なってしまい見逃されてしまうことがあります．よく小型のグラム陰性桿菌（緑膿菌など）や GNC と間違えられます．鑑別のポイントは**菌の形態が一定しておらずゴミのように見える**ことです．

▶4. グラム陰性桿菌（GNR）

1）グラム陰性桿菌　中（大）型〔Gram-negative rod middle (or large) - sized: GNR-M（L）〕

想定される菌: *Escherichia coli*（大腸菌），*Klebsiella* spp.（クレブシエラ），*Enterobacter* spp.（エンテロバクター），*Citrobacter* spp.（シトロバクター）など

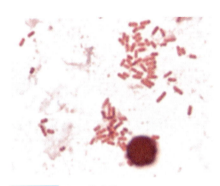

図4-23　*E. coli*（尿）

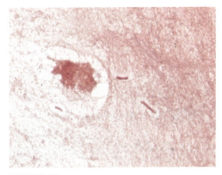

図4-24　*K. pneumoniae*
莢膜（＋）（胆汁）

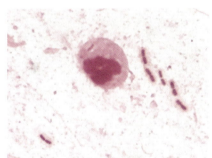

図4-25　*K. pneumoniae*
ムコイド（＋）（喀痰）

　菌の長さはさまざまですが，**幅の太い陰性桿菌**を呈します．*K. pneumoniae* はより菌体が太く，両端は鈍縁です．莢膜（halo）を持ちますが，見えないこともあります．周囲にピンク色のムコイドを呈する菌もあります．

2）グラム陰性桿菌　小型（Gram-negative rod small - sized, GNR-S）

想定される菌: *Pseudomonas aeruginosa*（緑膿菌），*Stenotrophomonas maltophilia*（マルトフィリア），*Burkholderia cepacia*（セパシア），*Serratia marcescens*（セラチア）など．

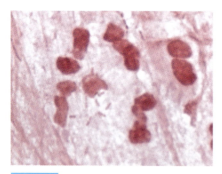

図4-26　*P. aeruginosa*（喀痰）

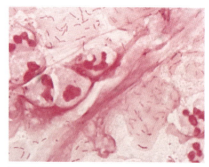

図4-27　ムコイド産生 *P. aeruginosa*（喀痰）

　GNR-M，GNR-L よりも**幅の細い陰性桿菌**で，長さはさまざまです．GNCB と異なり菌形態は均一です．緑膿菌は細い菌体の周囲にムコイドを認めることがあります．緑膿菌は長期に保菌されることによって，ムコイド産生する型に変化していき，ムコイドは宿主の免疫に対して抵抗性を示します[21]．

3) 多形性を示すグラム陰性桿菌

想定される菌: *Bacteroides* spp.（バクテロイデス），*Fusobacterium* spp.（フゾバクテリウム），*Streptobacillus moniliformis*，*Capnocytophaga* spp.（カプノサイトファーガ）など

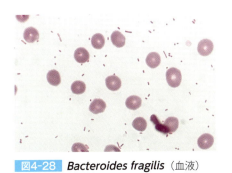

図4-28 *Bacteroides fragilis*（血液）

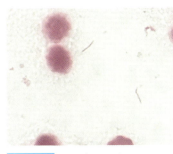

図4-28 *Fusobacterium* spp.（血液）

バクテロイデスは薄染性で，球桿菌状の菌体から，腸内細菌，緑膿菌程度の大きさまで，大小不同で多形性に富みます．フゾバクテリウムは両端が尖った細長い紡錘形の陰性桿菌です．なお，*Streptobacillus moniliformis* は *Spirillum minus* と共に鼠咬症（rat bite fever）の原因菌です．

4) グラム陰性らせん状桿菌（Gram-negative spiral rod）

想定される菌: *Campylobacter* spp.（キャンピロバクター），*Helicobacter* spp.（ヘリコバクター），*Spirillum minus* など

図4-29 *Campylobacter jejuni*（便）　　図4-30 *Helicobacter cinaedi*（血液）

キャンピロバクターは短く，かもめの翼様に見えますが，ヘリコバクターは3巻以上で細長い形態をとります[22]．

▶5. その他

1）グラム陽性　大型（Gram-positive huge-sized, GP-huge）

想定される菌: *Candida* spp.（カンジダ），*Cryptococcus* spp.（クリプトコッカス）

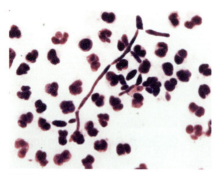

図4-31　*Candida albicans*（尿）

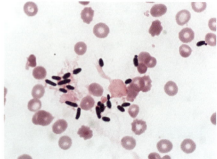

図4-32　*Candida parapsilosis*（血液）

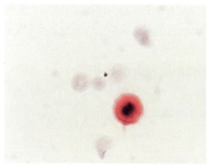

図4-33　*Cryptococcus neoformans*（髄液）

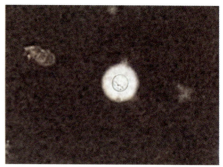

図4-34　*Cryptococcus neoformans*（髄液，墨汁染色）

　カンジダ，クリプトコッカスはグラム陽性の酵母で，細菌よりもはるかに大きいです．*Candida glablata* 以外は細長い仮性菌糸を伸ばすことがありますが，特に *C. albicans* においてよくみられます．クリプトコッカスは，グラム染色では莢膜を有しリンパ球様に見えます．

2) グラム陽性フィラメント状桿菌（Gram-positive filament like）

想定される菌: *Nocardia* spp.（ノカルジア），*Actinomyces* spp.（アクチノマイセス）

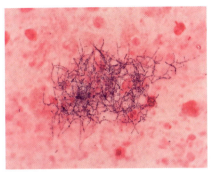

図4-35 *Nocardia beijingensis*（喀痰）

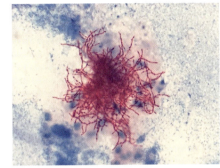

図4-36 *Nocardia beijingensis*（喀痰，抗酸菌染色）

ノカルジア，アクチノマイセスはフィラメント状の陽性桿菌です．全体的に薄く染色され，濃い部分と薄い部分が不規則に見られます．アクチノマイセスはノカルジアと異なり，抗酸菌染色で染まりません．

3) 抗酸菌

想定される菌: *Mycobacterium* spp.（抗酸菌）

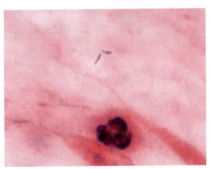

図4-37 *Mycobacterium tuberculosis*（喀痰）
（名瀬徳州会病院　平島 修先生のご厚意）

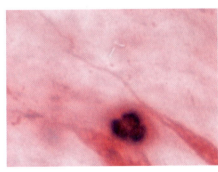

図4-38 *Mycobacterium tuberculosis*（喀痰）
（名瀬徳州会病院　平島 修先生のご厚意）

④感染症診療におけるグラム染色

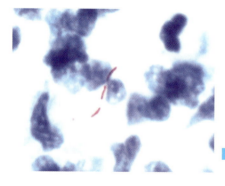

図4-39 *Mycobacterium tuberculosis*
（喀痰，抗酸菌染色）

　抗酸菌はグラム染色では，ゴミのような不整な陽性桿菌として染まることがあります．ピントをずらすと，キラキラと抜けて見えます．

4）結晶

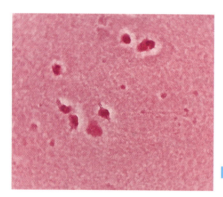

図4-40 ピロリン酸カルシウム結晶
（関節液）

　グラム染色では細菌以外にも，結晶を観察することができます．偽痛風の原因であるピロリン酸カルシウム結晶は棍棒状，尿酸結晶は針状に尖って見えます．

グラム染色の限界

　グラム染色で可視化できる細菌であっても鏡検できないことがあります．

1）先行抗菌薬が投与されている

　細菌性肺炎では，有効な抗菌薬投与がされて6時間以上経過すると喀痰の菌の半分以上が観察できなくなります　図4-41 [23]．これは，デメリットではなく，むしろ治療効果の判定において有用な所見のひとつですが，抗菌薬投与前にきちんと培養が採取されていないと，起因菌の特定が困難となってしまうので注意が

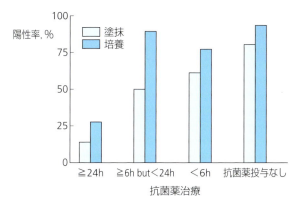

図4-41 抗菌薬投与と塗抹・培養陽性率
(Musher DM, et al. Clin Infect Dis. 2004; 39 (2): 165-9)[23]

必要です．

2）菌量が少ない

塗抹で確認できる菌量は最低でも 10^5 CFU/mL が必要です[4]．少ない菌量で発症する女性の膀胱炎（中間尿において 10^3 CFU/mL）などの単純性尿路感染症では，菌量が少なく鏡検で菌を認めないことがあります．

3）菌種と感染臓器による問題

菌種，感染臓器によってグラム染色の陽性率に差があります．例えば，髄膜炎における髄液の肺炎球菌の感度は7〜9割程度と高いですが，リステリアでは最大35％しか陽性になりません（⑧章　髄膜炎患者の診断アプローチ参照）．また，同じ肺炎球菌であったとしても，肺炎では6割程度と下がります[2]．これは菌量や検体の濃度などの影響が考えられます．

COPDで在宅酸素療法中の75歳男性．発熱，咳嗽，喀痰を主訴に来院．
血圧 120/80 mmHg，脈拍 100 回/分，呼吸回数 24 回/分，体温 38.2℃，SpO_2 88％（O_2 2 L カニューレ）
聴診上，右前胸部と側胸部に pan-inspiratory crackles を聴取．
X線では右下肺野に air bronchogram を伴う浸潤影あり．

A先生，僕の外来の患者さんの喀痰なんだけど，一緒に鏡検しよう．

④感染症診療におけるグラム染色

わかりました．それじゃあ，さっそく….

　ちょっと，待った！　鏡検する前に，何が見えるのかを推定しよう．

　と，言いますと？

　この患者さんは基礎に COPD があって，今回肺炎を発症しているよね．じゃあ，起因菌は？

　あ！　肺炎球菌，モラキセラ・カタラーリス，インフルエンザ桿菌，緑膿菌です．

　その通り．よく勉強しているね．じゃあ，まず弱拡大 図4-42 から見てみよう．Geckler 分類は？

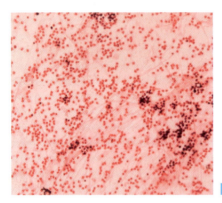

図4-42　**喀痰グラム染色**（×10×10）

　扁平上皮がほとんど存在せず，白血球を多数認めますので，Geckler 5 に相当します．

　OK．良好な喀痰で，鏡検する価値ありだね．じゃあ強拡大 図4-43 にしてみよう．

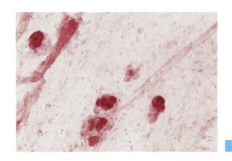

図4-43　**喀痰グラム染色**（×10×100）

はい,えーと….

あ,強拡大は青の対物レンズ(×40)じゃなくて,白(×100)の油浸レンズを使ってね.グラム染色では,基本,黄色(×10)と白(×100)しか使わないからね.

そうなんですね.じゃあ,油浸レンズに切り替えて…うーん,グラム陰性双球菌ですか?

グラム陰性菌なんだけど,本当に双球菌かな.確かに双球菌に見えるようなところもあるけど,形が一定せず小ブリな形態だよね.

…緑膿菌ですか?

緑膿菌は確かに小ぶりなんだけど,菌の形態は一定で,ほっそりしているんだ.

むむむ…じゃあ,インフルエンザ桿菌ですか?

消去法的だけど,まぁ,正解!(笑)ゴミのように形態が一定していないグラム陰性桿菌をグラム陰性球桿菌と呼ぶんだ.ほら,球菌にも見えるし,桿菌にも見えるでしょ? グラム陰性球桿菌の形態をとる菌には,百日咳菌やパスツレラなんかがあるけど,この患者さんではインフルエンザ桿菌だろうね.インフルエンザ桿菌はよく緑膿菌やモラキセラに間違われるんだ.インフルエンザ桿菌がしっかりわかるようになれば,グラム染色は卒業かな?

そうなんですね….もっと,修行します!

まあ,毎日染めてれば数か月で十分身につくから心配いらないよ.インフルエンザ桿菌までわかれば抗菌薬はマニュアルと院内のアンチバイオグラムを参照すれば大丈夫だね.

診断 ▶ インフルエンザ桿菌による肺炎

生来健康な28歳女性．発熱，悪寒・戦慄，右腰背部痛を主訴に来院．血圧108/70 mmHg，脈拍90回/分，呼吸回数22回/分，体温38.2℃，SpO₂ 99%（室内気）．
診察上，右CVA叩打痛陽性．

あ，先生！ 腎盂腎炎疑い患者さんの尿のグラム染色なんですが一緒に供覧していただけますか？

もちろん．じゃあ….

あ，生来健康な28歳女性の腎盂腎炎なので，起因菌は大腸菌，クレブシエラ，プロテウスです．

すばらしい．大分，慣れてきたね．じゃあ，鏡検しようか．

弱拡大では，多数の白血球を認めます．強拡大 図4-44 に切り替えます．えーと，グラム陰性桿菌を認めます．

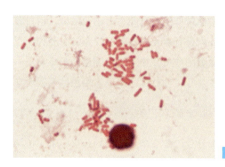

図4-44 尿グラム染色（×10×100）

OK．大きさはどうかな．

幅が太いので，GNR-Mでしょうか？

そうだね．じゃあ，起因菌はどうかな？

大腸菌，クレブシエラ，プロテウスです．

OK．グラム染色ではここまでが限界だね．治療はこれらをカバーする抗菌薬を，院内のアンチバイオグラムを参考にして選択しよう．戦慄もあるし，どうしても外来治療の希望がなければ入院がいいかな．

わかりました．それでは，患者さんに説明してきます．

診断▶ 右腎盂腎炎

【参考文献】

<グラム染色の手技について>
1) Coico R. Gram staining. Curr Protoc Immunol. 2001; Appendix 3: Appendix 3O.

<市中肺炎と院内肺炎における喀痰グラム染色の妥当性>
2) Fukuyama H, Yamashiro S, Kinjo K. Validation of sputum Gram stain for treatment of community-acquired pneumonia and healthcare-associated pneumonia: a prospective observational study. BMC Infect Dis. 2014; 14: 534.

<グラム染色に基づく抗菌薬選択が医療費と過剰使用を減らす>
3) Taniguchi T, Tsuha S, Shiiki S, et al. Gram-stain-based antimicrobial selection reduces cost and overuse compared with Japanese guidelines. BMC Infect Dis. 2015; 15: 458.

<成人における尿路感染症の検査についてのレビュー>
4) Wilson ML, Gaido L. Laboratory diagnosis of urinary tract infections in adult patients. Clin Infect Dis. 2004; 38 (8): 1150-8.

<グラム染色と抗酸菌染色について>
5) 中澤武司. 塗抹検査. 臨床と微生物. 2010; 37 (4): 301-7.

<喘息患者における誘発喀痰検査>
6) Pin I, Gibson PG, Kolendowicz R, et al. Use of induced sputum cell counts to investigate airway inflammation in asthma. Thorax. 1992; 47 (1): 25-9.

<ヨーロッパの尿路感染症のガイドライン>
7) European Association of Urology 2015. Available at: http://uroweb.org/wp-content/uploads/19-Urological-infections_LR2.pdf Accessed 11 January 2017.

<米国感染症学会のカテーテル関連尿路感染症の予防治療ガイドライン 2009>
8) Hooton TM, Bradley SF, Cardenas DD, et al; Infectious Diseases Society of America. Diagnosis, prevention, and treatment of catheter-associated urinary tract infection in adults: 2009 International Clinical Practice Guidelines from the Infectious Diseases Society of America. Clin Infect Dis. 2010; 50 (5): 625-3.

<カテーテル関連尿路感染症のレビュー>
9) Ramanathan R, Duane TM. Urinary tract infections in surgical patients. Surg Clin North Am. 2014; 94 (6): 1351-68.

＜カテーテル関連尿路感染症患者の尿検体の比較（入れ替え vs サンプリングポート）＞

10) Shah PS, Cannon JP, Sullivan CL, et al. Controlling antimicrobial use and decreasing microbiological laboratory tests for urinary tract infections in spinal-cord-injury patients with chronic indwelling catheters. Am J Health Syst Pharm. 2005; 62 (1): 74-7.

＜Miller & Jones 分類の原著．必読＞

11) Miller DL. A study of techniques for the examination of sputum in a field survey of chronic bronchitis. Am Rev Respir Dis. 1963; 88: 473-83.

＜Geckler 分類の原著．必読＞

12) Geckler RW, Gremillion DH, McAllister CK, et al. Microscopic and bacteriological comparison of paired sputa and transtracheal aspirates. J Clin Microbiol. 1977; 6 (4): 396-9.

＜細菌尿の顕微鏡検査の妥当性に関するレビュー＞

13) Jenkins RD, Fenn JP, Matsen JM. Review of urine microscopy for bacteriuria. JAMA. 1986; 255 (24): 3397-403.

＜米国微生物学会の細菌検査手技のハンドブック第 4 版＞

14) Chan WW. Stainning Procedure, 3.2.1. Gram Stain. Clinical Microbiology Procedures Handbook, 4th ed. AMS Press; 2016.

＜細菌と細胞数の表記は施設間で標準化されていない＞

15) Church D, Melnyk E, Unger B. Quantitative gram stain interpretation criteria used by microbiology laboratories in Alberta, Canada. J Clin Microbiol. 2000; 38 (11): 4266-8.

＜ムコイド産生肺炎球菌の抗菌薬感受性＞

16) Ogihara S, Saito R, Akikura T, et al. Characterization of mucoid and non-mucoid Streptococcus pneumoniae isolated from outpatients. Ann Lab Med. 2015; 35 (4): 410-5.

＜喀痰における肺炎球菌のグラム染色の正確性について＞

17) Rein MF, Gwaltney JM Jr, O'Brien WM, et al. Accuracy of Gram's stain in identifying pneumococci in sputum. JAMA. 1978; 239 (25): 2671-3.

＜山本剛先生のグラム染色の論文＞

18) Yamamoto G. Can you detect organisms and diagnose bacterial infections from microscopic examinations? Rinsho Byori. 2013; 61 (8): 729-34.

＜血液培養のブドウ球菌の塗抹グラム染色による形態学的鑑別＞

19) Murdoch DR, Greenlees RL. Rapid identification of Staphylococcus aureus from BacT/ALERT blood culture bottles by direct Gram stain characteristics. J Clin Pathol. 2004; 57 (2): 199-201.

＜血液培養のグラム染色結果と培養結果の比較＞

20) Uehara Y, Yagoshi M, Tanimichi Y, et al. Impact of reporting gram stain results from blood culture bottles on the selection of antimicrobial agents. Am J Clin Pathol. 2009; 132 (1): 18-25.

＜ムコイド産生緑膿菌について＞

21) Song Z, Wu H, Ciofu O, et al. Pseudomonas aeruginosa alginate is refractory to Th1 immune response and impedes host immune clearance in a mouse model of acute lung infection. J Med Microbiol. 2003; 52 (Pt 9): 731-40.

＜*H. cinaedi* について＞

22) Tanaka T, Goto M, Okuzumi K, et al. Isolation and identification of Helicobacter cinaedi and H. cinaedi-like organisms isolated from blood culture in practical laboratory procedures. Kansenshogaku Zasshi. 2007; 81 (6): 700-6.

＜肺炎球菌性肺炎における喀痰のグラム染色と培養の診断的意義＞

23) Musher DM, Montoya R, Wanahita A. Diagnostic value of microscopic examination of Gram-stained sputum and sputum cultures in patients with bacteremic pneumococcal pneumonia. Clin Infect Dis. 2004; 39 (2): 165-9.

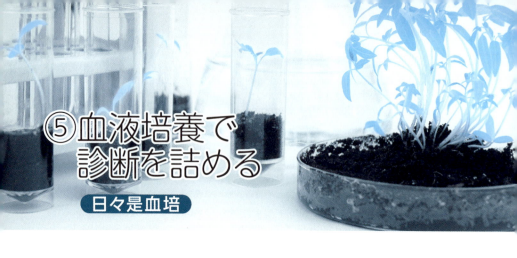

⑤血液培養で診断を詰める

日々是血培

- ▶血液培養は菌血症もしくは敗血症を疑った際に採取する．
- ▶血液培養は最低2セット以上，十分量を採血（成人なら20〜30 mL）する．
- ▶コンタミネーションの判断は最終的には臨床判断である．
- ▶コンタミネーションを減らす努力を最大限に行う．

なぜ血液培養を採取するのか

　血液培養は，患者さんの血液中に菌が侵入していないかどうか，つまり菌血症の有無を調べる検査法です．血液培養は感染症診療における金科玉条の検査法の一つなのですが，一方で「手技が面倒」，「コストがかかる」，「採取してもちっとも陽性にならないので意義を感じない」という消極的なご意見をいただくことがあります（誤解ですよ！）．しまいには「先生は患者さんの苦痛を考えたことはないんですか？　そもそも先生は…」と，血液培養のみならずワタクシの批判までされてしまう恐るべき検査です（ホントすみません）．でも，でも！　血液培養は本当に患者さんにとってデメリットをはるかに上回るメリットがある検査なのですっ！（あ，患者さんには複数回の採血の必要性を説明してくださいね）

どうやってとるのか：正しい採取法と適切な採取部位で行う

　まず，血液培養の採取法を 表5-1 にお示しします．採取部位は上肢が推奨されます．たまに救急外来で鼠径部から血液ガスと同時に血液培養を採取している研修医の先生を見かけますが，鼠径部は汚染しやすいので避けましょう．

表5-1 血液培養の採取法

1. 手指消毒とマスク・未滅菌手袋着用
   - 1-1．標準予防策に従う
   - 1-2．採血者はマスクを着用する．
     速乾性アルコールで手指消毒を行い，未滅菌手袋を着用する．
2. 皮膚の消毒
   - 2-1．アルコール綿で消毒および肉眼的な汚れを除去する．
   - 2-2．0.5％を超えるクロルヘキシジンアルコールもしくはポビドンヨードで消毒する．
     中心から円を描くように2回消毒する．
     採血までクロルヘキシジンは30秒，ポビドンヨードは1.5〜2分待つ．
3. 採血
   - 3-1．滅菌手袋を装着する．
   - 3-2．介助者は血液培養ボトルの蓋をアルコールで消毒する
     （ポビドンヨードは用いない）．
   - 3-3．採血をする．血液は計20cc採取する．
   - 3-4．嫌気ボトルに空気が入らないように，嫌気→好気ボトルの順に分注する．
     分注時の注射針の交換は不要．

なぜとるのか：血液培養の意義を理解する

　血液培養を採取する意義は大きく4つあります．

①起因菌の同定　　③抗菌薬の選択
②原因部位の推定　④治療期間の決定

①起因菌の同定と②原因部位の推定

　血流感染症や尿路感染症といった特異的所見に乏しいような感染症では，血液培養が陽性となってから初めてその存在に気づかれることがあります[1]．微生物はランダムに臓器を侵すわけではないため，検出された菌から感染臓器を推定することができます．以前，血液培養からリステリアが検出され，初めてその存在に気づけた頭痛も髄膜刺激徴候もない髄膜炎の症例[2]を経験したことがあります．初診時は髄膜炎を想定しておらず，血液培養に救われたので今でも強く印象に残っています（取っててよかった血液培養！）．なお，原因部位がはっきりし

ない感染症は，適切な治療がなされないことで予後が悪くなることが知られています[1].

③抗菌薬の選択

血液培養が陽性となれば，陽性となった菌の感受性結果を参照して適切な抗菌薬に変更することができます．特に昨今では全国的に市中・院内ともに耐性菌が増加しているため菌の同定・感受性結果を確認して治療することの重要性がより強調されます．

④治療期間の決定

治療期間の決定にも役立ちます．例えば感染性心内膜炎[3]や，カテーテル関連血流感染症[4]などでは，血液培養の陰性化が確認された日からカウントして治療期間を決定します．

いつとるのか：菌血症・敗血症を疑った際に採取．悪寒戦慄があれば菌血症を強く示唆する

血液培養は，菌血症もしくは敗血症を疑った際に実施します（2016年に敗血症の定義が変更となったので，ミニレクチャー 敗血症と敗血症性ショックの新しい定義と診断基準で解説します：p.150）[5]．抗菌薬投与後は検出率が低下するため，必ず投与前に実施することが理想です．血液培養採取が推奨されるタイミングと病態については 表5-2 表5-3 [6,7] にお示ししますが，

「普段と比べて何かがおかしい」

と感じた際にとる**臨床的センス**が重要です．なお，『闘魂』で有名な徳田安春先生らは，悪寒がない患者さんと比較して，菌血症の相対リスクは**寒気**（服を1枚羽織る程度），**中等度悪寒**（布団に入る程度），**悪寒戦慄**（ガタガタ震える）で，それぞれ1.8倍，4.1倍，12.1倍であったと報告しています[8]．

特に悪寒戦慄があれば菌血症を疑って積極的に血液培養を取りましょう．

表5-2 血液培養を採取するタイミング
体温：38度以上もしくは36℃以下
頻脈，血圧異常（低血圧もしくは高血圧），頻呼吸
悪寒もしくは戦慄
白血球数上昇もしくは白血球数の低下
新規もしくは増悪する意識レベルの低下

（文献6,7より）

表5-3 血液培養採取が推奨される病態
敗血症
髄膜炎
カテーテル関連血流感染症
感染性心内膜炎
関節炎
骨髄炎
不明熱

（文献6,7より）

看護師さんから「昨晩は体温が38℃を超えなかったので血液培養はとりませんでした」といった報告を受ける時がありますが，これは正しいでしょうか？Riedel らは[9]，採取した時の体温自体と血液培養の陽性率は関連がなかったと報告しています．電子カルテのチャートだけを見て判断するのではなく，ベッドサイドに足を運んで，実際に菌血症もしくは敗血症を疑う症状・所見がないかを確認することが大切です．

どれだけとるのか：成人では1回採血量は20〜30 mL

十分量の血液を採取することで，少量しか存在しない微生物の検出が可能になります．CLSI（Clinical and Laboratory Standards Institute），米国感染症学会（IDSA）/米国微生物学会（ASM）によるガイドラインでは，成人では1回の採血で20〜30 mLの血液量を推奨しています[10, 11]．

Cockerill らの成人の採血量と陽性検出率の研究では[12]，1セット10 mLの陽性検出件数を基準とした場合に20 mLで29.8％，30 mLでは47.2％の上昇を認めています．しかし30 mLと比べて40 mLでは7.2％のみの上昇に留まったため，推奨量の20〜30 mLの採血は妥当であると考えられます．一方，小児においては年齢と体重において採取できる血液量とセット数が異なっています表5-4 [11]．また，小児は採血できる量も限られているため，起因菌に嫌気性菌が考えられる場合を除いて原則として好気ボトルのみを使用します[11]．

採血量が不十分だとコンタミネーション（汚染）率に影響します．Gonsalvesらの小児の血液培養の研究では[13]，不十分な採血量でコンタミネーションが多かったと報告されています．原因は明らかにされていませんが，少量の血液量では汚染微生物が十分な血液量での培養よりも高い濃度にあることや，少量の血液

表5-4　血液培養の至適採血量

体重（kg）	総計血液量（mL）	推奨採取量（mL） 1セット目	推奨採取量（mL） 2セット目	合計採取量（mL）	採取する血液量の総血液に対する割合（％）
≦1	50〜99	2	—	2	4
1.1〜2	100〜200	2	2	4	4
2.1〜12.7	>200	4	2	6	3
12.8〜36.3	>800	10	10	20	2.5
>36.3	>2200	20〜30	20〜30	40〜60	1.8〜2.7

(Baron EJ, et al. Clin Infect Dis. 2013; 57 (4): 485-8)[11]

量の提出はそもそも静脈確保が難しかったことが考えられます．

何セットとるのか：最低2セット採取

血液培養は最低2セット採取しましょう．1セットのみの採取では，検出力が落ちることとコンタミネーションの判断が難しくなるという問題があります．Lee らの有名な研究では[14]，1セット20 mL の血液培養3セットから採取した微生物の検出感度は，最初の1セットのみでは73.2%，2セットでは93.9%，3セットでは96.9%，4セット累積すると99.7%であったと報告されています 図5-1 ．そのため，99%以上の検出率を目指すならば4セットの採取が必要です．

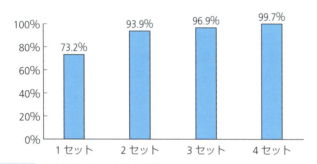

図5-1 血液培養のセット数と感度
（Lee A, et al. J Clin Microbiol. 2007; 45 (11): 3546-8)[14]

では，血液培養の2セット目はいつ採取した方が良いでしょうか？ Li らの研究では[15]，同時に採取しても，時間をあけて採取しても（10分～2時間，2時間～24時間）2セット目の陽性率は変わらなかったと報告しており，基本的には同時で良いと思います．私は抗菌薬投与なしで経過観察できる状態の患者さんであれば（不明熱精査の入院の時が多いです），採血の負担を考慮して同日に3セット以上採取することは避けて翌日に追加採取しています．

コンタミネーションの判断

採血時のコンタミネーションは，偽陽性報告結果によって患者さんの治療と予後に影響を及ぼしてしまう可能性があります．コンタミネーションは患者さんの皮膚，検体採取に用いた器具，採血者の手指，周囲環境といったさまざまな場所から生じ得ます．ただのコンタミネーションなのか，それとも真の起因菌なのか

は臨床的な判断が必要です.

判断すべきポイントとしては,

①検出菌 ②陽性本数 ③陽性時間 ④臨床状況にマッチするか

です.

①検出菌 ②陽性本数

まず,「コンタミネーション」という用語ですが,College of American Pathologists（CAP）は,

「採取された血液培養セットにおいて,1セットからコアグラーゼ陰性ブドウ球菌,ミクロコッカス,緑色レンサ球菌（*Streptococcus viridans*）,*Propionibacterium acnes*,コリネバクテリウム,バシラスが1菌種以上検出されること」

と定義しています[16].あくまでも疫学的な定義のため,この中には真の菌血症も含まれてしまう可能性に注意する必要があります.コンタミネーション率は,「コンタミネーションした血液培養数/総血液培養数×100」で計算されますが（研究によって分母と分子の定義が異なっている場合があります）,定義上コンタミネーション率を0％にすることは不可能です（「うちの病院はコンタミネーション率0％です！」は,よほど血液培養がとられていないか,計算方法が間違っているかのどちらかです…）.

CAPの定義による米国640病院497,134の血液培養での研究（Q-Probes study）では,平均コンタミネーション率は2.5％と報告されています[17].また,326施設における5年間の血液培養の研究（Q-Tracks study）では,成人患者さんで平均2.92％のコンタミネーション率が報告されています[18].これらの結果に基づいて,CLSIとIDSA/ASMは,コンタミネーション率を3.0％以下にすることを推奨しています[10, 11].

コンタミネーションは,表皮ブドウ球菌,ミクロコッカス,コリネバクテリウムなどの皮膚の常在菌叢（resident flora）を形成する常在菌（resident bacteria）によって起こることがほとんどです[19].例外もありますが,基本的にこれらの細菌は病原性が低く,真の起因菌となることは多くはありません 表5-5 [35].

研修医の先生にコンタミネーションになりやすい菌を質問すると,黄色ブドウ球菌という答えが返ってくることがありますが,これは間違いです.黄色ブドウ球菌は常在菌ではなく,一過性細菌叢（transient flora）を形成する通過菌（transient bacteria）の一つです.通過菌には黄色ブドウ球菌以外にも緑膿菌や大腸菌などがあります.常在細菌叢は皮膚では比較的深部に存在するため,手

表5-5	血液培養から検出されたらコンタミネーションの可能性が高い菌
微生物	コンタミネーションの頻度
プロピオバクテリウム	100%
コリネバクテリウム	96.2%
バシラス	91.7%
コアグラーゼ陰性ブドウ球菌	81.9%

(Weinstein MP, et al. Clin Infect Dis. 1997; 24 (4): 584-602)[35]

指衛生・皮膚消毒などで落ちづらい傾向がありますが,通過菌は皮膚では比較的表層部に存在するため除去しやすいという特徴があります.そのため,黄色ブドウ球菌も含めて皮膚常在菌以外が血液培養から検出された際には真の起因菌の可能性があります 表5-6 [35].もちろん,皮膚の汚れの除去や消毒が甘いと皮膚の菌が混入する可能性があるためしっかり行うことが大切です.

③陽性時間

血液培養が陽性になるまでの時間を TTP（time to positivity）と呼びま

表5-6	血液培養から検出されたら真の起因菌の可能性が高い菌
微生物	真の起因菌の頻度
肺炎球菌	100%
A 群レンサ球菌	100%
Klebsiella pneumoniae	100%
Enterobacter cloacae	100%
Serratia marcescens	100%
Proteus mirabilis	100%
Haemophilus influenzae	100%
その他のカンジダ属	100%
Cryptococcus neoformans	100%
大腸菌	99.3%
緑膿菌	96.4%
Candida glabrata	93.3%
その他の腸内細菌	91%
Candida albicans	90%
Bacteroides fragilis group	88.9%
Staphylococcus aureus	87.2%
Acinetobacter baumanii	81.2%

(Weinstein MP, et al. Clin Infect Dis. 1997; 24 (4): 584-602)[35]

す[20]．一般的に，コンタミネーションでは菌量が少ないためTTPが長く，真の菌血症では菌量が多いためTTPが短くなります．

実際に，Ruizらの研究では[34]，コンタミネーションと判断された血液培養のTTPが20.6時間であったのに対して，真の菌血症でのTTPは12.7時間でした．また，14.7時間を超えて陽性となった場合は，感度90.5％，特異度63.4％でコンタミネーション，一方で12時間以内に血液培養が陽性となった際には，感度45.3％，特異度95％で真の菌血症でした．M.D. Anderon Cancer Centerのコアグラーゼ陰性ブドウ球菌の研究でも，TTPが16時間以下であれば真の原因菌である可能性が高く，20時間以上であればコンタミネーションの可能性が高いと報告しており，Ruizの研究と同様の結果となっています[20]．

Ruizらは菌種別にも検討していますが 図5-2 表5-7 [34]，真の菌血症であっても，ブドウ糖非発酵菌，コアグラーゼ陰性ブドウ球菌，バクテロイデス，カンジダでは陽性までの時間が遅くなります．このことは主に菌の発育速度が影響しています．

④臨床状況にマッチするか

最終的にコンタミネーションかどうかを決めるのは患者背景に基づく臨床判断です．仮に2セット中1セットのみ表皮ブドウ球菌が検出されているケースでも，中心静脈カテーテルを留置していれば真の起因菌である可能性があります．また，

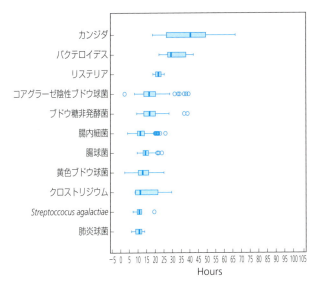

図5-2 真の菌血症時の微生物ごとの培養陽性時間
(Ruiz-Giardín JM, et al. Int J Infect Dis. 2015；41：6-10)[34]

表5-7 真の菌血症時の微生物ごとの培養陽性時間

微生物	陽性までの中央時間
腸内細菌	11.3 時間
ブドウ糖非発酵菌	16.9 時間
コアグラーゼ陰性ブドウ球菌	16.3 時間
腸球菌	13.9 時間
肺炎球菌	10.6 時間
黄色ブドウ球菌	12.5 時間
クロストリジウム	11.2 時間
バクテロイデス	28.8 時間
カンジダ	40.0 時間

(Ruiz-Giardín JM, et al. Int J Infect Dis. 2015; 41: 6-10)[34]

　最近ではアミノ酸製剤と関連したバシルス菌血症の報告[21]がしばしば見られるようになり,「皮膚の常在菌＝（イコール）コンタミネーション」と安易に考えることは危険です．

　あくまでも最後は臨床医による判断が必要です．

Memo 1
カテーテル血と末梢血の血液培養陽性までの時間差によるカテーテル関連血流感染症の診断

　カテーテル血と末梢血の血液培養陽性までの時間差は，DTP（differential time to positivity）と呼ばれ，カテーテル血が2時間以上早く陽性化することはカテーテル関連血流感染症（CRBSI）の診断基準の一つでもあります[4]．Raadらは本法の臨床的有用性について，短期留置型カテーテルで感度81％，特異度92％，長期留置型カテーテルで感度93％，特異度75％であったと報告しています[33]．

コンタミネーションを減らそう

　コンタミネーション率に影響する因子として知られているものには，

①消毒薬	④キットの使用
②手技	⑤血液培養ボトル穿刺部の消毒
③滅菌手袋	

などがあります.

①消毒薬

血液培養採取の時によく使われる消毒薬には,

---

1) アルコール 2) クロルヘキシジン 3) ポビドンヨード

がありますが, 現時点では消毒薬に関して絶対的なエビデンスがありません. そのため, 各消毒薬の特性を理解していればなんでも良いのではないかと個人的には思います.

- アルコールは, 即効性があり微生物学的活性が最も高いものの, 作用時間が短いという欠点がある.
- クロルヘキシジンは, 即効性があり作用時間が長いものの, 微生物学的活性がアルコールに劣る.
- ポビドンヨードは, 作用時間が長いが, 即効性がなく, 微生物学的活性がアルコールに劣る.

それぞれの消毒薬の濃度は, アルコールは70~90%, クロルヘキシジンは0.5~4%, ポビドンヨードは5~10%で用いられます. この濃度が意外と重要で, 市販されている製剤でもこの濃度以下のものがあるため, 使用時には確認しておくと良いでしょう.

IDSAのガイドラインでは[21], ポビドンヨードよりも, アルコールまたはヨードチンキ (アルコール入りヨード), クロルヘキシジンアルコール (0.5%より濃いもの) の使用を推奨しています (ただし2か月未満の幼児にはクロルヘキシジンの使用は避けます). 根拠とされる論文は2つあり, 一つはLittleらのRCTで[22], コンタミネーション率はポビドンヨードで3.8%, ヨードチンキが2.4%であったとしています. またMimozらは[23], 10%ポビドンヨードで3.3%, 0.5%クロルヘキシジンアルコールで1.4%であったと報告しています. この2つの論文から, ポビドンヨードが2剤に劣ることが示されましたが, 採血者がブラインド化されていないことや, ポビドンヨードの乾燥時間が短いというlimitationがあります.

一方, Calfeeらの研究[24]では, 乾燥時間が担保されており, 10%ポビドン

ヨードでのコンタミネーション率は 2.93％，70％イソプロピルアルコールは 2.50％，ヨードチンキは 2.58％，70％エチルアルコール含有ポビドンヨードは 2.46％と，これらの 4 剤において差がありませんでした．また Washer[25] らも同様に，10％ポビドンヨードのコンタミネーション率は 0.58％，2％ヨードチンキは 0.76％，70％イソプロピルアルコール含有クロルヘキシジンは 0.93％で 3 剤に有意差を認めず，**費用と好みで使い分けるべき**としています．

　基本的には IDSA の推奨通り，ポビドンヨードよりも，アルコールまたはヨードチンキ，クロルヘキシジンアルコールの使用が望ましいとは思いますが，ポビドンヨードでもコンタミネーション率に差がないとする報告もあります．そのため，現時点ではポビドンヨードはきちんと効果が出るまで待つこと（1.5～2 分）や，アルコールは消毒後速やかに採血することなど基本的な使い方を順守すれば，個人的にはなんでも良いのではないかと考えます．

②手技

　血液培養を採取する職種により，コンタミネーション率が異なります．血液採取を専門的に行うフレボトミストが行うとコンタミネーション率は 3％で，レジデントや看護師が行うと 11％であったと報告されています[26]．また，他の研究においてもレジデントでは 4.8％，フレボトミストで 1.0％と同様の結果が出ています[27]．日本にはフレボトミストという職種はありませんが，これらの研究から手技の質が大切であることがわかります．そのため，**血液培養採取する全ての医療者は手技に習熟する必要があります**．

③滅菌手袋

　使用コストの問題はありますが，**滅菌手袋を使用することでコンタミネーション率を減らすことができます**．Kim らの報告では[28]，静脈穿刺毎に滅菌手袋を使用する群では 0.6％，滅菌手袋の使用を自由選択にした群では 1.1％と，コンタミネーション率を約半分に減らせたと報告しています．

④キットの使用

　コンタミネーション率を下げることと，血液培養採取手技を容易に行うことを目的として必要物品のキット化が推奨されています．静岡がんセンターでは血液培養がキット化されています　図5-3．必要物品を一から準備することがないため，血液培養採取の閾値が下がることも期待されます．

　いくつかの研究において，キット化することでコンタミネーション率を下げることが報告されていますが，Synder らの 7 つの研究のメタ分析では[29]，残念ながらキット化することによるコンタミネーション率の低下は認められませんでした．キット化の有用性に関しては，コンタミネーション以外のメリットがある

⑤血液培養で診断を詰める

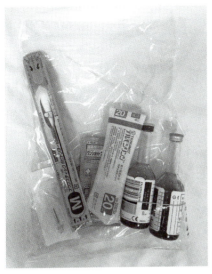

図5-3 血液培養セット

ため，さらなる研究が必要と考えます．

⑤血液培養ボトル穿刺部の消毒

血液培養ボトルの穿刺部は，製品の出荷時においても滅菌されておらず，CLSIのガイドラインでは，血液を分注する際には穿刺部を70％のイソプロピルアルコールを用いて消毒することを推奨しています[10]．Q-Probes studyでは[17]，穿刺部を消毒した際のコンタミネーション率は2.3％で，消毒しないと3.4％でした．なお，ヨード製剤はゴム栓を侵食し，コンタミネーションを起こす可能性があるので使用すべきではありません[30]．

Memo 2

ボトル分注時の注射針の交換はしたほうが良いのでしょうか？

A．コンタミネーション率は下がりますが，針刺し事故の問題があるので推奨されません．Spitalnicらは[36]，針の交換をすることでコンタミネーション率が3.7％から2.0％に有意に減少したと報告していますが，針刺ししてしまうリスクがあります．最近では，シリンジ採血後に血液培養ボトルに分注するためのブラッドトランスファーデバイス 図5-4 という安全器材が開発されており，血液培養ボトルにシリンジ針を刺すことなく清潔かつ安全に分注することができます．

培養日数は？

　血液培養ボトルの自動培養装置を見たことがあるでしょうか？　細菌検査室にあるこんなやつです 図5-5 ．血液培養が陽性となればアラームで陽性報告を知らせてくれますが，陽性にならない時はだいたい5～7日間でボトルが破棄されています（静岡がんセンターでは7日間で破棄しています）．培養日数に関する研究で，Wilsonらは[31]，全ての陽性検体のうち98％は最初の3日以内に検出されたと報告しています．同様にBourbeauらも[32]，臨床的に有意な菌の97.5％は3日以内に検出され，3日を超えた培養の延長は不要と述べています 図5-6 ．おいおい，3日なんて短すぎるぜ…と，心配になりますが，栄養要求性の厳しい感染性心内膜炎の原因菌に関する研究でも[12]，5日以内に100％検出することができたとされており，自施設の培養継続日数を改めて見なおしても良いのかもしれません．

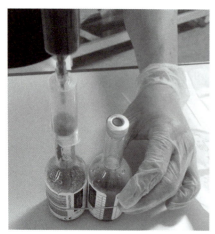

図5-4　ブラッドトランスファーデバイス

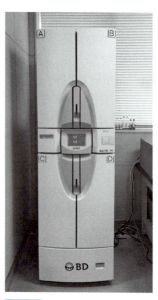

図5-5　血液培養ボトルの自動培養装置

⑤ 血液培養で診断を詰める

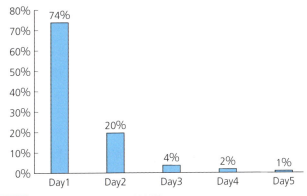

図5-6 1日あたりの有意な分離株数

(Bourbeau PP, et al. J Clin Microbiol. 2005；43（5）: 2506-9)[32]

症例①
CVポート留置中の大腸がん術後再発で外来化学療法中の60歳，男性．来院前日から悪寒・戦慄を伴う38℃の発熱を自覚し，救急外来を受診した．
【身体所見】意識は清明だがぐったりしている．血圧 160/80 mmHg，脈拍 120回/分・整，呼吸回数 24回/分，体温 39.2℃，SpO_2 97%（室内気）．右前胸部にCVポートが留置されているが発赤・疼痛はなし．その他，胸部・腹部に明らかな異常所見なし．
【血液検査】白血球 12,000/μL，Hb 12.0 g/dL，血小板 20.3万/μL，AST 25 U/L，ALT 20 U/L，LDH 280 U/L，ALP 380 U/L，尿素窒素 14.0 mg/dL，クレアチニン 0.6 mg/dL，Na 137 mEq/L，K 4.3 mEq/L，Cl 99 mEq/L，CRP 8.0 mg/dL
【胸部X線写真】異常所見を認めず．【尿検査】白血球 1～4/HPF
【尿グラム染色】菌を認めず．
　精査加療目的に入院となった．入院翌日，入院時に採取されたCVポートと末梢静脈からの血液培養でブドウ球菌が検出され，その後黄色ブドウ球菌（MSSA）と確定した．

あ，先生．今，お時間よろしいですか？　今月から外科をローテーションしているのですが，外科の患者さんのことでご相談があって伺いました．

もちろん，どうぞ．ふむふむ…なるほど．で，A先生はどう考えているの？

カテーテル関連血流感染症（CRBSI）と思うのですが，CVポートの所見が乏しくて….

確かにCRBSIが疑わしいよね．局所に所見があると，よりCRBSIらしいと言えるけど，所見がある症例はまれなんだ．つまり，所見がなくてもCRBSIは十分ありうるよ．

なるほど，そうなんですね．

ただ，これだけの情報だと，まだCRBSIの確定診断には至らないんだ．どんな情報が欲しい？

カテーテルの尖端培養でしょうか？

正解．米国感染症学会のガイドラインでは，末梢血の培養と抜去したカテーテルの尖端培養において同一菌が検出されればCRBSI確定なんだけど，それだとカテーテルを抜去してもらうのが前提になるね．今回の場合はCVポートだから，特に抜きづらかったりするんじゃないかな．やっぱり．なので，抜去してみてやっぱ違いましたっていうのはなるべくなら避けたい．

うーん，確かにそうですね….上級医もなるべくポート抜きたくないなあと仰っていました．

今回の症例は，CVポートと末梢血の両方で血液培養が陽性となっているよね．なので，それぞれの血液培養の陽性時間を確認すると良いよ．この血液培養陽性までの時間差のことを….

あ，DTPですね（Memo, p.138）！

そうそう，DTP．それじゃあ，細菌検査室に陽性時間を確認してもらえるかな？

先生，CVポートは8時間で陽性になって，末梢血は11時間で陽性になったようです．

なるほど，CVポートのほうが3時間早いね．カテーテル血の培養が末梢血の培養よりも2時間以上早く陽性になっているから，CRBSIと診断できるね．これで，根拠を持ってポートを抜去できるね．

はい，上級医にポート抜去について相談してみます．

黄色ブドウ球菌のCRBSIでは，抗菌薬ももちろん大事だけど，カテーテル，この場合はポートの抜去が治療でとても重要なんだ．あ，フォローの**血液培**

養も忘れずにね．血液培養の陰性化を確認した最初の日が治療開始1日目になるからね．

 血液培養は，起因菌の同定以外にもいろいろ活用することができるのですね．

診断▶ 黄色ブドウ球菌によるCRBSI

症例② 脳梗塞の既往があり誤嚥性肺炎を繰り返している80歳，男性．来院3日前からの咳嗽，喀痰，38.2℃の発熱を自覚した．自宅で様子をみていたが，徐々に食事も食べられなくなってきた．来院当日の朝，ぐったりして動けなくなったため，家人が救急車を要請し救急搬送となった．

【アレルギー歴】なし
【服用歴】アスピリン（バイアスピリン®）100 mg 1錠分1，アムロジピン（アムロジン®）2.5 mg 1錠分1
【既往歴】陳旧性脳梗塞，高血圧症
【身体所見】ぐったりしている．JCS I-3，血圧 136/78 mmHg，脈拍 86回/分・整，呼吸回数 28回/分，体温 37.8℃，SpO$_2$ 93%（O$_2$ 2 L カニューレ）．口腔内・腋窩は乾燥している．肺音は両側背部下部で pan-inspiratory crackles（coarse crackles）を聴取．心音は異常なし．腹部に明らかな異常所見なし．
【胸部X線写真】両側下肺野に浸潤影を認める．
【血液検査】白血球 14,800/μL，Hb 12.2 g/dL，血小板 28.0万/μL，AST 30 U/L，ALT 28 U/L，LDH 300 U/L，ALP 350 U/L，尿素窒素 32.0 mg/dL，クレアチニン 1.2 mg/dL，Na 132 mEq/L，K 4.3 mEq/L，Cl 99 mEq/L，CRP 18.0 mg/dL
【喀痰グラム染色】Geckler 3，polymicrobial pattern

　誤嚥性肺炎の診断でアンピシリン・スルバクタム（ユナシン®）の点滴加療が開始され，呼吸状態は改善傾向で，解熱傾向であったが，入院3日目に来院時に採取された血液培養2セットのうち1セットより，表皮ブドウ球菌が陽性となった．

先生,血液培養が陽性になった誤嚥性肺炎の患者さんのことでご相談です.

OK. で,何が生えたの？

表皮ブドウ球菌です.

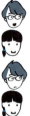
…. 血液培養とったのは先生？

はい,救急外来で当直していて,そのまま主治医をしています.

えーと,どこから採血したの？

鼠径から,一般採血・血ガスと一緒にブスッと.

あー,なるほど. いや,それコンタミネーションじゃない？ 救急外来は忙しいと思うんだけど,血液培養はなるべく上肢からとったほうが良いよ.

あ,そうなんですね. いつも,血ガスとるのと一緒に採血しちゃってました.

あと,血液培養の陽性時間ってどれくらい？

あ,細菌検査室に確認してみます.

32時間で陽性とのことでした.

陽性時間が長いね. CNSだし,陽性時間も20時間を超えているからコンタミネーションの可能性が高いね. えっと,肺炎の経過は？

よくなってます. 熱も下がりましたし,酸素をオフしても呼吸状態は良好です.

臨床的にも良くなっているわけだね. それじゃあ,表皮ブドウ球菌はコンタミネーションで良いでしょう. この患者さんの場合は,判断が容易だけど,臨床状況と検出菌によっては悩むこともあるから,今後はコンタミネーションを減らす手技をこころがけてね.

わかりました. ありがとうございました.

診断 ▶ 誤嚥性肺炎,表皮ブドウ球菌のコンタミネーション

【参考文献】

<菌血症患者は適切に診断して治療しないと予後が悪化する>

1) Ruiz-Giardin JM, Jimenez BC, Martin RM, et al. Clinical diagnostic accuracy of suspected sources of bacteremia and its effect on mortality. Eur J Intern Med. 2013; 24 (6): 541-5.

<リステリア髄膜炎の症例報告>

2) 田中希世, 堀谷亮介, 伊東直哉, 他. 頭痛と髄膜刺激徴候を欠いたリステリア髄膜炎の1例. 市立堺病院医学雑誌. 2013; 15: 21-4.

<IDSA の 2015 年の感染性心内膜炎のガイドライン>

3) Baddour LM, Wilson WR, Bayer AS, et al. Infective endocarditis in adults: Diagnosis, antimicrobial therapy, and management of complications a scientific statement for healthcare professionals from the American Heart Association. Circulation. 2015; 132 (15): 1435-86.

<IDSA の血管内カテーテル関連感染症のガイドライン>

4) Mermel LA, Allon M, Bouza E, et al. Clinical practice guidelines for the diagnosis and management of intravascular catheter-related infection: 2009 Update by the Infectious Diseases Society of America. Clin Infect Dis. 2009; 49 (1): 1-45.

<敗血症と敗血症性ショックの新しい定義>

5) Singer M, Deutschman CS, Seymour CW, et al. The Third International consensus definitions for sepsis and septic shock (Sepsis-3). JAMA. 2016; 315 (8): 801-10.

<血液培養に関するレビュー>

6) Garcia RA, Spitzer ED, Beaudry J, et al. Multidisciplinary team review of best practices for collection and handling of blood cultures to determine effective interventions for increasing the yield of true-positive bacteremias, reducing contamination, and eliminating false-positive central line-associated bloodstream infections. Am J Infect Control. 2015; 43 (11): 1222-37.

<英国における血液培養採取方法の推奨>

7) National Health Service, Department of Health, United Kingdom. Taking blood cultures: a summary of best practice. Available from:

http://webarchive.nationalarchives.gov.uk/20120118164404/hcai.dh.gov.uk/files/2011/03/Document_Blood_culture_FINAL_100826.pdf. Accessed July 7, 2016.

<ER を受診した患者の寒気, 中等度悪寒, 悪寒戦慄の菌血症の相対リスクを調べた研究>

8) Tokuda Y, Miyasato H, Stein GH, The degree of chills for risk of bacteremia in acute febrile illness. Am J Med. 2005; 118 (12): 1417.

<血液培養を採取した時の体温と血液培養の陽性率>

9) Riedel S, Bourbeau P, Swartz B, et al. Iming of specimen collection for blood cultures from febrile patients with bacteremia. J Clin Microbiol. 2008; 46 (4): 1381-5.

＜CLSI の血液培養採取に関するガイドライン＞

10) Clinical and laboratory Standards Institute (CLSI). Principles and procedures for blood cultures: approved guideline. CLSI document M47-A. Wayne (PA): Clinical and Laboratory Standards Institute; 2007.

＜米国感染症学会と米国微生物学会による微生物検査に関するガイドライン＞

11) Baron EJ, Miller JM, Weinstein MP, et al. Executive summary: a guide to utilization of the microbiology laboratory for diagnosis ofinfectious diseases: 2013 recommendations by the Infectious Diseases Society of America (IDSA) and the American Society for Microbiology (ASM). Clin Infect Dis. 2013; 57 (4): 485-8.

＜成人の血液培養採血量と陽性検出率の研究＞

12) Cockerill FR 3rd, Wilson JW, Vetter EA, et al. Optimal testing parameters for blood cultures. Clin Infect Dis. 2004; 38 (12): 1724-30.

＜血液培養における血液量と部位の影響＞

13) Gonsalves WI, Cornish N, Moore M, et al. Effects of volume and site of blood draw on blood culture results. J Clin Microbiol. 2009; 47 (11): 3482-5.

＜血液培養のセット数と検出率＞

14) Lee A, Mirrett S, Reller LB, et al. Detection of bloodstream infections in adults: how many blood cultures are needed? J Clin Microbiol. 2007; 45 (11): 3546-8.

＜採血量とタイミングの血液培養陽性率への影響＞

15) Li J, Plorde JJ, Carlson LG. Effects of volume and periodicity on blood cultures. J Clin Microbiol. 1994; 32 (11): 2829-31.

＜CAP によるコンタミネーションの定義＞

16) Alcorn K, Meier FA, Schifman RB. Blood culture contamination. Q-Tracks 2013 monitor instructions. Northfield, IL: College of American Pathologists; 2013.

＜米国におけるコンタミネーション率の研究＞

17) Schifman RB, Strand CL, Meier FA, et al. Blood culture contamination: a College of American Pathologists Q-Probes study involving 640 institutions and 497,134 specimens from adult patients. Arch Pathol Lab Med. 1998; 122: 216-21.

18) Bekeris LG, Tworek JA, Walsh MK, et al. Trends in blood culture contamination: a College of American Pathologists Q-Tracks Study of 356 institutions. Arch Pathol Lab Med. 2005; 129: 1222-5.

＜マンデルの院内感染の項目＞

19) Edmond MB, Wenzel RP. Mandell, Douglas, and Bennett's Principles and Practice of Infectious Diseases, Updated Edition, 300, 3286-93.e1.

＜血液培養陽性化までの時間による，真の原因微生物・コンタミネーションの判別＞

20) Kassis C, Rangaraj G, Jiang Y, et al. Differentiating culture samples representing coagulase-negative staphylococcal bacteremia from those representing contamination by use of time-to-positivity and quantitative blood culture

methods. J Clin Microbiol. 2009; 47 (10): 3255-60.

34) Ruiz-Giardín JM, Martin-Díaz RM, Jaqueti-Aroca J, et al. Diagnosis of bacter-aemia and growth times. Int J Infect Dis. 2015; 41: 6-10.

＜IDSAの血管内カテーテル関連感染症のガイドライン＞

21) Mermel LA, Allon M, Bouza E, et al. Clinical practice guidelines for the diagnosis and management of intravascular catheter-related infection: 2009 Update by the Infectious Diseases Society of America. Clin Infect Dis. 2009; 49 (1): 1-45.

＜血液培養採取時の消毒薬に関する文献＞

22) Little JR, Murray PR, Traynor PS, et al. A randomized trial of povidone-iodine compared with iodine tincture for venipuncture site disinfection: effects on rates of blood culture contamination. Am J Med. 1999; 107 (2): 119-25.

23) Mimoz O, Karim A, Mercat A, et al. Chlorhexidine compared with povidone-iodine as skin preparation before blood culture. A randomized, controlled trial. Ann Intern Med. 1999; 131 (11): 834-7.

24) Calfee DP, Farr BM. Comparison of four antiseptic preparations for skin in the prevention of contamination of percutaneously drawn blood cultures: a randomized trial. J Clin Microbiol. 2002; 40 (5): 1660-5.

25) Washer LL, Chenoweth C, Kim HW, et al. Blood culture contamination: a randomized trial evaluating the comparative effectiveness of 3 skin antiseptic interventions. Infect Control Hosp Epidemiol. 2013; 34: 15-21.

＜職種による血液培養検査のコンタミネーション率の差異＞

26) Weinstein MP. Blood culture contamination: persisting problems and partial progress. J Clin Microbiol. 2003; 41 (6): 2275-8.

27) Weinbaum FI, Lavie S, Danek M, et al. Doing it right the first time: quality improvement and the contaminant blood culture. J Clin Microbiol. 1997; 35 (3): 563-5.

＜滅菌手袋使用によるコンタミネーション率の低下＞

28) Kim NH, Kim M, Lee S, et al. Effect of routine sterile gloving on contamination rates in blood culture. Ann Intern Med. 2011; 154: 145-51.

＜血液培養採取プラクティスの質を改善するためのシステマティックレビューとメタ分析＞

29) Snyder SR, Favoretto AM, Baetz RA, et al. Effectiveness of practices to reduce blood culture contamination: a laboratory medicine best practices systematic review and meta-analysis. Clin Biochem. 2012; 45: 999-1011.

＜血液培養採取時のコンタミネーションに関するレビュー＞

30) Hall KK, Lyman JA. Updated review of blood culture contamination. Clin Microbiol Rev. 2006; 19: 788-802.

＜自動培養装置の培養日数に関する研究＞

31) Wilson ML, Mirrett S, Reller LB, et al. Recovery of clinically important microorganisms from the BacT/Alert blood culture system does not require testing for seven days. Diagn Microbiol Infect Dis. 1993; 16 (1): 31-4.

32) Bourbeau PP, Foltzer M. Routine incubation of BacT/ALERT FA and FN blood culture bottles for more than 3 days may not be necessary. J Clin Microbiol. 2005; 43 (5): 2506-9.

<DTPの有用性について>

33) Raad I, Hanna HA, Alakech B, et al. Differential time to positivity: a useful method for diagnosing catheter-related bloodstream infections. Ann Intern Med. 2004; 140 (1): 18-25.

<成人の血液培養陽性例の検討>

35) Weinstein MP, Towns ML, Quartey SM, et al. The clinical significance of positive blood cultures in the 1990s: a prospective comprehensive evaluation of the microbiology, epidemiology, and outcome of bacteremia and fungemia in adults. Clin Infect Dis. 1997; 24 (4): 584-602.

<ボトル分注時の注射針の交換によるコンタミネーション率の変化>

36) Spitalnic SJ, Woolard RH, Mermel LA. The significance of changing needles when inoculating blood cultures: a meta-analysis. Clin Infect Dis. 1995; 21 (5): 1103-6.

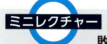

敗血症と敗血症性ショックの新しい定義と診断基準

敗血症と敗血症性ショックの定義と診断基準が2016年に改定されました[1]．2001年以来ですので，今回の改定は実に15年ぶりになります．新基準では全身性炎症反応症候群（systemic inflammatory response syndrome: SIRS）の項目がなくなり，ICU患者さんではSOFAスコア，非ICU患者さんではquick SOFA（qSOFA）スコアが使用されることになりました．また，重症敗血症という用語も消失しました．

敗血症の定義：
旧定義：SIRS＋感染症あるいはその疑い
新定義：感染症に対する制御不能な宿主反応に起因した生命を脅かす臓器障害

敗血症の診断基準：ICU患者とそれ以外（院外，ER，一般病棟）で区別
ICU患者：感染症が疑われSOFAスコアがベースラインより2点以上増加
非ICU患者：quick SOFAスコア（qSOFA）が2点以上

敗血症性ショックの診断基準:

旧基準: 敗血症で輸液負荷にも反応しない低血圧
新基準: 十分な輸液負荷にもかかわらず, 平均動脈圧 65 mmHg 以上を維持するために循環作動薬を必要とし, かつ血清乳酸値が 2 mmol/L (18 mg/dL) を超えるもの

qSOFA スコア

「呼吸数 22 回/分以上」「GCS 15 点未満の意識低下」「収縮期血圧 100 mmHg 未満」が各 1 点ずつ

SOFA スコア					
システム	スコア				
	0	1	2	3	4
呼吸 (PaO$_2$/FIO$_2$)	≧400	<400	<300	<200 +呼吸補助	<100 +呼吸補助
凝固 (血小板数/μL)	≧15万	<15万	<10万	<5万	<2万
肝臓 (ビリルビン mg/dL)	<1.2	<1.2 ~1.9	2.0~5.9	6.0~11.9	>12.0
心血管系	MAP≧ 70 mmHg	MAP< 70 mmHg	DOA<5γ or DOB (投与量を問わない)	DOA 5.1 ~15γ or AD≦0.1γ or NAD≦0.1γ	DOA>15γ or AD>0.1γ or NAD>0.1γ
中枢神経 GCS	15	13~14	10~12	6~9	<6
腎臓 (クレアチニン mg/dL) (1 日尿量)	<1.2	1.2~1.9	20~3.4	3.5~4.9 <500	>5.0 <200

MAP: 平均動脈圧 (収縮期血圧-拡張期血圧)/3 ＋ 拡張期血圧　DOA: ドーパミン
DOB: ドブタミン　AD: アドレナリン　NAD: ノルアドレナリン　γ: μg/kg/分

【参考文献】

1) Singer M, Deutschman CS, Seymour CW, et al. The Third International Consensus Definitions for Sepsis and Septic Shock (Sepsis-3). JAMA. 2016; 315 (8): 801-10.

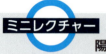

陽性血液培養ボトルのパターンから原因菌を推定する

　陽性となった血液培養ボトルのタイプ（好気 or 嫌気）から原因菌を推定できることがあります．微生物学的に細菌は，『偏性嫌気性菌』，『偏性好気性菌』，『通性嫌気性菌』の3つに分類されます．偏性嫌気性菌は嫌気環境"のみ"で発育でき，一方偏性好気性菌は好気環境"のみ"で発育できます．通性嫌気性菌は，どちらかというと嫌気環境の方が発育しやすいですが好気環境でも発育することができます．これらの細菌の特徴を用いて，血液培養の陽性パターンと予想される細菌を下記に示します 表5-8 ．

表5-8　血液培養ボトルの陽性パターンと予想される細菌

細菌	血液培養ボトル陽性パターン	
	好気ボトル	嫌気ボトル
<通性嫌気性菌> ブドウ球菌，レンサ球菌，肺炎球菌，腸球菌，大腸菌，クレブシエラ，セラチア，その他の腸内細菌など	(＋)	(－)
	(－)	(＋)
	(＋)	(＋)
<偏性好気性菌> ミクロコッカス，緑膿菌，マルトフィリア，セパシア，アシネトバクターなど	(＋)	(－)
<偏性嫌気性菌> ペプトストレプトコッカス，クロストリジウム，バクテロイデス，プレボテラ，フゾバクテリウムなど	(－)	(＋)

　例外はありますが，基本的にグラム陰性桿菌が嫌気ボトルのみから生えた場合には，緑膿菌のような偏性好気性菌の可能性は除外されます．また同様に，好気ボトルのみから細菌が生えた場合には，偏性嫌気性菌の可能性を否定することができます．

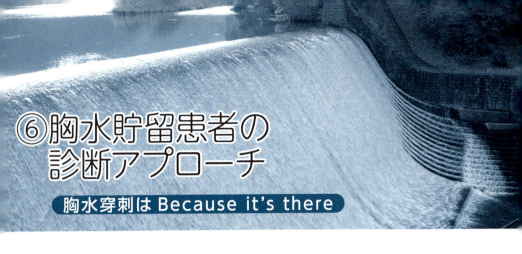

⑥ 胸水貯留患者の診断アプローチ

胸水穿刺は Because it's there

- ▶ 胸水評価の最初のステップは病歴と身体診察から胸水貯留を疑うことである．
- ▶ 胸水穿刺のルーチン項目として，pH，蛋白，LDH，糖，細胞数と細胞分画，グラム染色，抗酸菌染色，一般細菌培養，抗酸菌培養，細胞診，ADA がある．その他の項目は症例によって適宜追加する．
- ▶ 胸水分析は，まず Light 基準を用いて漏出性と滲出性の鑑別を行う．
- ▶ 感染が疑われる場合，胸水の pH，糖，LDH，グラム染色からドレナージが必要かを判断する．
- ▶ 結核性胸膜炎の診断において，ADA は優れたサロゲートマーカーである．

　胸水は感染症から非感染症まで，さまざまな原因で貯留します．病歴および身体所見から胸水性状のあたりはつけられるものの，結局，抜いてみないとわかりません（厄介なことに抜いてみてもわからないこともあります）．イギリスの登山家であるジョージ・マロリーが，「なぜ，エベレストに登りたかったのか？」と問われて「Because it's there（そこにエベレストがあるから）」と答えたことは有名です．

　胸水穿刺の理由も，

「Because it's there」

ですが，胸水穿刺にもリスクがあるため，どういった situation で抜くべきな

のか，また逆にどういった situation であれば抜くべきでないのかを慎重に判断する必要があります（登山も一緒ですね．あ，私は経験ありませんが…）．

　感染症内科へのコンサルテーションでは，特に肺炎随伴性胸水におけるドレナージの要否判断の症例や結核性胸膜炎が疑われる症例が多いのですが，胸水検査の結果から感染症以外の原因も含めて検討することが求められます．

　この項では胸水の診断アプローチ法とその分析について解説します．

【総論】

▶1. 胸水貯留のメカニズム

　胸腔内には正常な状態でも数 mL の胸水が存在し，壁側胸膜と臓側胸膜の間の潤滑剤としての役割を担っています．

胸水の過剰な貯留は『生成』と『吸収』の不均衡によって生じます．

胸水貯留のメカニズムとしては，

> **1）肺毛細血管圧の上昇（例：心不全）**
> **2）肺毛細血管透過性の亢進（例：肺炎）**
> **3）胸腔内圧の低下（例：無気肺）**
> **4）血漿膠質浸透圧の低下（例：低アルブミン血症）**
> **5）胸膜の透過性の亢進とリンパ流の閉塞（例：胸膜の悪性腫瘍もしくは感染症）**
> **6）横隔膜欠損（例：肝性胸水）**
> **7）胸管損傷（例：乳び胸）**

が，挙げられます．

　成人においては心不全，悪性腫瘍，肺炎，結核，肺塞栓症が原因としてよく見られます[1]．

▶2. 胸水評価の最初のステップ

　まずは，

病歴と身体診察から胸水が存在しているかを判断します 表6-1 [1]．

　胸水による症状は基礎疾患に依存するため幅広いですが，呼吸困難，咳嗽，胸膜痛はよく見られる症状です．身体診察においては，打診での濁音，触覚振盪音の減弱・消失，呼吸音の低下を認めます（ミニレクチャー：打診と聴性打診を参照）．病歴・症状・所見から胸水が疑われる場合，まずは胸部単純 X 線写真（正面・

表6-1　胸水貯留を疑う病歴・所見・症候

病歴	原因
腹部手術歴	術後胸水，横隔膜下膿瘍，肺塞栓
アルコール依存症もしくは膵疾患	膵性胸水
人工気胸術	結核性膿胸，膿胸関連リンパ腫，trapped lung[※1]
石綿曝露	中皮腫，良性石綿胸水
がん	悪性腫瘍
心臓手術もしくは心臓外傷	CABG[※2]後二次性胸水，Dressler 症候群
慢性血液透析	心不全，尿毒症性胸水
肝硬変	肝性胸水，特発性細菌性膿胸
出産・分娩	分娩後胸水
食道拡張術もしくは内視鏡	食道破裂
HIV 感染症	肺炎，結核，リンパ腫，カポジ肉腫
薬剤	薬剤誘発性胸水
胸膜への遠隔病変の炎症波及	trapped lung
関節リウマチ	リウマチ性胸膜炎，偽性乳び胸
ゴナドトロピンによる過剰排卵	卵巣過剰刺激症候群
SLE	ループス胸膜炎，肺炎，肺塞栓
外傷	血胸，乳び胸，
所見	**原因**
腹水	肝性胸水，卵巣がん，Meigs 症候群
労作時呼吸困難，起坐呼吸，末梢の浮腫，JVP の上昇	心不全，収縮性心外膜炎
心膜摩擦音	心外膜炎
片側性の下肢の腫脹	肺塞栓症
黄色い爪とリンパ浮腫	yellow nail 症候群
症候	**原因**
発熱	肺炎，膿胸，結核
喀血	肺がん，肺塞栓症，結核
体重減少	悪性腫瘍，結核，嫌気性菌による肺炎

※1　肺の拡張が障害されることで，胸腔ドレナージ後の Space を埋めることができない状態
※2　冠動脈バイパスグラフト術後

(Porcel JM, et al. Am Fam Physician. 2006; 73 (7): 1211-20)[1]

表6-2　胸部単純 X 線写真と胸水量の目安

胸部 X 線異常	胸水量の目安
側面像で肋骨横隔膜角の鈍化	50 mL
正面像（PA）で肋骨横隔膜角の鈍化	200 mL
横隔膜不鮮明化	500 mL

(Blackmore CC, et al. Acad Radiol. 1996; 3 (2): 103-9)[2]

側面）での評価を行います．胸部 X 線の異常所見と胸水量の目安は，表6-2 [2] に示します．ちなみに，日本では肋骨横隔膜角（CP angle）の鈍化を"dull"と表現しますが，海外では"blunt"と表現するようです．湘南鎌倉病院のブランチ先生に教えてもらいました．

▶3. 胸水診断のアプローチ法

胸水貯留を認めたら，
まず両側性か片側性かを判断します.

胸水診断のフローチャートを 図6-1 に示します[3,4]. 両側性胸水貯留の原因は，心不全が最も多く[5]，明らかに心不全を疑う背景があれば，特別な事情 表6-3 [1] を除いて穿刺は不要です. まずは利尿薬などで心不全に対する治療を行い，反応をみます. 明らかに肝不全や腎不全があるような場合も同様です. なお，心不全では両側性になることが一般的でありますが，片側性胸水になることも知られていて 図6-2 [6]，病歴と症状・所見をもとに判断することが重要と思われます. また，肝硬変による胸水は右片側となることが多いようですが，両側性になることもあるようです[7].

▶4. 胸腔穿刺の実施とルーチン項目・至適検体量

安全に胸腔穿刺を実施できる胸水貯留量は，側臥位 X 線，超音波検査および CT 検査で**最低 1 cm 以上**とされています[1]. 特に胸水が少量だったり，多房化していて穿刺困難が予想される場合は，超音波ガイド下に行うことで穿刺に伴うリスク（気胸，血胸など）を最小限にすることができます. 積極的に超音波を活用しましょう.

診断的胸水穿刺は 21 G 針と 50 mL のシリンジで行います. 項目に関してはルーチンでは，

> **pH，蛋白，LDH，糖，細胞数と細胞分画，グラム染色，抗酸菌染色，一般細菌培養，抗酸菌培養，細胞診，ADA**

を提出します[1,4]. これ以外の項目は症例毎に選べばよいでしょう.
至適検体量はそれぞれ，

> **1）細菌: 10 mL，血液培養ボトル（好気・嫌気）に検体をそれぞれ 5 mL ずつ注入します**
> **2）生化学: 2〜5 mL**
> **3）細胞診: 残り全部，20〜40 mL**

とされています[4].

胸水中の細胞数と細胞分画は，抗凝固薬の入った容器（例：EDTA の入った

⑥ 胸水貯留患者の診断アプローチ

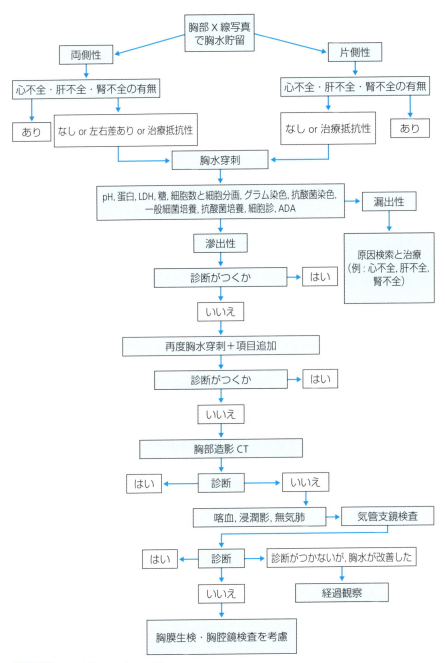

図6-1 胸水診断のアプローチ法
（文献 3,4 より）

表6-3 心不全患者で胸腔穿刺をしたほうが良い場合

1) 発熱もしくは胸膜痛あり
2) 片側胸水もしくは左右で著しく量が異なる
3) 心拡大と胸水が関連していない
4) 心不全治療に胸水が反応しない

(Porcel JM, et al. Am Fam Physician. 2006; 73 (7): 1211-20)[1]

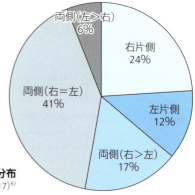

図6-2 心不全による胸水貯留の分布
(Wong CL, JAMA. 2009; 301 (3): 309-17)[6]

採血管）に入れましょう．抗凝固薬が入っていないと凝固してしまい，結果が不正確になってしまう可能性があります．同様に，細胞診では，細胞同士の癒着を防ぐ目的で抗凝固剤（例：クエン酸ナトリウム）を入れると良いでしょう．

後述しますが，感染が疑われる場合の胸水において，ドレナージの判断基準となる項目は特に重要です（pH，糖，LDH，グラム染色）．pHに関しては，血液ガス用のシリンジに0.5～1.0 mLを入れて血液ガス分析器で測定します（必ず血液ガス用シリンジに入れてください．普通のシリンジだと中で凝固してしまい故障の原因になることがあります）．糖はすぐ参照できるように少量をデキスターでチェックすると良いでしょう．またグラム染色用に1～2 mLを別に取り分けておくと塗抹するのに便利です．

胸水の培養は検出率を上げるために血液培養ボトルに入れるようにしましょう．

Menziesら[8]，従来通りの培養に加えて胸水を血液培養ボトルに入れて培養すると陽性率が37.7％から58.5％に上昇したと報告しています．菌種に関しては，特にレンサ球菌とグラム陰性桿菌で検出率が上昇するようです．なお，注入量自体（2 mL，5 mL，10 mL）は陽性率に影響がないようで，嫌気・好気ボトルで5 mLずつあれば十分です．

▶5. 胸水の外観と臭い

胸水の外観と臭いが診断に役立つことがあります．表6-4[4]に胸水の外観・臭いとその原因についてまとめます．

表6-4	胸水の外観・臭いとその原因

胸水の特徴	疑われる原因
腐敗臭	嫌気性菌による膿胸
アンモニア臭	尿胸（urinothorax）
食物残渣	食道破裂
胆汁色	胆道瘻
乳白色	乳び胸/偽性乳び胸
アンチョビペースト	アメーバ肝膿瘍の破裂

(Hooper C, et al. Thorax. 2010；65 Suppl 2：ii4-17)[4]

▶6. 漏出性胸水と滲出性胸水の鑑別

胸水分析は，まず

『漏出性』と『滲出性』の鑑別からはじめます．

滲出性胸水は，Light 基準 表6-5 を用いて分類することができます．Light
基準は非常に高い感度で滲出性胸水を検出しますが，特異度が比較的低いため，
10〜30％の漏出性胸水を滲出性胸水と誤って解釈してしまう可能性があります
表6-6 [9]．うっ血性心不全患者さんで，利尿薬が使用されていると漏出性胸水
が（偽性）滲出性胸水となってしまうことが知られています 表6-7 [10]．

表6-5	Light 基準

胸水蛋白/血清蛋白＞0.5
胸水 LDH/血清 LDH＞0.6
胸水 LDH が血清 LDH 上限値の 2/3 以上

（上記の 3 項目のうち少なくとも 1 項目を満たせば滲出性，いずれも満たさなければ漏出性
と判断する）

表6-6	Light 基準の診断性能

	感度	特異度	陽性尤度比	陰性尤度比
Light 基準	98.3%	76.1%	4.1	0.02

(Porcel JM, et al. Chest. 1999；116（6）：1833-6)[9]

表6-7	利尿薬投与前後での胸水検査所見の変化

	利尿薬投与前	利尿薬投与後
TP	2.3±0.7 g/dL	3.3±0.9 g/dL
Alb	1.3±0.4 g/dL	1.8±0.6 g/dL
LDH	177±62 IU/L	288±90 IU/L

(Romero-Candeira S, et al. Am J Med. 2001；110（9）：681-6)[10]

表6-8 滲出性胸水判定における胸水蛋白と血清蛋白の比

胸水蛋白/血清蛋白	陽性尤度比
≧0.71	93.03
0.66–0.70	31.81
0.61–0.65	4.24
0.56–0.60	3.58
0.51–0.55	1.50
0.46–0.50	0.48
0.41–0.45	0.27
0.36–0.40	0.15
0.31–0.35	0.07
≦0.30	0.04

(Heffner JE, et al. Am J Respir Crit Care Med. 2003: 167 (12): 1591–9)[12]

表6-9 漏出性胸水の原因

よく見られる原因
左心不全
肝硬変

あまり見られない原因
低アルブミン血症
腹膜透析
甲状腺機能低下症
ネフローゼ症候群
僧帽弁狭窄症

まれな原因
収縮性心膜炎
Urinothorax
Meigs 症候群

(Hooper C, et al. Thorax. 2010: 65 Suppl 2: ii4–17)[4]

表6-10 滲出性胸水の原因

よく見られる原因
悪性疾患
肺炎随伴性胸水
結核

あまり見られない原因
肺塞栓症
関節リウマチや他の自己免疫性胸膜炎
良性のアスベストによる胸水
膵炎
心筋梗塞後
CABG 後

まれな原因
Yellow nail 症候群（と他のリンパ管疾患，例: リンパ脈管筋腫症）
薬剤
真菌感染

(Hooper C, et al. Thorax. 2010: 65 Suppl 2: ii4–17)[4]

　はじめに Light 基準を用いて確認し，次にその他の基準を参照するのが良いでしょう．その他の基準として，**血清アルブミンと胸水アルブミンの差**が 1.2 g/dL を超えれば，漏出性胸水とするもの（感度 89％，特異度 87％）[11] や，滲出性胸水判定のための**胸水蛋白と血清蛋白比**があります **表6-8** [12]．

　漏出性胸水と滲出性胸水の原因は **表6-9** と **表6-10** に示します[4]．

▶7. 胸水検査の項目について

以下，胸水検査の項目について述べます．その他の項目については，各論で考察します．

1）胸水の細胞分画

胸水の細胞分画は鑑別診断に有効ですが，いずれも**疾患特異的なものではありません**．また，長期間にわたって存在する胸水はどのようなものでもリンパ球優位になる傾向があります．一方，好中球優位の胸水は急性変化と関連しています．図6-3　図6-4　表6-11 に好中球優位・リンパ球優位の胸水の頻度と原因に関してお示しします[4,13]．

胸水中の好酸球が10%以上であれば，好酸球増多と定義されます（Koss基準）[14]．好酸球増多を伴う胸水の原因としては，気胸，血胸が多いですが，**非特**

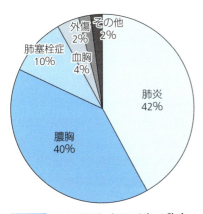

図6-3 **好中球優位（>50%）の胸水**
(Zablockis R, et al. Medicina (Kaunas). 2002; 38 (12): 1171-8)[13]

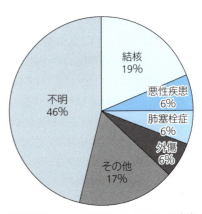

図6-4 **リンパ球優位（>50%）の胸水**
(Zablockis R, et al. Medicina (Kaunas). 2002; 38 (12): 1171-8)[13]

表6-11 **リンパ球優位（>50%）の胸水の原因**

悪性疾患（転移性腺がんや中皮腫を含む）
結核
リンパ腫
心不全
CABG後
リウマチ性胸水
乳び胸
尿毒症性胸水
サルコイドーシス
Yellow nail 症候群

(Hooper C, et al. Thorax. 2010; 65 Suppl 2: ii4-17)[4]

異的な所見であり，その他に肺炎随伴性胸水，薬剤，良性アスベストーシス，好酸球性多発血管炎性肉芽腫症（チャーグストラウス症候群），リンパ腫，肺梗塞，寄生虫疾患でも上昇することが知られています[1]．また，一つのケースシリーズでは[14]，60人中の好酸球性胸水の37％が悪性腫瘍であったと報告されています．

2）pH

胸水の感染が疑われる場合に，胸水中のpHはドレナージの必要性を判断するのに重要な項目の一つで，肺炎随伴性胸水では**pH<7.2**が指標となります．胸水のアシドーシスは，局所の代謝活性の亢進によって起こる乳酸と炭酸ガスの生成を反映します．また，糖の消費が亢進し続けることで，low pH，low glucoseとなります[4]．

胸水のアシドーシス（pH<7.30）は，**悪性胸水，complicatedの肺炎随伴性胸水，膿胸，膠原病（特に関節リウマチ），結核性胸膜炎，食道破裂**が原因となります[15]．

悪性胸水のアシドーシスは生存期間の短縮と進行度，胸膜癒着術の失敗と関連しています[16]．417人の悪性胸水を有する患者さんのメタ分析においては[17]，pH>7.28の生存期間の中央値は4.3か月で，3か月生存率が61.6％であったのに対して，pH<7.28の生存期間の中央値は2.5か月で，3か月生存率は38.9％と，pHの低さが予後不良と関連していました．

肺炎随伴性胸水のメタ分析において[18]，**pHが糖，LDHよりも診断性能に優れており**（ROC曲線のAUCはそれぞれ0.92，0.84，0.82）（Memo 1　ROC曲線とは参照），pH<7.2が最もcomplicatedとの鑑別の指標となりました．

検体採取時に注意すべき点としては，airと局所麻酔薬の混入を防ぐことです．胸水にairが混入すると，pHが平均0.08以上上昇し，0.2 mLのリドカインが混入すると平均でpHは0.15低下してしまいます[19]．手技の際には，この点を意識しましょう．

Memo 1

ROC曲線とは

縦軸に感度，横軸に1-特異度としてプロットした曲線のことです．ROC曲線下の面積の割合（area under the curve：AUC）が大きいほど診断性能が優れた検査といえます（1.0が最も優れた検査を示す値です）．

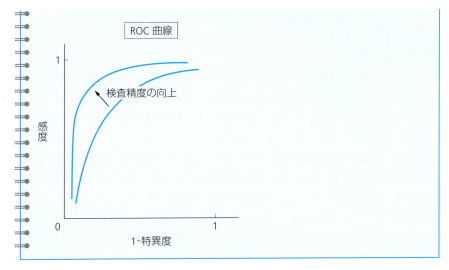

3）糖

　糖は胸膜と血清を自由に拡散することができるため，健常時には胸水中の糖と血糖は同じ濃度になります[4]．胸水中の糖低値（<61.2 mg/dL）は，complicatedの肺炎随伴性胸水，膿胸，関節リウマチ，結核性胸膜炎，悪性胸水，食道破裂と関連しており，非常に糖が低い場合（<28.8 mg/dL）は，関節リウマチと膿胸を考えます[4]．ドレナージの基準として，糖が低いことは指標の一つになりますが，前述のとおり，pHよりは正確性に劣ります[18]．

4）細胞診

　胸水細胞診の平均感度は約60％と報告されています[4]．Garciaらの胸水細胞診の研究では[20]，初回で陽性となるのは65％で，2回目は27％，3回目は5％，4回目で2％であったと報告されており，3回以上の採取での陽性率が低くなります．初回細胞診が陰性で，それでも悪性疾患が疑われるのであれば，2回は胸水穿刺を行うべきと考えます．細胞診の診断性能は標本作製とcytologistの経験，そして腫瘍のタイプに依存し，診断率は中皮腫，扁平上皮がん，肉腫よりも腺がんで高いことが知られています[4]．

　検査に必要な量は，他の項目で残った胸水全部，もしくは20～40mLが推奨されます．悪性腫瘍の診断に必要な胸水量の研究では[21]，10 mL，60 mL，150 mLで比較し，60 mLあれば150 mL以上採取した場合と診断性能に差がないことが報告されています（それぞれ，感度：48.7％，62.8％，69.2％）．そのため，初回の細胞診の際に最低限の20～40 mLの胸水を提出して，初回が陰性で，なお悪性腫瘍が疑われるときは2回目に量を増やす方法が考慮されます．なお，

初回の穿刺が治療と診断を兼ねている場合には，60 mL 以上を提出すると良い
でしょう．

5）アミラーゼ

胸水のアミラーゼやアイソザイムのルーチンでの測定は不要ですが，食道破裂
や膵疾患に関連する胸水が疑われる場合には有効です．

胸水中のアミラーゼの上昇は，**血清の正常上限値を超えるか，もしくは胸水ア
ミラーゼ/血清アミラーゼ＞1.0** と定義されます[22]．胸水中のアミラーゼは，急
性膵炎，膵仮性嚢胞，食道破裂，異所性妊娠の破裂，胸膜悪性腫瘍（特に腺がん）
で上昇します[23,24]．約10％の悪性胸水で胸水中のアミラーゼの上昇を認めるこ
とがありますが[25]，ルーチンに測定する意義はありません[26]．なお，アミラー
ゼが上昇している症例において，アイソザイムを分析することは有用ですが，全
ての検査室で利用可能な検査ではありません．通常，唾液アミラーゼの上昇は食
道破裂で，膵アミラーゼの上昇は膵疾患で上昇します[4]．なお，急性膵炎に伴う
胸水の出現率は50％を超え，胸水を伴う症例はより重症で，その後仮性嚢胞を
形成する症例が多い傾向にあります[27]．

6）腫瘍マーカー

胸水腫瘍マーカーは，ルーチンでの評価には向きません．

Porcel らの腫瘍マーカーの診断性能の研究では，腫瘍マーカー（CEA，CA
125，CA 15-3，CYFRA 21-1）の特異度を100％の値（それぞれ，≧50 ng/
mL，≧2,800 U/mL，≧75 U/mL，≧175 ng/mL）に定めた際の感度は，各腫
瘍マーカーを組み合わせて用いても54％と低く，陰性であっても否定の材料に
は使用できません[28] 表6-12 ．Shitrit ら[29]の腫瘍マーカー（CEA，CA 125，
CA 15-3，CYFRA 21-1，CA 19-9）の診断性能の研究でも，CA 125 を除い
て，他の腫瘍マーカーは，特異度は比較的高いものの，感度が低い検査であるこ
とが報告されています 表6-13 ．

胸水腫瘍マーカーは感度が低いため，スクリーニングには適さず，悪性疾患が

表6-12　胸水中の腫瘍マーカーの診断性能

腫瘍マーカー	感度	陰性尤度比	AUC
CEA≧50 ng/mL	29%	0.71	0.72
CA 125≧2,800 U/mL	17%	0.83	0.65
CA 15-3≧75 U/mL	30%	0.70	0.73
CYFRA 21-1≧175 ng/mL	22%	0.78	0.68
上記組み合わせ	54%	0.46	N/A

（Porcel JM, et al. Chest. 2004; 126（6）: 1757-63）[28]

表6-13 胸水中の腫瘍マーカーの診断性能

腫瘍マーカー	カットオフ値	感度	特異度	陰性尤度比	陰性適中率
CEA	0〜5 ng/mL	63.6%	98.6%	0.64	81.6%
CYFRA 21-1	0〜3.3 ng/mL	59.1%	80.5%	0.51	76.3%
CA 15-3	0〜30 U/mL	41.5%	96.9%	0.60	72.1%
CA 19-9	0〜37 U/mL	25%	100%	0.75	68.6%
CA 125	0〜35 U/mL	97.7%	5.5%	0.42	80%

(Shitrit D, et al. Oncologist. 2005; 10 (7): 501-7)[29]

疑われる際のみに提出するのがよいでしょう.

▶8. 胸部造影 CT

胸水が完全にドレナージされる前に胸部造影 CT で胸膜の評価を行うことは,胸膜の異常を評価するために重要です.診断のついていない滲出性胸水の診断における良性疾患と悪性疾患の鑑別や,膿胸の診断などに活用することができます.まず,胸膜疾患の良悪性の鑑別においては,

①胸郭を一周する胸膜肥厚　　③1 cm を超える胸膜肥厚
②胸膜結節　　　　　　　　　④胸膜肥厚が縦隔まで波及

が,悪性所見に比較的特異性が高い所見として知られています 表6-14 [30].

表6-14 胸膜疾患における良悪性の鑑別

所見	感度	特異度	陽性尤度比	陰性尤度比
胸郭を一周する胸膜肥厚	41%	100%	∞	0.59
胸膜結節	51%	94%	8.5	0.52
1 cm を超える胸膜肥厚	36%	94%	6.0	0.68
胸膜肥厚が縦隔まで波及	56%	88%	4.6	0.50

(Leung AN, et al. AJR Am J Roentgenol. 1990; 154 (3): 487-92)[30]

また,膿胸に特徴的な所見としては,

①胸膜の造影効果
②3 mm 以上の胸膜肥厚
③3 mm 以上の胸膜外肋骨下組織の肥厚

が挙げられます 図6-5 [31].なお,胸水内の air は隔壁の存在を示唆し,隔壁があるとドレナージ失敗のリスクが高くなります [4,32].

⑥ 胸水貯留患者の診断アプローチ

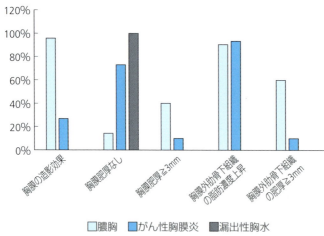

図6-5 造影 CT の所見
(Waite RJ, et al. Radiology. 1990；175（1）：145-50)[31]

【各論】

 感染症と非感染症が原因による胸水貯留

▶1. 結核性胸膜炎

　結核性胸膜炎はリンパ球優位の胸水を呈しますが，診断は非常に悩ましいことが多いです．結核性胸膜炎は，直接的な細菌の胸膜への浸潤と炎症惹起による細菌性胸膜炎と違って，抗酸菌に対するIV型アレルギー反応によって生じます．そのため，直接的に菌が悪さをしているわけではないことを反映して，**胸水の抗酸菌塗抹の感度は5％未満と非常に低く，培養陽性となるのはたった10〜20％のみです**[33]．一方で，胸腔鏡下胸膜生検での培養陽性率は70％を超え，胸膜組織の乾酪性肉芽腫と培養を組み合わせた際の全診断感度は100％に近づきます[34]．胸水のADA（adenosine deaminase）やインターフェロンγといった検査が診断の補助として用いられますが，**診断のゴールドスタンダードは，同定と薬剤感受性を確認できる培養検査であり**，胸水検査が陰性であっても疑わしい状況であれば，胸膜生検，胸腔鏡検査といった侵襲的検査まで考慮すべきです．

1）ADA（adenosine deaminase）

　結核性胸膜炎において，リンパ球中のADAが上昇することが知られていて，ADAが結核性胸膜炎診断のサロゲートマーカー（代用マーカー）として用いら

れています．ADAは安価で，迅速に検査することができます．結核性胸膜炎の診断に対するADAの研究は多く，ADAは高い感度を有しており，ADAが低値であれば結核性胸膜炎を否定することができます 表6-15 [35]．また，63の研究のメタ解析においても，ADAの診断性能は，感度92%，特異度90%，陽性尤度比は9.0，陰性尤度比は0.10と比較的優れています[36]．一方で，ADAは膿胸，関節リウマチ，たまに悪性腫瘍でも上昇することが報告されています．ADAが著明に高値（≧100 IU/L）である場合，膿胸や悪性リンパ腫関連の胸水の割合が増え，逆に結核性胸膜炎の診断は考えにくいとする報告もあります[37]．

表6-15 **結核性胸膜炎における胸水中のADA**

ADA値	感度	特異度	陽性尤度比	陰性尤度比	陽性的中率	陰性的中率
>15 U/L	100%	41%	1.71	0.00	61	100
>26 U/L	99%	72%	3.55	0.01	77	99
>30 U/L	98%	76%	4.19	0.03	80	98
>39 U/L	95%	83%	5.56	0.06	84	95
>45 U/L	91%	85%	5.90	0.11	85	91
>60 U/L	83%	87%	6.12	0.20	85	84
>80 U/L	53%	90%	5.34	0.52	83	67
>100 U/L	27%	94%	4.27	0.78	80	58
>140 U/L	4%	97%	1.42	0.99	57	52

（Neves DD, et al. Braz J Infect Dis. 2004; 8（4）: 311-8）[35]

2) インターフェロンγ

インターフェロンγは，商用ベースでは利用できませんが，優れた診断精度を持ちます．Valdésらの研究では[38]，カットオフ値を140 pg/mLとした際に，感度94.2%，特異度91.8%であったとされています．また，22の研究のメタ分析においては，感度89%，特異度97%であったと報告されており，ADA同様の診断性能といえます[39]．

▶2. 肺炎随伴性胸水と膿胸

肺炎随伴性胸水に伴う胸水の分析は診断と治療の指針となるため重要です[40]．

Memo 2
肺炎随伴性胸水は日没まで放っておくな

1989年のChest誌においてSahnらは[55]，「The sun should never set on a parapneumonic effusion（肺炎随伴性胸水は日没まで放っておくな）」と述べています．

臨床的に，肺炎随伴性胸水は，

①単純性（uncomplicated）：抗菌薬治療単独で後遺症なしに改善
②複雑性（complicated）：膿胸への進行を防ぐためにドレナージが必要
③膿胸：肺炎随伴性胸水の最終段階

に分類され，早期の抗菌薬治療が肺炎の進行と肺炎随伴性胸水への進行を予防することができます．未治療もしくは不適切に治療された肺炎随伴性胸水の経過を 図6-6 に示します[40]．肺炎随伴性胸水は肺炎が進行段階にあることを意味するため，肺炎随伴性胸水があることで死亡率が上昇します．肺炎随伴性胸水の最終段階である膿胸の死亡率は5～30％と報告されていますが，基礎疾患により異なります[41]．

通常，複雑性もしくは膿胸は，抗菌薬治療単独では治癒が困難であるため，ドレナージの適応です．各肺炎随伴性胸水の所見を 表6-16 に示します[40]．

ドレナージを考慮する病態として，複雑性と膿胸以外に，

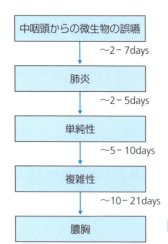

図6-6 肺炎と肺炎随伴性胸水の経過
(Sahn SA, et al. Clin Infect Dis. 2007; 45 (11): 1480-6)[40]

表6-16 肺炎随伴性胸水の所見

特徴	単純性	複雑性	膿胸
外観	わずかに濁っている	濁っている	膿性
pH	>7.30	<7.20	N/A
糖	>60 mg/dL	<40 mg/dL	
胸水糖/血糖	>0.5	<0.5	N/A
LDH	<700 U/L	>1000 U/L	N/A
多核白血球数	<15,000/μL	>25,000/μL	N/A
培養検査	通常陰性	陽性になる可能性あり	陽性になる可能性あり

(Sahn SA. Clin Infect Dis. 2007; 45 (11): 1480-6)[40]

---

① 肺炎の症状が長引いている
② 合併症がある
③ 抗菌薬治療に反応しない
④ 嫌気性菌が関与している
⑤ 胸水が片側50%を超える
⑥ 多房化している
⑦ air-fluid level を認める

上記があります[40].

ドレナージが効果ない場合は,

ビデオ補助下胸部手術(VATS)を遅れがないように実施すべきです.

友人の星ヶ丘医療センター呼吸器外科の百武 威先生が,ご自身のレクチャーでこれをメッチャ強調しておられました.ドレナージが効果ない場合はもう外科疾患＞内科疾患ということですね.ぐちゃぐちゃになった胸腔を見続けた外科医が言うのだから間違いないです.

▶ 3. 膠原病

胸水分析において,少し感染症以外のお話もします.鑑別は重要ですからね.膠原病による胸水としては,関節リウマチと SLE が最も一般的です 表6-17 [42].胸水貯留の機序としては自己免疫性胸膜炎,腎・心疾患,血栓症,もしくは薬剤によって二次的に生じます[4,42].

表6-17 胸水貯留をきたす膠原病・自己免疫疾患

関節リウマチ,SLE,シェーグレン症候群,強皮症,混合性結合組織病,強直性脊椎炎,皮膚筋炎/多発筋炎,多発血管炎性肉芽腫症(Wegener 肉芽腫症),好酸球性多発血管炎性肉芽腫症(チャーグストラウス症候群),ベーチェット病,サルコイドーシス,好酸球増多筋痛症候群,好酸球性筋膜炎,巨細胞性動脈炎,川崎病,スティル病,結節性多発動脈炎,多発性血管炎重複症候群など

(Ferreiro L, et al. Arch Bronconeumol. 2011; 47 (7): 361-70)[42]

⑥ 胸水貯留患者の診断アプローチ

1) 関節リウマチ関連胸水

関節リウマチ自体は女性に多い疾患ですが，**関節リウマチに関連した胸水は男性で多くなります**．また実際に，関節リウマチ人口における年間の関節リウマチ関連胸水の発生率は，女性が0.34％なのに対し，男性では1.54％と報告されています[43]．慢性的な関節リウマチによる胸水は，**偽性乳び胸水**を呈します．偽性乳び胸水は，コレステロール結晶が沈着することによって生じます．色は乳び胸水と同様に乳白色ですが，胸水中のコレステロール値と中性脂肪値で鑑別することができます　**表6-18**[4]．通常，乳び胸ではコレステロール値が低値なのに対して，偽性乳び胸水では高値を呈します（＞200 mg/dL）．

関節リウマチに関連する慢性の二次性胸水の多くは糖低値（＜29 mg/dL）となり，糖が＞29 mg/dL となることはまれです[4]．そのため糖が高値の場合は，関節リウマチにおける胸水は否定的といえます．80％の関節リウマチにおいて，胸水糖/血糖は0.5未満で，pH は7.3未満となりますが[4]，急性のリウマチ性胸膜炎では，糖とpH が正常となることもあります[44]．

表6-18　乳び胸水と偽性乳び胸水

特徴	偽性乳び胸水	乳び胸水
中性脂肪		＞110 mg/dL
コレステロール	＞200 mg/dL	通常低値
コレステロール結晶	しばしば存在する	なし
カイロミクロン	なし	通常存在する

(Hooper C, et al. Thorax. 2010; 65 Suppl 2: ii4-17)[4]

2) SLE 関連胸水

胸膜炎は SLE 患者さんの5～10％で初発徴候となりますが，早期の SLE の所見としては25～30％にしか認められません[4]．50％の患者さんにおいて，高い頻度で少量・両側性となります[45]．SLE の胸水は滲出性胸水となりますが，他の滲出性胸水との鑑別に決定的な検査は存在せず，生化学的特徴で鑑別することは困難です．また，胸水中の抗核抗体が上昇することが報告されていますが，血清濃度を反映しているだけで，通常診断には役立ちません[4]．

▶4. 肺塞栓症

肺塞栓症による胸水は，滲出性胸水で，Stein らは，肺塞栓症患者さんの48％で胸部X線上に胸水を認めたと報告しています[46]．また，肺塞栓症の胸水は通常少量片側ですが，中等量から多量，両側性となる場合もあります[47]．

▶5. 乳び胸水と偽性乳び胸水

　乳び胸水と偽性乳び胸水の鑑別方法については上述しました（関節リウマチ関連胸水を参照）．真の乳び胸水は通常，胸管損傷もしくは胸管の閉塞によって生じますが，ほとんど（約50%）は手術もしくは胸部外傷によって生じます[4,48] 表6-19 ．一方で，外傷がない症例の乳び胸を見た際には，特にリンパ腫のような縦隔病変の除外が必須になります．偽性乳び胸水の主な原因としては，関節リウマチと結核性胸膜炎があります[4]．

表6-19　**乳び胸水と偽性乳び胸水の原因**

乳び胸水	偽性乳び胸水
外傷：外科的手術（特に食道瘻造設術など後縦隔に関与するもの）， 　　　胸部外傷 悪性腫瘍：リンパ腫や転移性腫瘍 その他：リンパ管疾患（LAMを含む），結核，肝硬変，中心静脈閉塞， 　　　乳び腹水 特発性（約10%）	結核 関節リウマチ

(Hooper C, et al. Thorax. 2010; 65 Suppl 2: ii4-17)[4]

▶6. 良性石綿胸水と胸膜中皮腫

　石綿（アスベスト）関連疾患で胸水貯留をきたすものに，良性石綿胸水と胸膜中皮腫があります．良性石綿胸水は石綿の曝露から最初の20年で診断されることが一般的です．他の石綿関連疾患と比較して，潜伏期が短く，曝露用量に依存して発症します[49]．胸水は通常，少量で無症候性のことが多く，しばしば血性となります[50,51]．多くはびまん性の胸膜肥厚を残して，胸水自体は6か月以内に減少する傾向があります[50,51]．良性石綿胸水は長期のフォロー・アップが必要となりますが，特に胸痛を伴う胸水貯留と石綿曝露のある症例では，早期に胸腔鏡下での生検が推奨されます[4]．

　胸膜中皮腫の胸水マーカーとして，ヒアルロン酸が知られており，カットオフ値を 100,000 ng/mL と 150,000 ng/mL とした際にそれぞれの感度は44%，32%，特異度は96.5%，99.3%と報告されています[52]．

▶7. 診断がつかない胸水のマネジメント

　以上，感染症・非感染症の胸水の鑑別について述べてきましたが，胸腔鏡下生

検を含む正しいアプローチを行っているにもかかわらず滲出性胸水の原因がはっきりしないことがあります．Venekampらは，精査後も診断がつかない75人の胸水貯留患者さんの自然経過を調査した後ろ向き研究において[53]，2年のフォロー・アップで悪性腫瘍がわかったのはたった8.3％で，大多数（91.7％）は良性の経過を辿り，81.8％の症例で自然に寛解したと報告しています．そのため，きちんと精査された患者さんに限っては診断がつかなくとも慎重に経過観察のみでよいと考えられます．

一方，実際の臨床現場では，年齢や全身状態などから侵襲的検査ができない患者さんも一定数存在しており，このような場合には，特異的治療のある診断（結核，肺塞栓，リンパ腫，慢性心不全）を再度考慮する必要があります．また，このカテゴリにある患者さんの未診断の胸水の大多数は悪性経過によるものの可能性があり[4]，適切な経過観察が重要です．

糖尿病，高血圧症で近医通院中の65歳，女性．1か月前頃から37℃前半の微熱と倦怠感が出現した．
近医での胸部X線写真で右胸水貯留を指摘され，当院へ紹介となった．
【服用歴】シタグリプチン（ジャヌビア®）100 mg 1錠 分1，メトホルミン（メトグルコ®）250 mg 6錠 分3，グリメピリド（アマリール®）3 mg 1錠 分1，アムロジピン（アムロジン®）2.5 mg 1錠 分1
【生活歴】飲酒・喫煙：なし
【身体所見】血圧130/70 mmHg，脈拍80回/分・整，呼吸数18回/分，体温37.4℃，SpO$_2$ 96％（室内気）．
肺音は右側胸部と背部下部で低下．心音・腹部に明らかな異常所見なし．リンパ節腫脹なし．
下腿浮腫なし．関節に所見なし．
【胸部X線写真】正面像で右肋骨横隔膜角の鈍化と横隔膜の不鮮明化を認める．
【胸部CT】右胸水貯留，肺野に明らかな異常を認めず．
【血液検査】白血球9,200/μL，Hb 13.2 g/dL，血小板32.0万/μL，総蛋白5.6 g/dL，AST 30 U/L，ALT 28 U/L，LDH 285 U/L（血清の上限値240〜490 IU/L），ALP 340 U/L，尿素窒素21.0 mg/dL，クレアチニン0.8 mg/dL，Na 134 mEq/L，K 4.2 mEq/L，Cl 99 mEq/L，CRP 4.2 mg/dL，糖128 mg/dL，HbA1c 7.5％（NGSP）

⑥ 胸水貯留患者の診断アプローチ

外来で右胸水を穿刺したところ，以下の結果を得た．
【胸水検査】外観：淡黄色
pH 7.28，細胞数 1,340/mm³（リンパ球 64％），総蛋白 4.5 g/dL，LDH 1,458 IU/L，糖 32 mg/dL
ADA 57.5 U/L
グラム染色，抗酸菌染色では菌を認めず．
細胞診：クラス I

 W 先生，ちょうど良い所に．外来の患者さんなんだけれども，この胸水の所見どう考える？

 あ…はい（食堂に行くところだったのに）．えー，右に胸水が貯留してますね．

 うん，それで？

 うーん，胸水の鑑別苦手なんですよね….

 なるほど，そうしたらフローチャート見ながらやってみようか 図6-1 ．

 こんなのあるんですね．そうすると…，Light 基準だと滲出性になりますね．

 そうだね，じゃあ鑑別は？

 …テキスト見ますね．えーと， 表6-10 のどれか…だと思うのですが….

 そうしたら，Light 基準で使う項目以外にも注目してみようか．

 Light 基準に使う項目以外ですか？　今まで意識していませんでした．

 よし．じゃあ，まず細胞数と分画から見ていこうか．

 リンパ球優位の細胞数上昇ですね．

 いいね．リンパ球優位の胸水貯留には， 図6-4 にあるように結核，悪性疾患によるものが多いかな．と，いっても細胞分画は，そこまで疾患特異的なものではないからね．じゃあ，pH はどうかな？

低いですね…．アシドーシスですね．

OK．じゃあ，糖は？

　32 mg/dL ですよね．低いんじゃないですか？

　そうだね．胸水中のアシドーシスと，糖が低下する原因としては，複雑性肺炎随伴性胸水，膿胸，結核性胸膜炎，悪性胸水，関節リウマチ，あとは食道破裂があるね．さて，ここまでの結果から何を考える？

　病歴やその他の検査所見も考慮すると…結核性胸膜炎，悪性胸水でしょうか？

　そうだね．ちなみに，先生の中で結核性胸膜炎の確率ってどれくらい？

　うーん，60％くらいでしょうか．

　じゃあ，ADA の値に注目してみようか．

　ADA ですか…．えーと，表6-15 をみると，45 IU/L を超えているので陽性尤度比 5.90 ですね．

　じゃあ，ノモグラム（②章　感染症診療における臨床推論と問診，図2-2）で事後確率を確認してみて．

　80％超えました．結核性胸膜炎の可能性高そうです！　あ，でも抗酸菌染色は陰性ですよね？

　抗酸菌塗抹の感度は 5％未満と言われているんだ．なので，陰性でも否定はできないよ．ちなみに，培養の陽性率も 10～20％と低い．

　そうなんですね．じゃあ，もう治療開始でしょうか？

　臨床判断で治療せざるをえない症例もあるんだけど，できるだけ菌を証明して確定診断したいよね．感受性結果も参照できないし．喀痰や胃液での抗酸菌検査を追加して，それでも菌が証明できないようだったら，胸腔鏡検査での胸膜生検を検討しようか．

　その後，喀痰（3連痰）と胃液の抗酸菌の塗抹検査を行いましたがいずれも陰性でした．局所麻酔下で胸腔鏡検査を施行し，胸膜生検の培養検査で結核菌が検出され，結核性胸膜炎と診断されました．

診断 ▶ 結核性胸膜炎

症例 ②
陳旧性脳梗塞と繰り返す誤嚥性肺炎の既往のある80歳男性．普段のADLは寝たきりで，家人が主に介護をしている．来院2週間前からの37～38℃の発熱，咳嗽・喀痰を自覚していたが，本人の希望で病院受診をしなかった．来院当日の朝，ぐったりして呼びかけに対して反応が乏しかったため，救急車を要請し救急搬送となった．
【服用歴】シロスタゾール（プレタール®）100 mg 2錠 分2
【身体所見】ぐったりしている．意識JCS Ⅱ-10，血圧140/78 mmHg，脈拍102回/分・整，呼吸回数24回/分，体温38.2℃，SpO₂ 88%（室内気）．口腔衛生状態不良，口腔内・腋窩は乾燥している．肺音は右で呼吸音の低下を認め，左背部下部でpan-inspiratory crackles（coarse crackles）を聴取する．
【胸部X線写真】正面像で右肋骨横隔膜角の鈍化と横隔膜の不鮮明化を認める．左下肺野で浸潤影を認める．
【血液検査】白血球18,200/μL，Hb 10.2 g/dL，血小板48.0万/μL，総蛋白2.1 g/dL，AST 28 U/L，ALT 26 U/L，LDH 250 U/L（血清の正常上限値240～490 IU/L），ALP 340 U/L，尿素窒素48.0 mg/dL，クレアチニン1.2 mg/dL，Na 130 mEq/L，K 3.8 mEq/L，Cl 98 mEq/L，糖90 mg/dL，CRP 28.2 mg/dL
【喀痰グラム染色】Geckler 3，polymicrobial pattern（グラム陰性菌，グラム陽性菌を多数認める）

先生，救急外来の患者さんの入院の相談いいですか？

もちろん．どんな患者さん？

誤嚥性肺炎疑いの患者さんで，アンピシリン・スルバクタム（ユナシン®）で治療を開始しようと考えているのですが，よろしいでしょうか？

ふむふむ…．この患者さん，右は胸水貯まっていそうだね．

はい，まあ，肺炎なので肺炎随伴性胸水ではないでしょうか．

 この患者さん経過もちょっと長いよね…．よし，今から胸水抜いてみようか．

 あ，はい（めんどくさいなぁ…）．

 よし，じゃあ，ちょっとエコーあててみようか．…お！ これなら安全に穿刺できそうだね．

穿刺したところ，以下の結果を得た．
【胸水検査】外観：黄色混濁
pH 7.0, 細胞数 11,000/mm^3　好中球 90％, 総蛋白 1.2 g/dL, LDH 1,600 IU/L, 糖 0 mg/dL
グラム染色：白血球 3＋, polymicrobial pattern

 じゃあ，W 先生….

 大丈夫，わかっています．えっと，滲出性の胸水です．好中球優位の細胞数上昇，アシドーシスですね．糖は…0 mg/dL です！

 診断は？

 え，やっぱり，肺炎随伴性胸水じゃないですか？

 確かにそうなんだけど，もう一歩踏み込んで欲しい．肺炎随伴性胸水でも複雑性もしくは膿胸であればドレナージが必要なんだ． 表6-16 を見てごらん．

 あ…．この患者さんほとんど複雑性の基準を満たしますね…．

 その通り．さらに胸水のグラム染色で認めるような時もやはりドレナージが必要だ．と，いうわけでトロッカーの用意をしよう．もちろん，患者さんと家族に説明も忘れずにね．ドレナージが効果ない場合は，早期にビデオ補助下胸部手術（VATS）を検討しよう．

診断 ▶ 両側誤嚥性肺炎　＋　複雑性肺炎随伴性胸水

【参考文献】

<胸水貯留の診断的アプローチに関するレビュー>

1) Porcel JM, Light RW. Diagnostic approach to pleural effusion in adults. Am Fam Physician. 2006; 73 (7): 1211-20.

3) McGrath EE, Anderson PB. Diagnosis of pleural effusion: a systematic approach. Am J Crit Care. 2011; 20 (2): 119-27; quiz 128.

4) Hooper C, Lee YC, Maskell N; BTS Pleural Guideline Group. Investigation of a unilateral pleural effusion in adults: British Thoracic Society Pleural Disease Guideline 2010. Thorax. 2010; 65 Suppl 2: ii4-17.

<胸部単純 X 線写真と胸水量の目安>

2) Blackmore CC, Black WC, Dallas RV, et al. Pleural fluid volume estimation: a chest radiograph prediction rule. Acad Radiol. 1996; 3 (2): 103-9.

<両側胸水貯留患者の胸水穿刺は両方穿刺したほうがよいか>

5) Ferreiro L, San José ME, Gude F, et al. Unilateral or Bilateral Thoracocentesis for Bilateral Pleural Effusion. A Prospective Study. Arch Bronconeumol. 2016; 52 (4): 189-95.

<心不全での胸水貯留の分布>

6) Wong CL, Holroyd-Leduc J, Straus SE. Does this patient have a pleural effusion? JAMA. 2009; 301 (3): 309-17.

<肝硬変での胸水貯留の分布>

7) Cardenas A, Kelleher T, Chopra S. Review article: hepatic hydrothorax. Aliment Pharmacol Ther. 2004; 20 (3): 271-9.

<胸水培養検査を血液培養ボトルで行うと原因微生物の検出感度が上がる>

8) Menzies SM, Rahman NM, Wrightson JM, et al. Blood culture bottle culture of pleural fluid in pleural infection. Thorax. 2011; 66 (8): 658-62.

<Light 基準の診断性能>

9) Porcel JM, Vives M. Classic, abbreviated, and modified Light's criteria: the end of the story? Chest. 1999; 116 (6): 1833-6.

<利尿薬を使用すると漏出性胸水は偽性滲出性胸水となる>

10) Romero-Candeira S, Fernández C, Martín C, et al. Influence of diuretics on the concentration of proteins and other components of pleural transudates in patients with heart failure. Am J Med. 2001; 110 (9): 681-6.

<滲出性胸水と漏出性胸水の鑑別>

11) Burgess LJ, Maritz FJ, Taljaard JJ. Comparative analysis of the biochemical parameters used to distinguish between pleural transudates and exudates. Chest. 1995; 107 (6): 1604-9.

12) Heffner JE, Highland K, Brown LK. A meta-analysis derivation of continuous likelihood ratios for diagnosing pleural fluid exudates. Am J Respir Crit Care Med. 2003; 167 (12): 1591-9.

<胸水分画による原因>

13) Zablockis R, Nargela R. Diagnostic value of pleural fluid cytologic examination. Medicina (Kaunas). 2002; 38 (12): 1171-8.

<好酸球性胸水の原因の検討>

14) Ozkara SK, Turan G, Başyiğit I. Clinicopathologic significance of eosinophilic pleural effusions in a population with a high prevalence of tuberculosis and cancer. Acta Cytol. 2007; 51 (5): 773-81.

<胸水中の pH に関する研究>

15) Good JT Jr, Taryle DA, Maulitz RM, et al. The diagnostic value of pleural fluid pH. Chest. 1980; 78 (1): 55-9.

16) Sahn SA, Good JT Jr. Pleural fluid pH in malignant effusions. Diagnostic, prognostic, and therapeutic implications. Ann Intern Med. 1988; 108 (3): 345-9.

17) Heffner JE, Nietert PJ, Barbieri C. Pleural fluid pH as a predictor of survival for patients with malignant pleural effusions. Chest. 2000; 117 (1): 79-86.

18) Heffner JE, Brown LK, Barbieri C, et al. Pleural fluid chemical analysis in parapneumonic effusions. A meta-analysis. Am J Respir Crit Care Med. 1995; 151 (6): 1700-8.

<胸水の pH に影響する因子>

19) Rahman NM, Mishra EK, Davies HE, et al. Clinically important factors influencing the diagnostic measurement of pleural fluid pH and glucose. Am J Respir Crit Care Med. 2008; 178 (5): 483-90.

<胸水細胞診の陽性率>

20) Garcia LW, Ducatman BS, Wang HH. The value of multiple fluid specimens in the cytological diagnosis of malignancy. Mod Pathol. 1994; 7 (6): 665-8.

<胸水細胞診に必要な胸水量>

21) Swiderek J, Morcos S, Donthireddy V, et al. Prospective study to determine the volume of pleural fluid required to diagnose malignancy. Chest. 2010; 137 (1): 68-73.

<胸水中のアミラーゼについて>

22) Sahn SA. State of the art. The pleura. Am Rev Respir Dis. 1988; 138 (1): 184-234.

23) Joseph J, Viney S, Beck P, et al. A prospective study of amylase-rich pleural effusions with special reference to amylase isoenzyme analysis. Chest. 1992; 102 (5): 1455-9.

24) Sherr HP, Light RW, Merson MH, et al. Origin of pleural fluid amylase in esophageal rupture. Ann Intern Med. 1972; 76 (6): 985-6.

25) Kramer MR, Saldana MJ, Cepero RJ, et al. High amylase levels in neoplasm-related pleural effusion. Ann Intern Med. 1989; 110 (7): 567-9.

26) Branca P, Rodriguez RM, Rogers JT, et al. Routine measurement of pleural fluid amylase is not indicated. Arch Intern Med. 2001; 161 (2): 228-32.

27) Lankisch PG, Dröge M, Becher R. Pleural effusions: a new negative prognostic

parameter for acute pancreatitis. Am J Gastroenterol. 1994; 89 (10): 1849-51.

＜胸水中の腫瘍マーカー＞

28) Porcel JM, Vives M, Esquerda A, et al. Use of a panel of tumor markers (carcinoembryonic antigen, cancer antigen 125, carbohydrate antigen 15-3, and cytokeratin 19 fragments) in pleural fluid for the differential diagnosis of benign and malignant effusions. Chest. 2004; 126 (6): 1757-63.

29) Shitrit D, Zingerman B, Shitrit AB, et al. Diagnostic value of CYFRA 21-1, CEA, CA 19-9, CA 15-3, and CA 125 assays in pleural effusions: analysis of 116 cases and review of the literature. Oncologist. 2005; 10 (7): 501-7.

＜胸膜疾患における CT 上の良悪性の鑑別所見＞

30) Leung AN, Müller NL, Miller RR. CT in differential diagnosis of diffuse pleural disease. AJR Am J Roentgenol. 1990; 154 (3): 487-92.

＜CT における膿胸，がん性胸膜炎，漏出性胸水の鑑別＞

31) Waite RJ, Carbonneau RJ, Balikian JP, et al. Parietal pleural changes in empyema: appearances at CT. Radiology. 1990; 175 (1): 145-50.

＜膿胸におけるドレナージの不良因子＞

32) Huang HC, Chang HY, Chen CW, et al. Predicting factors for outcome of tube thoracostomy in complicated parapneumonic effusion for empyema. Chest. 1999; 115 (3): 751-6.

＜がん性胸膜炎と結核性胸膜炎の診断に関する研究＞

33) Escudero Bueno C, Garcia Clemente M, Cuesta Castro B, et al. Cytologic and bacteriologic analysis of fluid and pleural biopsy specimens with Cope's needle. Study of 414 patients. Arch Intern Med. 1990; 150 (6): 1190-4.

＜結核性胸膜炎の検査の診断性能に関する研究＞

34) Diacon AH, Van de Wal BW, Wyser C, et al. Diagnostic tools in tuberculous pleurisy: a direct comparative study. Eur Respir J. 2003; 22 (4): 589-91.

35) Neves DD, Dias RM, da Cunha AJ, et al. What is the probability of a patient presenting a pleural effusion due to tuberculosis? Braz J Infect Dis. 2004; 8 (4): 311-8. Epub 2004 Nov 19.

36) Liang QL, Shi HZ, Wang K, et al. Diagnostic accuracy of adenosine deaminase in tuberculous pleurisy: a meta-analysis. Respir Med. 2008; 102 (5): 744-54.

37) Meneses PL, Barrioz DD, Rivera CG, et al. Mayoralas Alises. Very High Level Of Adenosin Deaminasa (ADA) In Pleural Effusions, Uncommon In Tuberculosis. ATS 2013. 2013; Poster Discussion.

38) Valdés L, San José E, Alvarez D, et al. Diagnosis of tuberculous pleurisy using the biologic parameters adenosine deaminase, lysozyme, and interferon gamma. Chest. 1993; 103 (2): 458-65.

＜インターフェロンγの診断性能＞

39) Jiang J, Shi HZ, Liang QL, et al. Diagnostic value of interferon-gamma in tuberculous pleurisy: a metaanalysis. Chest. 2007; 131 (4): 1133-41.

＜肺炎随伴性胸水と膿胸の診断とマネジメント＞

40） Sahn SA. Diagnosis and management of parapneumonic effusions and empyema. Clin Infect Dis. 2007; 45 (11): 1480-6.

55） Sahn SA, Light RW. The sun should never set on a parapneumonic effusion. Chest. 1989; 95 (5): 945-7.

＜膿胸の臨床経過とマネジメント＞

41） Ferguson AD, Prescott RJ, Selkon JB, et al. The clinical course and management of thoracic empyema. QJM. 1996; 89 (4): 285-9.

＜胸水貯留をきたす膠原病・自己免疫疾患＞

42） Ferreiro L, Alvarez-Dobaño JM, Valdés L. Systemic diseases and the pleura. Arch Bronconeumol. 2011; 47 (7): 361-70.

＜関節リウマチの胸水＞

43） Balbir-Gurman A, Yigla M, Nahir AM, et al. Rheumatoid pleural effusion. Semin Arthritis Rheum. 2006; 35 (6): 368-78.

44） Pettersson T, Klockars M, Hellström PE. Chemical and immunological features of pleural effusions: comparison between rheumatoid arthritis and other diseases. Thorax. 1982; 37 (5): 354-61.

＜膠原病と肺病変＞

45） Hunninghake GW, Fauci AS. Pulmonary involvement in the collagen vascular diseases. Am Rev Respir Dis. 1979; 119 (3): 471-503.

＜肺塞栓症の胸水の臨床的特徴＞

46） Stein PD, Terrin ML, Hales CA, et al. Clinical, laboratory, roentgenographic, and electrocardiographic findings in patients with acute pulmonary embolism and no pre-existing cardiac or pulmonary disease. Chest. 1991; 100 (3): 598-603.

47） Porcel JM, Madroñero AB, Pardina M, et al. Analysis of pleural effusions in acute pulmonary embolism: radiological and pleural fluid data from 230 patients. Respirology. 2007; 12 (2): 234-9.

＜乳び胸水について＞

48） Doerr CH, Allen MS, Nichols FC 3rd, et al. Etiology of chylothorax in 203 patients. Mayo Clin Proc. 2005; 80 (7): 867-70.

＜良性石綿胸水について＞

49） Epler GR, McLoud TC, Gaensler EA. Prevalence and incidence of benign asbestos pleural effusion in a working population. JAMA. 1982; 247 (5): 617-22.

50） Hillerdal G, Ozesmi M. Benign asbestos pleural effusion: 73 exudates in 60 patients. Eur J Respir Dis. 1987; 71 (2): 113-21.

51） Robinson BW, Musk AW. Benign asbestos pleural effusion: diagnosis and course. Thorax. 1981; 36 (12): 896-900.

＜中皮腫における胸水中ヒアルロン酸＞

52） Fujimoto N, Gemba K, Asano M, et al. Hyaluronic acid in the pleural fluid of patients with malignant pleural mesothelioma. Respir Investig. 2013; 51（2）: 92-7.

＜精査後も診断がつかない胸水の自然経過＞

53) Venekamp LN, Velkeniers B, Noppen M. Does 'idiopathic pleuritis' exist? Natural history of non-specific pleuritis diagnosed after thoracoscopy. Respiration. 2005; 72（1）: 74-8.

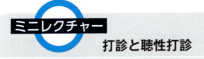

打診と聴性打診

　打診は胸水検出のための簡便なスクリーニング方法として有用です．また，治療効果の判定としても活用することができます．正常肺の打診では清音，気腫では『過共鳴音』となりますが，胸水の存在下では『濁音』となります．

　打診のポイントとしては，

①左手中指だけを胸壁に密着
②手首のスナップをきかせて
③なるべく弱く叩く

上記があります．左手全体を胸壁に着けてしまうと，音が拡散してしまい打診音がわかりづらくなります．また，打診はなるべく弱く叩きましょう．これは強すぎる打診では，肺と水の差がはっきりとわからなくなってしまうためです．

　なお，周囲がうるさいセッティング（例：救急外来）では，打診音の聴取が難しい場合があります．その際には，聴性打診（ausculatory percussion）が有用です．聴性打診は，患者さんを少なくとも5分間座位にして，聴診器を鎖骨中線上第12肋骨の3cm下に置きます[1]．その後肺尖部から底部に向かって垂直に打診していきます．この際の打診は胸壁をトントン叩いたり，スクラッチするだけで良いです 図6-7 ．

⑥胸水貯留患者の診断アプローチ

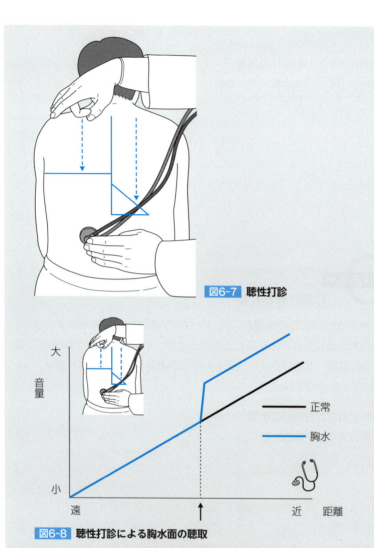

図6-7 聴性打診

図6-8 聴性打診による胸水面の聴取

　そして，急に打診音が大きな音に変化する点が胸水面になります 図6-8 .
　Guarino らの報告では[1]，胸水検出の診断性能は，感度96％，特異度100％と報告されています．その後の研究では，感度58～77％，特異度85～92％と報告されています[2,3]．

私が打診・聴性打診で胸水をフォローアップするときは，胸水との境界面を
マジックでマーキングして，前日と比較するようにしています．是非みなさん
も胸水のフォロー・アップに打診・聴性打診を活用してみてください．

【参考文献】

1) Guarino JR, Guarino JC. Auscultatory percussion: a simple method to detect pleural effusion. J Gen Intern Med. 1994; 9 (2): 71-4.

2) Kalantri S, Joshi R, Lokhande T, et al. Accuracy and reliability of physical signs in the diagnosis of pleural effusion. Respir Med. 2007; 101 (3): 431-8. Epub 2006 Sep 11.

3) Wong CL, Holroyd-Leduc J, Straus SE. Does this patient have a pleural effusion? JAMA. 2009; 301 (3): 309-17.

⑦ 腹水貯留患者の診断アプローチ

- ▶新規発症の腹水がある全ての患者さんでは，原則として診断的な腹腔穿刺が推奨される．
- ▶腹水検査ではまず，感染の有無と門脈圧亢進症の有無を評価する．
- ▶治療目的の腹腔穿刺でも，SBPのスクリーニングのために細胞数と分画はチェックする．
- ▶門脈圧亢進症の有無はSAAGで評価する．
- ▶腹水の細菌培養は必ず血液培養ボトルに入れる．

　腹水が貯留している患者さんの発熱の原因精査で感染症内科に相談をいただくことがしばしばありますが，ほとんどの症例で腹水が感染しているかどうかの検討がなされます．私が研修医の先生と腹水検査についてディスカッションしていて気づいたのは，穿刺経験の割に胸水検査ほど腹水検査が知られていないということです（そういえば，自分が研修医のときも知りませんでしたが…）．いかがでしょうか？

　腹水検査の診断アプローチにおいて胸水検査のLight基準は用いられません．以前は胸水検査と同様に，総蛋白を用いた滲出性と漏出性の分類がされていましたが，その診断性能の悪さから現在ではその意義はほとんど失われています．代わりに腹水検査では門脈圧亢進症の有無を判定するSAAG (serum ascites albumin gradient) が使われています．血清アルブミン値から腹水アルブミン値を引き算するだけなので簡単に計算できます．

　本項では腹水貯留患者さんの診断アプローチと腹水分析について解説します．

【総論】

▶1. 腹水貯留の原因：原因の約8割が肝硬変

腹水は腹腔内に異常に液体が貯留した状態で，正常ではごく少量にとどまります．腹水貯留の原因は，約8割が肝硬変によるものですが，その他に悪性腫瘍，心不全，結核性腹膜炎，膵炎などによるものなどがあります[1]．腹水の原因は必ずしも単一ではなく，一人の患者さんで複数の原因を持っている場合があります．Runyon らの報告では[1]，肝硬変＋結核性腹膜炎，肝硬変＋肝細胞がんといったように，腹水のある患者さんの約5％で複数の原因を認めています．

▶2. 腹水貯留のメカニズム：主に門脈圧亢進症，低アルブミン血症，腹膜疾患による

腹水は主に，

①門脈圧亢進症
②低アルブミン血症
③腹膜疾患（感染症，悪性腫瘍によるものを含む）

が，原因で貯留します[2,3] 表7-1．悪性腫瘍による腹水の病理組織型は腺がんが約8割を占め，原発は卵巣がん（約3割）と乳がん（約1割）によるものが多いです 表7-2 [3]．

▶3. 腹水の臨床症状と所見：腹水貯留に伴う腹圧上昇に関連している

腹水による症状は，腹部膨満感，少量の食事で満腹となってしまう，息切れ，呼吸困難感といったような貯留に伴う腹圧の上昇に関連しています．経過は原因によって異なり，例えば外傷による腹腔内出血では「時間〜日」の単位で進行し，悪性腫瘍による腹水では『月の単位』で進行します．また，腹水による症状以外には，腹水貯留をきたしている原疾患の症状を認めます（例　心不全：起坐呼吸，下腿浮腫　悪性腹水：体重減少）．

腹水を発見する身体診察法として古典的には4つの手技が知られています[4]．

①側腹部の膨隆（bulging flanks） 図7-1
②打診による側腹部の濁音（flank dullness） 図7-2 [4]
③濁音境界の移動（shifting dullness） 図7-3 [4]
④波動の触知（fluid wave） 図7-4 [4]

表7-1　腹水貯留の原因と機序

門脈圧亢進症	腹膜疾患
肝硬変 うっ血性心不全 肝静脈閉塞性疾患 　（例：バッド・キアリ症候群） 心不全 収縮性心外膜炎 門脈閉塞性疾患 下大静脈閉塞性疾患	悪性腫瘍（**表7-2** 参照） 感染性腹膜炎（例：結核や真菌感染症） 好酸球性胃腸炎 異物性肉芽腫性腹膜炎 腹膜透析 Multicystic mesothelioma
膠質浸透圧の低下（低アルブミン血症）	その他
ネフローゼ症候群 蛋白漏出性腸症 重度の栄養失調	乳び腹水 膵性腹水（例：膵管損傷） 卵巣疾患（例：Meig's syndrome, 　卵巣甲状腺腫，卵巣過剰刺激） SLE Whipple 病 サルコイドーシス 粘液水腫（甲状腺機能低下症） 腎性腹水（維持透析関連） 腹腔内出血

(Tarn AC, et al. Ann Clin Biochem. 2010；47（Pt 5）：397-407[3]）より一部改変)

表7-2　悪性腫瘍による腹水

病理組織型	割合	原発	割合
腺がん	82%	卵巣	29%
扁平上皮がん	2%	乳腺	13%
その他のがん	1%	胃	6%
非上皮性	15%	大腸/直腸	5%
		子宮内膜	5%
		膵臓	4%
		肺	3%
		その他の腺がん	17%
		子宮頸	1%
		その他の扁平上皮	1%
		尿路上皮	0.5%
		リンパ網内系組織	8%
		黒色腫	1.5%
		肉腫	3%
		胚細胞	1.5%
		中皮腫	1%

(Tarn AC, et al.Ann Clin Biochem. 2010；47（Pt 5）：397-407）[3]

⑦ 腹水貯留患者の診断アプローチ

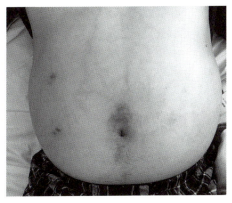

図7-1 側腹部の膨隆の視診
（bulging flanks，蛙腹）
肥満患者においても認めることがある．

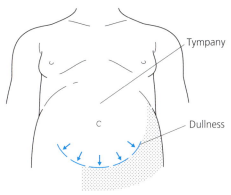

図7-2 打診による側腹部の濁音
（flank dullness）
臍部から側腹部や恥骨結合の方向へ放射状に打診を行う．ガスの充満した腸管（鼓音）は腹水（濁音）の上に浮いているために，上記のような領域が明らかとなる．
(Williams JW Jr, et al. JAMA. 1992; 267 (19): 2645-8)[4]

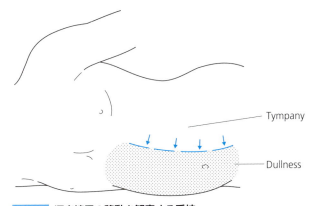

図7-3 濁音境界の移動を観察する手技
flank dullness 図7-2 で明らかとなった濁音境界をマークしておき，患者に45°の角度で右側臥位となってもらい，同様に打診を行っていく．重力による濁音境界の1cm以上の移動が見られたら腹水によるものを示唆する．
(Williams JW Jr, et al. JAMA. 1992; 267 (19): 2645-8)[4]

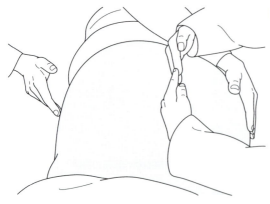

図7-4 波動の触知
2人の検者,もしくは患者の手伝いを必要とする.患者に仰臥位で寝てもらい,検者の片方の手を患者の側腹部に置き,検者のもう一方の手で患者の反対側の側腹部を軽く叩く.その間,もうひとりの検者に腹部正中に両手の尺側を置いてもらうか,患者の片方の手の尺側面を臍の上に置いてもらう(脂肪の動きが反対側に伝わるのを防ぐため).反対側の側腹部で波動の発生を感じたら陽性ととる.
(Williams JW Jr, et al. JAMA. 1992; 267 (19): 2645-8)[4]

表7-3 腹水の身体診察の診断性能

	感度	特異度	陽性尤度比	陰性尤度比
側腹部の膨隆(bulging flanks)	81%	59%	2.0	0.3
側腹部の濁音(flank dullness)	84%	59%	2.0	0.3
濁音境界の移動(shifting dullness)	77%	72%	2.7	0.3
波動の触知(fluid wave)	62%	90%	6.0	0.4

(Williams JW Jr, et al. JAMA. 1992; 267 (19): 2645-8)[4]

上記①〜④の診断性能は 表7-3 [4] に示しますが,注意点としては肥満患者さんでは診察が困難であったり,腹水が1500 mL以上貯留していないとflank dullnessの検出が難しいといった問題があります[5].

▶4. 腹水の評価尺度

腹水の貯留量を表す客観的な尺度として,International Ascites Clubの基準があります[6].

> ① Grade 1: 超音波検査でのみ検出可能な軽度の腹水貯留
> ② Grade 2: 対称性の中等度腹部膨満をきたしている中等度の腹水貯留
> ③ Grade 3: 著明な腹部膨満をきたしている高度の腹水貯留

カルテ記載や申し送りの際はできるだけ客観的な指標を用いることが望ましいですが,上記の尺度は意外と知られておらず,むしろ,「超音波検査でのみ検出可能な軽度の腹水です」といったように尺度を用いず詳細に述べたほうが伝わりやすいかもしれません.

なお,この基準が作られる前には,

① 1＋：ごく少量，ほとんど検出できない

② 2＋：中等度

③ 3＋：高度，緊満（−）

④ 4＋：高度，緊満（＋）

と，いった上記の尺度[7]も用いられていました（こちらもあまり見かけませんが）.

▶5. 腹腔穿刺の適応：原則，新規の腹水貯留患者全員の腹水を調べる

腹水の評価を行うために最も重要な検査は腹腔穿刺です．病歴や身体診察から腹水貯留の原因が比較的明らかであっても，

新規発症の腹水がある全ての患者さんでは，原則として診断的な腹腔穿刺が推奨されます[2,5].

腹腔穿刺は通常，後述する特発性細菌性腹膜炎（spontaneous bacterial peritonitis：SBP）や悪性腫瘍の診断において，特に重要な役割を果たします．

感染を示唆する臨床症状（発熱，腹痛，腹部の圧痛，精神状態の変化，イレウス，血圧低下）と検査所見（末梢血白血球数の上昇，アシドーシス，腎機能の悪化）がある場合には腹水穿刺を考慮しましょう.

また，腹腔穿刺は腹水を有する患者さんの入院時にも検討すべきです[5].これは，非代償性肝硬変では感染のリスクが高いにもかからわず，SBPの症状がわかりづらいことが多いためです[8].SBP患者さんの腹腔穿刺の実施が遅れると死亡率が1時間あたり3.3％上昇すると報告されています[9].必ずSBPを否定しておきましょう．

▶6. 腹腔穿刺の手技：超音波検査を用いて安全に実施することができる

基本的には，腹腔穿刺は安全に実施することのできる手技です.

229件の腹腔穿刺の前向き研究において[10]，71％の患者さんがPT（プロトロンビン時間）に異常があるにも関わらず，輸血を要する合併症は腹壁の血腫を0.9％に生じたのみでした．また，1,100件の大量腹腔穿刺の研究においては[11]，

> ①予防的な血液製剤（新鮮凍結血漿，血小板輸血）の投与なし
> ②血小板数が 19,000/mm^3（51％の患者が 50,000/mm^3 未満）
> ③ PT-INR が 8.7（75％の患者＞1.5，26.5％の患者＞2.0）

であっても，出血の合併症がなかったと報告されています．凝固異常や血小板低下のある肝硬変患者さんにおいて新鮮凍結血漿や血小板輸血が施行されることがありますが，支持するデータはありません[5]．腹水貯留患者さんの多くは肝硬変があり，程度の差はあるもののだいたいが凝固障害を認めます．Mannucci[12]は，肝硬変患者さんにおける凝固障害は，凝固因子と抗凝固因子が共に欠乏していることによって，出血リスクを反映しないと報告しています．腹腔穿刺に伴う感染症や腸管穿刺の報告もありますが，非常にまれであり，手技を差し控えるものではありません[5]．

では，腹腔穿刺に禁忌はあるのでしょうか？　臨床的に DIC が明らかである場合は避けるべきとされています[5]．一方で，腹腔穿刺を避けたほうが良い具体的な凝固パラメーターのカットオフ値は存在していません．

超音波検査が一般的ではない時代では，穿刺点は Monro 点（臍と左前腸骨棘の外側 1/3），McBurney 点や，恥骨と臍の正中の無血管部位が穿刺部位として選ばれていました　図7-5　．現在では上記部位の近くで，超音波検査を用いて一番安全に穿刺できる部位を選択すれば良いと思います．ただし，腹壁動静脈や目に見える側副血行路の穿刺は避けましょう．

安全にできる手技といっても必ず手技前には患者さんに説明し，同意を取りましょう（お願いします）．

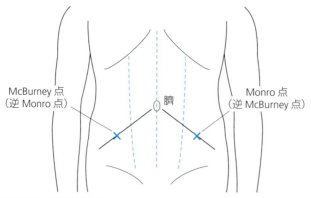

図7-5　腹腔穿刺部位

▶7. 腹水検査のルーチン項目 　表7-4

腹水検査ではまず，

---

①感染の有無　②門脈圧亢進症の有無

を，評価します．

臨床状況によって，それぞれの症例で検査項目が選択されます．まずは初期評価においては，上記を判断するためのルーチン項目として，

---

①細胞数と細胞分画　②アルブミン　③総蛋白

を，check します[3,5]．腹水アルブミン値に加えて，当日の血清アルブミン値が後述する SAAG の計算に必須になります．忘れがちですが，腹水検査をするならば当日に採血をオーダーしておくようにしましょう．特定の病態が疑われる際には，初回の腹水検査時にオプションの検査　表7-4　も同時に提出しておくと良いと思います（もちろん，初回検査の結果に基づいて追加穿刺で検査しても良いと思いますが）．多量に貯留した腹水の症状緩和目的の腹腔穿刺時には，生化

表7-4　腹水の検査項目

	検査	鑑別に有用となる疾患
ルーチン項目	細胞数・分画 アルブミン 総蛋白	感染症，門脈圧亢進
オプション検査	細菌培養（血液培養ボトル） グラム染色 糖 LDH アミラーゼ	感染症，腸管穿孔 感染症，腸管穿孔 悪性腫瘍，感染症，腸管穿孔 悪性腫瘍，感染症，腸管穿孔 膵性腹水，腸管穿孔
その他	抗酸菌染色と抗酸菌培養 ADA 細胞診 中性脂肪 ビリルビン CEA クレアチニン	結核性腹膜炎 結核性腹膜炎 悪性腫瘍 乳び腹水 腸管穿孔，胆道穿孔 悪性腫瘍 尿流出
役に立たない項目	pH 乳酸 コレステロール フィブロネクチン グリコサミノグリカン	

（文献 3,5 を参考にして作成）

学的分析は通常必要ありませんが，細胞数と分画はチェックしSBPのスクリーニングを行いましょう[3]．

▶8. 腹水診断のアプローチ：フローチャートを活用してみよう

病歴・身体所見から腹水の存在が疑われる際には，超音波検査を含む画像検査を実施し，超音波で安全に穿刺できるようであれば，腹腔穿刺を行います．腹水診断のフローチャートを 図7-6 に示します[13]．

▶9. 腹水の外観

腹水の外観は診断に有用な情報を提供します[3]．腹水検査結果の確認だけでなく，自分自身で直接外観をチェックする癖をつけましょう（特に他医師が既に腹腔穿刺を行っている場合）．

1）透明（Clear）

透明で淡い黄色の腹水は肝硬変を反映します．

2）混濁（Turbid or cloudy）

感染に伴い腹水が混濁します．腹水の混濁が存在すると，感度98％，特異度23％でSBPを検出すると報告されています[14]．

3）オパール色（Opalescent）

まれに肝硬変患者さんの腹水がオパール色である場合があり，生化学的には中性脂肪の上昇を認めます[15]．臨床的意義はありませんが，膿（白血球）との鑑別を要します．

4）乳白色（Milky）

乳白色の腹水は，必ずしも乳び腹水を意味しませんが，乳び腹水であれば血清濃度を超える中性脂肪濃度となります．乳び腹水の場合，腹水中性脂肪濃度は，＞200 mg/dLで，しばしば＞1,000 mg/dLとなります[16]．乳び腹水の原因は主に悪性腫瘍によるものが多いですが[16]，まれに肝硬変だけでも乳び腹水を呈することがあります[17]．

5）ピンク色もしくは血性（Pink or bloody）

血性腹水の原因は，traumatic tap（穿刺の際に血管を傷つけてしまい，採取した腹水に血液が混入した状態）によることが多いですが[3]，穿刺した腹水が持続的に血性であったり，対側からの腹腔穿刺で血性である場合は真の血性腹水である可能性が高くなります．血性腹水の原因は，悪性腫瘍，結核，膵炎，腸管虚血，最近の外傷を示唆します[3]．また，肝硬変患者さんの5％で血性腹水を認めたという報告もあります[18]．

⑦ 腹水貯留患者の診断アプローチ

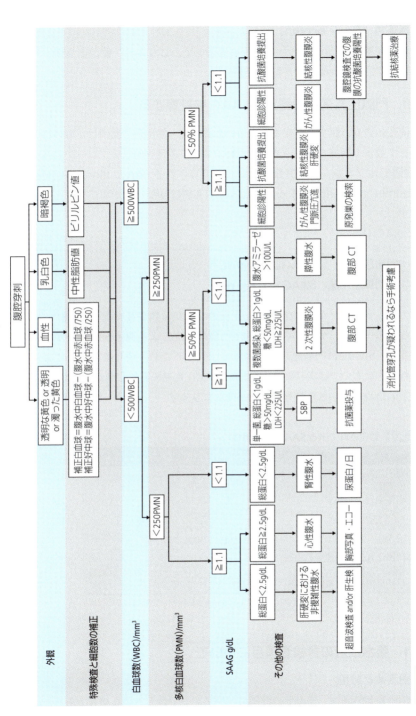

図7-6 **腹水診断のフローチャート** (Evaluation of adults with ascites. UpToDate.)[13]

6）黒茶色（Dark brown）

腹水が糖蜜（molasses）のように黒茶色で，ビリルビン値が血清値よりも高いときは，胆汁性腹膜炎が疑われます[19]．

▶10．門脈圧亢進症の鑑別：SAAG を計算する

前述の通り，腹水中の総蛋白を用いた漏出性・滲出性の鑑別は正確性に欠けることが数多く指摘されています．現在ではより生理学的なアプローチに基づいた「血清アルブミン－腹水アルブミン」で計算される SAAG（Serum-to-ascites albumin gradient）による門脈圧亢進の有無に基づいた鑑別が主流となっています．

SAAG は，

①門脈圧亢進　：SAAG≧1.1 g/dL
②非門脈圧亢進：SAAG＜1.1 g/dL

カットオフ値を 1.1 g/dL として上記の 2 つに分類されます 表7-5 [1]．

この基準では，96.7％の正確性で門脈圧亢進による腹水かどうかが判定可能です[1]．SAAG は門脈圧亢進によって上昇するため，決して肝硬変による腹水に特異的なものではありません，また，門脈圧亢進の有無が判定できたとしても，鑑別のためには，さらなる検査が必要になります．

表7-5 報告されている SAAG の有用性

	SAAG≧1.1 g/dL	SAAG ＜1.1 g/dL
門脈圧亢進と関連する病態		
肝硬変	84〜97%	
心不全	80〜100%	
肝転移	100%	
肝細胞がん	83%	
混合性	71〜100%	
非門脈圧亢進と関連する病態		
腹膜がん腫症		93〜100%
肝硬変のない結核性腹膜炎		100%

(Runyon BA, et al. Ann Intern Med. 1992：117（3）：215-20)[1]

▶11．腹水検査の各検査項目について

1）細胞数と分画

細胞数と分画は，感染症の評価において単一で最も有用な検査であるため，

治療目的の穿刺であっても必ずオーダーします[3,5].

SBP は腹水を有する肝硬変患者さんにおいて有病率が 10～30％と高く[20]，前述の通り症状がわかりにくいこと，また発見が短時間でも遅れると死亡率が高くなるためです[8,9]．なお，多核白血球（polymorphonuclear cells: PMN）>250/mm^3 で，腹水の感染に合致する臨床状況であれば，細菌培養の結果を待たずに抗菌薬を投与すべきとされています[5]．

腹水が血性であった場合は，白血球数と好中球数を補正する必要があります．補正式は下記のとおりです[21]．

補正白血球＝腹水中白血球 －（腹水中赤血球/750）

補正好中球＝腹水中好中球 －（腹水中赤血球/250）

なお，腹水は胸水と同様に凝固する可能性があるため，正確な値を出すために抗凝固剤が入った容器（通常，EDTA）で提出しましょう．

2）総蛋白

SAAG が腹水の鑑別に用いられる前は，胸水と同様に総蛋白に基づいた漏出性・滲出性の分類がされていました[3]．それぞれ，

滲出性: 総蛋白≧2.5 g/dL もしくは≧3 g/dL

漏出性: 総蛋白＜2.5 g/dL もしくは＜3 g/dL

が基準です．

しかしながら，前述の通り SAAG が高い正確性を持つのに比べて（96.7％），総蛋白を用いた基準（ascitic fluid total protein concentration: AFTP）の正確性は 55.6％と明らかに劣るために 表7-6 ，現在では用いられていません[1]．

表7-6 腹水総蛋白の有用性

	腹水総蛋白≧2.5 g/dL	腹水総蛋白＜2.5 g/dL
滲出性		
SBP	0～6%	
二次性腹膜炎	33%	
悪性腫瘍関連	58%	
結核性腹膜炎	53～75%	
漏出性		
肝硬変		73～95%
肝硬変（利尿薬投与後）		33～58%
心不全		0%
正常腹水		0%

（Runyon BA, et al. Ann Intern Med. 1992; 117（3）: 215-20）[1]

では，総蛋白はもはや何の役にも立たないのでしょうか？　いいえ，**総蛋白は SBP と二次性腹膜炎の鑑別に用いることができます**．SBP では，意外にも（!?）総蛋白が上昇することなく通常 1.0 g/dL 未満です[22]．また，腹水中の総蛋白が低いこと（＜1.0 g/dL）自体が SBP のリスクであるともいわれています[23]．消化管穿孔に伴う二次性腹膜炎では，総蛋白＞1.0 g/dL となることが多いですが[24]，"非穿孔性"の二次性腹膜炎の検出においては上昇しないこともあります[5]．

3）グラム染色と培養

腹水のグラム染色は感染が疑われる際に行いますが，**SBP で菌を認めることは非常に稀です**．50 mL の腹水を遠心して鏡検しても 10％しか細菌を認めず[25]，さらに遠心しない腹水においては 7％のみしか細菌を認めません．また，Chinnock[26] らの報告においても，SBP でのグラム染色陽性率は 3.9％のみで，感度と特異度はそれぞれ 10％，97.5％と報告されています．これは，SBP における菌量が非常に少ないために塗抹が陽性になりづらいことが考えられています[25]．なお，SBP は通常単一菌による感染ですが，消化管穿孔による二次性腹膜炎では複数菌を認めます．

なお，グラム染色用に，培養とは別にシリンジに少量の腹水を取り分けておきましょう（培養は血液培養ボトルに入れてしまうため）．

培養検体は，滅菌スピッツではなく，

血液培養ボトルに入れるようにしましょう．

腹水の細菌培養は，胸水培養同様に血液培養ボトルに入れると検出感度が上昇します．必要な検体量はそれぞれ嫌気ボトル 10 mL，好気ボトル 10 mL が必要で，それよりも少ない量だと感度が下がります[25]．検体を検査室に送り検査室で培養を始める従来の方法での培養陽性率が 42～51％であるのに対して，ベッドサイドですぐに腹水を血液培養ボトルに入れるプラクティスをすると培養陽性率は 81～91％まで上昇します[27,28]．また，血液培養ボトルで培養すると培養陽性時間を短縮することもできます[28]．

4）糖

腹水中の糖も胸水と同様に腹膜と血清を自由に拡散することができるために，**健常時では腹水中の糖と血糖は同じ濃度となります**[3]．しかしながら，腹水中に白血球，細菌，また悪性細胞が存在すると糖が消費されてしまいます．腹水中の糖低値は，細菌性腹膜炎，SBP，結核性腹膜炎，がん性腹膜炎において報告されています[3,29]．なお，早期の SBP に関しては，血清とほとんど同じになることが知られていて，正常であっても否定はできません[30,31]．

5) LDH

LDH は糖よりもはるかに分子量が大きいため，**血清と比べて腹水中の濃度が低くなります**．肝硬変患者さんの腹水では，**腹水 LDH/血清 LDH は約 0.4 と報告されています**[32]．一方で SBP 患者さんでは，腹水中の LDH が上昇するため，腹水 LDH/血清 LDH が 1.0 に近づきます[22]．腹水 LDH が 500IU/L を超えると，100％の感度で悪性腫瘍，結核，膵性腹水が存在するとされていますが，肝疾患と区別するための感度は十分ではありません[32]．腹水の LDH に関しては多くの研究があり，腹水の LDH が高いと肝疾患以外の疾患が示唆されますが，低くても悪性疾患は除外できません[3]．

6) アミラーゼ

膵炎，膵仮性嚢胞の破裂，膵管断裂で腹水中のアミラーゼの上昇を認めます[3]．肝硬変による腹水の平均アミラーゼ濃度は約 40 IU/L で，腹水中アミラーゼ/血清アミラーゼは約 0.4 となります[33]．膵炎患者さんでは腹水中のアミラーゼは約 2000 IU/L にもなり，腹水中アミラーゼ/血性アミラーゼは約 6.0 にもなると報告されています[33]．

7) 細胞診

悪性腫瘍関連腹水患者さんの 2/3 ががん性腹膜炎です[34]．がん性腹膜炎では，悪性細胞が直接腹水に落ちるため，96.7％の症例で細胞診が陽性となります．一方で，残りの 1/3 の症例は肝転移，リンパ腫による乳び腹水，肝細胞がんの症例ですが，細胞診が陽性となるのは 10％未満です[34]．そのため，悪性腫瘍関連腹水全体で細胞診が陽性となるのは約 70％程度となります[35,36]．

8) CEA とコレステロール

がん性腹膜炎の診断において腹水中の CEA の値が参考となります．Gulyás らの報告では，CEA≧5.0 ng/mL であれば，感度・特異度は 51％，97％であったと報告しています[36]．しかしながら，CEA の研究は，規模が小さくがんの種類に基づいた解析がされていないという問題もあります．

がんの診断以外では，腹水の CEA は ALP と合わせて**消化管穿孔による二次性腹膜炎の診断**にも用いられています．カットオフ値を 5 ng/mL とした際の CEA 単独での診断性能は感度 82％，特異度 97％で，ALP（＞240 U/L）と組み合わせた際には感度 92％，特異度 88％となります[37]．診断補助の検査としては，一見有用ですが，二次性腹膜炎が疑われている症例のほとんどで画像評価されるため，活用の機会は少ないかもしれません．

コレステロールについてですが，こちらも悪性腫瘍による腹水とその他の原因の鑑別に関する研究がいくつか報告されています．悪性腫瘍で腹水中のコレステ

ロールが上昇する原因として，血管透過性の亢進と悪性細胞からの合成と放出が原因と考えられています[3]．がん性腹膜炎診断においては，カットオフ値を47 mg/dL として，感度・特異度は93％，96％と報告しています．一方，Prietoらも[38]，がん性腹膜炎患者さんで腹水中コレステロールが有意に上昇することを報告していますが，肝疾患と肝疾患に合併した肝細胞がんでは差がなかったと述べています．

がん性腹膜炎の診断において CEA とコレステロールの値を組み合わせると，細胞診の感度が77％から88％に上昇することが報告されています[36]．腹水のCEA，コレステロールの使用に関してはまだ議論がありますが，悪性腫瘍関連腹水の診断において，細胞診が陰性だった際の補助的検査として使えるのではないかと思います．

9）TG（中性脂肪）

先に述べたように，乳白色の腹水は必ずしも乳び腹水を意味しません．そのため，腹水が乳白色であった場合は，腹水中の中性脂肪を検査しましょう．乳び腹水であれば，通常>200 mg/dL で，しばしば>1,000 mg/dL となります[16]．乳び腹水の原因は約80％が悪性腫瘍です[16]．

10）ビリルビン

腹水中のビリルビンは，胆汁の腹腔内への漏出が疑われる際に測定します．原因としては，胆道・腸管穿孔によるものがあります．目安としては，腹水ビリルビン>6 mg/dL，腹水ビリルビン/血清ビリルビン>1.0 が報告されています[19]．

11）クレアチニン

腹腔内への尿の流出が疑われる際に測定します[3]．原因としては，手術や外傷による尿管・膀胱損傷などがあります．

【各論】

▶1．特発性細菌性腹膜炎（SBP）と二次性細菌性腹膜炎

腹水のある肝硬変患者さんは感染に弱く，その中でも SBP は頻度が高く重篤化しやすい注意すべき感染症として知られています．SBP は『外科的介入を要する腹腔内感染によらない腹水の感染』と定義され，腹水培養が陽性で，腹水中に多核白血球を 250/mm^3 以上認めます[39,40]．SBP の診断においては腹水中の多核白血球数 250～500/mm^3 が最も信頼性のある指標です 表7-7 [41]．

消化管に穴が空いて腸管内の細菌が腹腔内にばらまかれる二次性腹膜炎の発症機序が全く異なり，SBP の最も重要なメカニズムは bacterial translocation で

表7-7 SBP 診断における腹水白血球数と多核白血球数

	陽性尤度比	陰性尤度比
腹水中白血球>1,000/mm³	9.1	0.25
腹水中白血球>500/mm³	5.9	0.21
腹水中白血球>250/mm³	0.9	1.1
腹水中多核白血球>500/mm³	10.6	0.16
腹水中多核白血球>250/mm³	6.4	0.20

(Wong CL, et al. JAMA. 2008; 299 (10): 1166-78)[41]

す. Bacterial translocation とは，本来消化管の中にとどまる腸内細菌が腸管粘膜上皮のバリアを越えて腸管外に移行して感染を引き起こすことを指します．SBP の発症機序を　図7-7　にお示しします[39]．特に腹水のある肝硬変患者さんにおける腹水の感染のリスク因子として，Child C の肝硬変，腹水中蛋白<1 g/dL，消化管出血などがあります　表7-8　[39]．

SBP のほとんどが単一菌による感染で，実際に，Parsi らは92％を超える症例が単一菌であったと報告しています[42]．そのため，複数菌が検出された場合は，SBP よりも二次性腹膜炎を考えます．SBP の原因菌は 60％が大腸菌やクレブシエラといったグラム陰性桿菌によるものです　表7-9　[43]．

SBP の症状は非特異的で，腹膜炎という名前の割に発熱や腹痛が認められない場合もあります　表7-10　[47]．SBP をきちんと拾い上げるためにも，新規発症の腹水，臨床症状・検査データの悪化，入院時，さらに肝性脳症や消化管出血時といった原疾患の合併症出現時には積極的に腹水穿刺と腹水検査を考慮すべきです．

なお，SBP と二次性腹膜炎との鑑別においては，

①総蛋白>1.0 g/dL　②糖<50 mg/dL　③LDH>血清の正常上限値

上記の基準が用いられ，感度 45％，特異度 100％で二次性腹膜炎と診断することができます[24]．

▶2. 結核性腹膜炎

結核性腹膜炎をみたことがありますか？　結核性腹膜炎はまれで，結核症全体からみると 0.1〜0.7％と報告されています[44]．抗結核薬がない時代や衛生環境が悪い時代には比較的多かったようですが，近年でも HIV 陽性患者さんの増加に伴い再びみられるようになっています．HIV 以外のリスク因子は，肝硬変，糖尿病，悪性腫瘍，腹膜透析などが知られています[44,45]．結核菌がどうやって

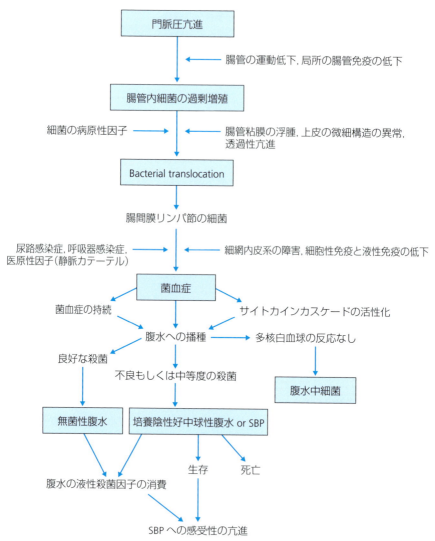

図7-7 SBP の発症機序
(Such J, et al. Clin Infect Dis. 1998; 27: 669-74)[39]

腹膜に移行するのかというと,主に肺からの血行性機序が考えられていて,腹膜播種した潜在性病変が再活性化して発症します[45].

　結核性腹膜炎は亜急性の経過を取り,症状は非特異的で幅広く,さらに併存する基礎疾患が症状をマスクすることが診断を難しくしています.全身症状を伴うことが多く,発熱を59％の症例において認めますが,発熱を伴わない症例もあ

表7-8 肝硬変＋腹水がある患者における腹水感染のリスク因子

1. 重篤な肝疾患：Child C
2. 腹水中総蛋白＜1 g/dL もしくは 腹水中の C3＜13 mg/dL
3. 消化管出血
4. 尿路感染症
5. 腸管内の細菌の過剰増殖
6. 医原性因子：膀胱留置カテーテルと血管内カテーテル
7. SBP の既往

(Such J, et al. Clin Infect Dis. 1998；27：669-74)[39]

表7-9 腹膜炎の原因菌

SBP	二次性腹膜炎		三次性腹膜炎
グラム陰性桿菌	グラム陰性菌		グラム陰性菌
大腸菌	大腸菌	32〜31%	緑膿菌
クレブシエラ	エンテロバクター	8〜26%	エンテロバクター
	クレブシエラ	6〜26%	アシネトバクター
	プロテウス	4〜23%	
グラム陽性菌	グラム陽性菌		グラム陽性菌
黄色ブドウ球菌	腸球菌	18〜24%	腸球菌
腸球菌	レンサ球菌	6〜55%	コアグラーゼ陰性ブドウ球菌
	ブドウ球菌	6〜16%	
	嫌気性菌		
	バクテロイデス	25〜80%	
	クロストリジウム	5〜18%	
	真菌	2〜15%	真菌
			カンジダ

(Marshall JC, et al. Crit Care Med. 2003；31（8）：2228-37)[43]

表7-10 SBP の症状と所見

	感度	特異度	陽性尤度比	陰性尤度比
発熱の既往	35.3%	81.1%	1.9	0.8
高体温＞38℃	17.7%	90.1%	1.8	1.8
低体温＜36℃	5.9%	93.4%	0.9	1.0
嘔気・嘔吐	29.4%	74.2%	1.1	1.0
消化管出血	17.7%	89.7%	1.7	0.9
頻脈≧100/分	56.3%	47.9%	1.1	0.9
低血圧＜90 mmHg	5.9%	93.4%	0.9	1.0
意識障害	11.8%	95.3%	2.5	0.9
腹痛	94.1%	15.1%	1.1	0.4
腹痛・圧痛なし	5.9%	85.0%	0.4	1.1
軽度の腹痛・圧痛	52.9%	38.1%	0.9	1.2
重度の腹痛・圧痛	41.2%	77.0%	1.8	0.8

(Chinnock B, et al. Ann Emerg Med. 2008；52（3）：268-73)[47]

表7-11 結核性腹膜炎の臨床症状と所見	
臨床症状・所見	頻度
腹痛	64.5%
発熱	59%
体重減少	61%
下痢	21.4%
便秘	11%
腹水	73%
腹部の圧痛	47.7%
肝腫大	28.2%
脾腫大	14.3%

(Sanai FM, et al. Aliment Pharmacol Ther. 2005; 22 (8): 685-700)[44]

ります **表7-11** [44]. 診断の gold standard は腹水もしくは腹膜の抗酸菌培養になります.

　原因がはっきりしないリンパ球優位の腹水と SAAG が 1.1g/dL 未満であれば積極的に結核性腹膜炎を疑うべきです.

　以下, 結核性腹膜炎の検査について述べます.

1) 抗酸菌塗抹

　腹水の抗酸菌塗抹は約 3% ほどであり, 陽性となることはまれです[44].

2) 抗酸菌培養

　通常の $10 \sim 50$ mL の培養での陽性率は 35% と報告されており, 決して高くはありません. 腹水量を 1 L に増やすと陽性率が $66 \sim 83\%$ に上昇するという報告がありますが, 現実的に 1 L を遠心分離することはできないため実践的な方法ではありません[44].

3) 腹腔鏡検査

　上記検査の感度は不十分であり, 結果が陰性であっても結核性腹膜炎が疑われる状況であれば, 腹腔鏡検査での生検, 培養が必要です. 腹腔鏡検査での, 結核性腹膜炎の典型的な所見としては, 下記の 3 つがあります[44].

---

①腹膜の肥厚, 5 mm 未満の粟粒結節
②腹膜の肥厚, 癒着
③腹膜の著明な肥厚, 黄色結節, チーズ様物質, 癒着

　上記所見に組織生検 (乾酪壊死を伴う類上皮肉芽腫もしくは抗酸菌の直接証明と) を組み合わせると, 感度 93%, 特異度は 98% であったと報告されています.

また，腹膜の抗酸菌染色は3〜25％で陽性となり，培養陽性率は38〜92％と報告されています[44].

4) ADA

腹水中の ADA が結核性腹膜炎において上昇することが知られています．腹水の抗酸菌染色・培養の陽性率が低いのに対して，カットオフ値を36〜40 IU とした際の ADA の感度・特異度は100％，97％と非常に高く補助診断として有用です[3]．しかしながら，肝硬変や悪性腫瘍など非結核性腹水においても上昇することがあります[46].

症例　アルコール性肝硬変（Child C）で通院中の70歳男性．2日前からの37.5℃の発熱と腹痛を主訴に外来を受診した．
【服用歴】スピロノラクトン（アルダクトン®）50 mg 1錠 分1，フロセミド（ラシックス®）20 mg 1錠 分1，ラクツロース（モニラックシロップ®）90 mL 分3，アミノレバン EN 配合散® 3包 分3
【生活歴】喫煙：20本/日，20歳〜68歳
　　　　　飲酒：2年前に禁酒，以前は大酒家
【身体所見】ややぼーとしている．意識 JCS Ⅰ-1，血圧 100/60 mmHg，脈拍84回/分・整，呼吸回数20回/分，体温 37.3℃，SpO_2 96％（室内気）眼球結膜は黄染あり．胸部には明らかな異常所見を認めず．腹部は膨隆しているが，明らかな圧痛を認めず．波動を触知する．flank dullness と shifting dullness を認める．皮膚にクモ状血管腫あり．
下腿に軽度浮腫を認める．
【血液検査】白血球 3,400/μL，Hb 10.2 g/dL，血小板 6.8万/μL，アルブミン 2.5 g/dL，AST 40 U/L，ALT 30 U/L，ALP 240 U/L，尿素窒素 28.0 mg/dL，クレアチニン 1.2 mg/dL，Na 132 mEq/L，K 3.8 mEq/L，Cl 98 mEq/L，糖 102 mg/dL，CRP 4.2 mg/dL
【胸部X線】明らかな異常所見を認めず．
【尿検査】白血球 1〜4/HPF　【尿グラム染色】菌を認めず．

 あ，先生．外来の患者さんの相談よろしいですか？

 いいよー．どんな患者さん？

発熱と腹痛を主訴に来院された Child C のアルコール性肝硬変の患者さんなんですが…．ちょっと，原因がはっきりしなくて．

　腹痛があるんだよね？　お腹の所見は？

　腹水は貯まっていそうなのですが，特に圧痛とかはなくて…．アルコール性肝硬変の悪化が原因でしょうか？

　なるほど．Cirrhotic fever といって，肝硬変だけでも熱がでることはあるけど (Clin Infect Dis. 1997; 24 (6): 1135-8)，まれだよ．もっとコモンで，否定しておきたいものがあるよね？

　…特発性細菌性腹膜炎ですか？

　そうそう．いいね．

　でも，腹膜刺激徴候どころか，腹部の圧痛すらないんですよ．これで腹膜炎とはとても…．

　いや，むしろ，それこそ特発性細菌性腹膜炎なんだよ．W 先生がイメージしている，腸管穿孔や虫垂炎破裂によるような二次性腹膜炎とは病態が全く異なるんだ．

　はー…．そうなんですね．

　表7-10 をみてごらん．高熱を認めないことや，腹痛があっても軽度であることがわかるでしょ？　じゃあ，次にすることは？

　はい，血液培養の採取と，腹水穿刺ですね．

　OK．じゃあ，準備しようか！

腹部超音波検査で多量の腹水を認めた．腹水穿刺を施行したところ，以下の結果を得た．
【腹水検査】外観：黄色，軽度混濁
WBC 2,500/mm^3, 好中球 90％，総蛋白 0.6 g/dL，アルブミン 0.9 g/dL，糖 110 mg/dL，LDH 180 IU/L
グラム染色では菌なし．

じゃあ,腹水検査の結果を検討していこうか.

はい.じゃあ,まずLight基準だとですね…

あ,ちょっと待って.Light基準は胸水の基準だよ.昔は腹水も腹水中の総蛋白を使った漏出性と滲出性の鑑別が行われていたんだけど,正確性に欠けるので使われなくなったんだ.

え…そうなんですね.

代わりに,門脈圧亢進の有無を評価する血清アルブミン値から腹水アルブミン値を引き算したSAAG(serum-to-ascites albumin gradient)が使われているんだ.じゃあ,フローチャート 図7-6 を使ってアプローチしてみようか.

えーと,まずは外観ですね.ちょっと濁ってますね….

OK.肝硬変による腹水だと黄色透明だから,感染を疑う所見だね.じゃあ,次は白血球と好中球は?

白血球は500/mm^{3}以上で,好中球も50％以上になっています.

いいね.じゃあ,次はSAAGだね.ちょっと計算してみてよ.

2.5−0.9なので,1.6です.

OK.カットオフは1.1だから,門脈圧亢進があるということがわかるね.あとは,総蛋白,糖,LDHの値はどうかな?

はい.えーと,総蛋白は1 g/dL未満で,糖は50 mg/dLを超えていて,LDHも225未満です.あ,特発性細菌性腹膜炎にたどり着きました.

すばらしい.特発性細菌性腹膜炎は非特異的な症状を呈することが多いから,この患者さんみたいにリスクが高い方では特に腹水穿刺の閾値を低くしておいてね.

後日,血液培養ボトルに入れた腹水から大腸菌が検出され,特発性細菌性腹膜炎と確定診断されました.

診断 ▶ 特発性細菌性腹膜炎

【参考文献】

＜SAAG，腹水貯留の原因について＞

1) Runyon BA, Montano AA, Akriviadis EA, et al. The serum-ascites albumin gradient is superior to the exudate-transudate concept in the differential diagnosis of ascites. Ann Intern Med. 1992; 117 (3): 215-20.

＜腹水検査の Review 文献＞

2) Krige JE, Beckingham IJ. ABC of diseases of liver, pancreas, and biliary system: portal hypertension-2. Ascites, encephalopathy, and other conditions. BMJ. 2001; 322 (7283): 416-8.

3) Tarn AC, Lapworth R. Biochemical analysis of ascitic (peritoneal) fluid: what should we measure? Ann Clin Biochem. 2010; 47 (Pt 5): 397-407.

13) Runyon BA. Evaluation of adults with ascites. UpToDate.

＜腹水の身体診察＞

4) Williams JW Jr, Simel DL. The rational clinical examination. Does this patient have ascites? How to divine fluid in the abdomen. JAMA. 1992; 267 (19): 2645-8.

＜肝硬変による腹水のガイドライン＞

5) Runyon BA; AASLD. Introduction to the revised American Association for the Study of Liver Diseases Practice Guideline management of adult patients with ascites due to cirrhosis 2012. Hepatology. 2013; 57 (4): 1651-3.

＜肝硬変による腹水のマネジメント＞

6) Moore KP, Wong F, Gines P, et al. The management of ascites in cirrhosis: report on the consensus conference of the International Ascites Club. Hepatology. 2003; 38 (1): 258-66.

＜アルコール性肝硬変で腹水貯留している患者の治療＞

7) Stanley MM, Ochi S, Lee KK, et al. Peritoneovenous shunting as compared with medical treatment in patients with alcoholic cirrhosis and massive ascites. Veterans administration cooperative study on treatment of alcoholic cirrhosis with ascites. N Engl J Med. 1989; 321 (24): 1632-8.

＜進行した肝硬変患者における細菌感染＞

8) Borzio M, Salerno F, Piantoni L, et al. Bacterial infection in patients with advanced cirrhosis: a multicentre prospective study. Dig Liver Dis. 2001; 33 (1): 41-8.

＜SBP 患者の腹腔穿刺の遅れは病院内死亡率と関連している＞

9) Kim JJ, Tsukamoto MM, Mathur AK, et al. Delayed paracentesis is associated with increased in-hospital mortality in patients with spontaneous bacterial peritonitis. Am J Gastroenterol. 2014; 109 (9): 1436-42.

＜腹水穿刺の合併症について＞

10) Runyon BA. Paracentesis of ascitic fluid. A safe procedure. Arch Intern Med. 1986; 146 (11): 2259-61.

11) Grabau CM, Crago SF, Hoff LK, et al. Performance standards for therapeutic

abdominal paracentesis. Hepatology. 2004; 40 (2): 484-8.

＜肝硬変患者の凝固障害が出血リスクを反映するか＞

12) Mannucci PM. Abnormal hemostasis tests and bleeding in chronic liver disease: are they related? No. J Thromb Haemost. 2006; 4 (4): 721-3.

＜SBP での腹水混濁の診断性能＞

14) Chinnock B, Hendey GW. Can clear ascitic fluid appearance rule out spontaneous bacterial peritonitis? Am J Emerg Med. 2007; 25 (8): 934-7.

＜肝硬変患者における混濁腹水と中性脂肪＞

15) Runyon BA, Akriviadis EA, Keyser AJ. The opacity of portal hypertension-related ascites correlates with the fluid's triglyceride concentration. Am J Clin Pathol. 1991; 96 (1): 142-3.

＜乳び腹水の評価とマネジメント＞

16) Press OW, Press NO, Kaufman SD. Evaluation and management of chylous ascites. Ann Intern Med. 1982; 96 (3): 358-64.

＜肝硬変患者における乳び腹水＞

17) Rector WG Jr. Spontaneous chylous ascites of cirrhosis. J Clin Gastroenterol. 1984; 6 (4): 369-72.

＜肝硬変患者の血性腹水＞

18) DeSitter L, Rector WG Jr. The significance of bloody ascites in patients with cirrhosis. Am J Gastroenterol. 1984; 79 (2): 136-8.

＜腹水中のビリルビン値＞

19) Runyon BA. Ascitic fluid bilirubin concentration as a key to choleperitoneum. J Clin Gastroenterol. 1987; 9 (5): 543-5.

＜SBP の診断，治療，予防＞

20) Rimola A, García-Tsao G, Navasa M, et al. Diagnosis, treatment and prophylaxis of spontaneous bacterial peritonitis: a consensus document. International Ascites Club. J Hepatol. 2000; 32 (1): 142-53.

40) Căruntu FA, Benea L. Spontaneous bacterial peritonitis: pathogenesis, diagnosis, treatment. J Gastrointestin Liver Dis. 2006; 15 (1): 51-6.

41) Wong CL, Holroyd-Leduc J, Thorpe KE, et al. Does this patient have bacterial peritonitis or portal hypertension? How do I perform a paracentesis and analyze the results? JAMA. 2008; 299 (10): 1166-78.

42) Parsi MA, Atreja A, Zein NN. Spontaneous bacterial peritonitis: recent data on incidence and treatment. Cleve Clin J Med. 2004; 71 (7): 569-76.

47) Chinnock B, Afarian H, Minnigan H, et al. Physician clinical impression does not rule out spontaneous bacterial peritonitis in patients undergoing emergency department paracentesis. Ann Emerg Med. 2008; 52 (3): 268-73.

＜血性検体における補正＞

21) Hoefs JC. Increase in ascites white blood cell and protein concentrations during diuresis in patients with chronic liver disease. Hepatology. 1981; 1 (3): 249-54.

＜SBP の腹水の生化学的性状＞

22) Runyon BA, Hoefs JC. Ascitic fluid chemical analysis before, during and after spontaneous bacterial peritonitis. Hepatology. 1985; 5 (2): 257-9.

＜腹水中の総蛋白が低いと SBP のリスクとなる＞

23) Runyon BA. Low-protein-concentration ascitic fluid is predisposed to spontaneous bacterial peritonitis. Gastroenterology. 1986; 91 (6): 1343-6.

＜二次性腹膜炎と SBP の鑑別＞

24) Akriviadis EA, Runyon BA. Utility of an algorithm in differentiating spontaneous from secondary bacterial peritonitis. Gastroenterology. 1990; 98 (1): 127-33.

＜腹水を血液培養ボトルに入れると検出率が上がる＞

25) Runyon BA, Canawati HN, Akriviadis EA. Optimization of ascitic fluid culture technique. Gastroenterology. 1988; 95 (5): 1351-5.

27) Runyon BA, Umland ET, Merlin T. Inoculation of blood culture bottles with ascitic fluid. Improved detection of spontaneous bacterial peritonitis. Arch Intern Med. 1987; 147 (1): 73-5.

28) Bobadilla M, Sifuentes J, Garcia-Tsao G. Improved method for bacteriological diagnosis of spontaneous bacterial peritonitis. J Clin Microbiol. 1989; 27 (10): 2145-7.

＜SBP における腹水のグラム染色＞

26) Chinnock B, Fox C, Hendey GW. Gram's stain of peritoneal fluid is rarely helpful in the evaluation of the ascites patient. Ann Emerg Med. 2009; 54 (1): 78-82.

＜細菌性腹膜炎の腹水＞

29) Runyon BA, Hoefs JC. Ascitic fluid analysis in the differentiation of spontaneous bacterial peritonitis from gastrointestinal tract perforation into ascitic fluid. Hepatology. 1984; 4 (3): 447-50.

＜早期の SBP の腹水検査＞

30) Lee HH, Carlson RW, Bull DM. Early diagnosis of spontaneous bacterial peritonitis: values of ascitic fluid variables. Infection. 1987; 15 (4): 232-6.

＜アルコール肝硬変患者の腹水＞

31) Wilson JA, Suguitan EA, Cassidy WA, et al. Characteristics of ascitic fluid in the alcoholic cirrhotic. Dig Dis Sci. 1979; 24 (8): 645-8.

＜腹水の LDH，蛋白，WBC の診断性能＞

32) Boyer TD, Kahn AM, Reynolds TB. Diagnostic value of ascitic fluid lactic dehydrogenase, protein, and WBC levels. Arch Intern Med. 1978; 138 (7): 1103-5.

＜腹水中のアミラーゼ＞

33) Runyon BA. Amylase levels in ascitic fluid. J Clin Gastroenterol. 1987; 9 (2): 172-4.

＜悪性腫瘍関連腹水＞

34) Runyon BA, Hoefs JC, Morgan TR. Ascitic fluid analysis in malignancy-related ascites. Hepatology. 1988; 8 (5): 1104-9.

＜悪性腫瘍関連腹水の細胞診陽性率＞

35) DiBonito L, Falconieri G, Colautti I, et al. The positive peritoneal effusion. A retrospective study of cytopathologic diagnoses with autopsy confirmation. Acta Cytol. 1993; 37 (4): 483-8.

＜腹水 CEA とコレステロールによる悪性腹水の診断＞

36) Gulyás M, Kaposi AD, Elek G, et al. Value of carcinoembryonic antigen (CEA) and cholesterol assays of ascitic fluid in cases of inconclusive cytology. J Clin Pathol. 2001; 54 (11): 831-5.

＜腹水 CEA と ALP は消化管穿孔の二次性腹膜炎のマーカーとなる＞

37) Wu SS, Lin OS, Chen YY, et al. Ascitic fluid carcinoembryonic antigen and alkaline phosphatase levels for the differentiation of primary fromsecondary bacterial peritonitis with intestinal perforation. J Hepatol. 2001; 34 (2): 215-21.

＜悪性腹水診断におけるフィブロネクチン, コレステロール, SAAG の比較＞

38) Prieto M, Gómez-Lechón MJ, Hoyos M, et al. Diagnosis of malignant ascites. Comparison of ascitic fibronectin, cholesterol, and serum-ascites albumin difference. Dig Dis Sci. 1988; 33 (7): 833-8.

＜SBP の発症機序＞

39) Such J, Runyon BA. Spontaneous bacterial peritonitis. Clin Infect Dis. 1998; 27: 669-74.

＜SBP, 二次性腹膜炎, 三次性腹膜炎の原因菌＞

43) Marshall JC, Innes M. Intensive care unit management of intra-abdominal infection. Crit Care Med. 2003; 31 (8): 2228-37.

＜結核性腹膜炎の症状・診断・治療のシステマティック・レビュー＞

44) Sanai FM, Bzeizi KI. Systematic review: tuberculous peritonitis--presenting features, diagnostic strategies and treatment. Aliment Pharmacol Ther. 2005; 22 (8): 685-700.

＜結核性腹膜炎の症例報告＞

45) Srivastava U, Almusa O, Tung KW, et al. Tuberculous peritonitis. Radiol Case Rep. 2015; 9 (3): 971.

＜結核性腹膜炎における ADA＞

46) Dwivedi M, Misra SP, Misra V, et al. Value of adenosine deaminase estimation in the diagnosis of tuberculous ascites. Am J Gastroenterol. 1990; 85 (9): 1123-5.

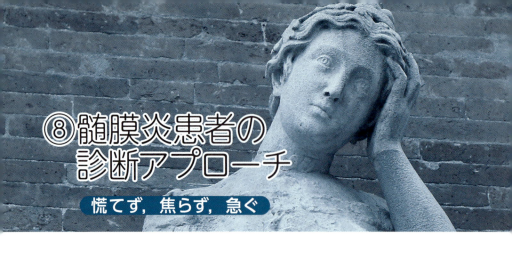

⑧髄膜炎患者の診断アプローチ

慌てず,焦らず,急ぐ

Dr. Itoの Point-Advice

- ▶市中の急性細菌性髄膜炎は内科緊急症であり,対応が急がれるが,落ち着いて対応する
- ▶市中の細菌性髄膜炎において古典的三徴が揃うのは約4割.
- ▶髄膜炎は病因によって発症形式が急性,亜急性・慢性に分かれる.
- ▶jolt accentuationは意識障害のないwalk in患者さんにおいて髄膜炎を否定する目的で使う.
- ▶細菌性髄膜炎を疑った際には,髄液検査を考慮する.
- ▶髄液検査の検査項目とスピッツの順番を知っておく.
- ▶後々検査の必要性がでてくることがあるため,凍結保存検体を採取しておく.

　日本の細菌性髄膜炎は,年間で約1,500人が発生しており,そのうち小児が7割で成人は年間約400～500人と推定されています[1].頻度は高くないため,当直をしていると忘れた頃にやってきます.細菌性髄膜炎は「内科緊急症」のひとつで,有効な抗菌薬を来院から30分以内に投与することが目標とされており,対応が急がれます.と,その通りなのですが,
　疑った際には,一旦落ち着きましょう.
　確かに早期治療は重要で,抗菌薬治療の遅れは死亡率と強く関連しています.1時間治療が遅れることで死亡率が13%上昇したり[16],抗菌薬投与の開始が3時間を超えてしまうと,3時間以内に投与された患者さんに比べて14倍死亡率

が高くなります[2]．しかし，早く治療しなければならないプレッシャーで，焦ってバンコマイシンを全開で点滴してしまったり，血液培養を取り忘れて抗菌薬が開始されてしまったりすることがあります．

治療を急ぐことに異論はありませんが，**診断は必ずしも容易ではありません**．有名な髄膜炎の古典的三徴は発熱，項部硬直，意識障害ですが，三徴全てが揃うことは**約4割のみ**とまれで[3,6]，しばしば診断に悩むことがあります．特に高齢者では，肺炎や尿路感染症といった頻度の高い感染症においても意識障害をきたしやすいため，手早く診察してフォーカスが明らかでない場合に髄膜炎を疑う方が合理的です（もちろん典型的な症例であれば別ですが）．

一度「髄膜炎かも！？」と思ったら，一旦落ち着いて現状を整理し，他の原因で病態が説明できないのであれば，「**髄膜炎対応モード**」（シャキーン）を発動して，髄膜炎として対応しましょう．図8-1 [4] にIDSAの細菌性髄膜炎のフローチャートを示します．チャートの通りに対応すれば良いので決して難しくありませんが，慌てないためにも自施設で細菌性髄膜炎疑いの患者さんが発生した際の

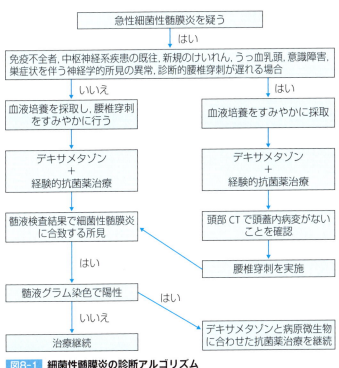

図8-1 細菌性髄膜炎の診断アルゴリズム
(Tunkel AR, et al. Clin Infect Dis. 2004; 39 (9): 1267-84)[4]

対応を普段からよくトレーニングしておくことが大切です．

本項では，主に市中の細菌性髄膜炎を中心に，腰椎穿刺，髄液検査，そして周辺疾患について解説します．

【総論】

髄膜炎の定義と分類

髄膜炎は髄膜の炎症性疾患で，髄液中の細胞数の増加（>5/μL）で定義されます[5]．病因によって**発症様式（急性，亜急性・慢性）と経過**が異なります．急性髄膜炎は，通常，**数時間から数日**で症状が出現しますが，慢性髄膜炎は**4週間以上**と定義されています．

髄膜炎は細菌 表8-1 [1] 以外にもウイルスや，薬剤や膠原病などの非感染症も原因となります 表8-2 [5]．

急性髄膜炎の症状と所見

髄膜炎においてみられる症状と所見を 表8-3 [6] に示します．髄膜炎の診断において，病歴の感度が低いこと 表8-4 が知られていますが[6]，これは髄膜炎患

表8-1 日本における細菌性髄膜炎の原因菌

菌種	1か月未満	1～3か月	4か月～5歳	6～49歳	≧50歳
B群レンサ球菌	50～60%	40～50%	<1%	<1%	5～10%
大腸菌	20～30%	5～10%	<1%	<1%	<5%
クレブシエラ，エンテロバクターなどの腸内細菌	10%	5%	<1%	<1%	<5%
リステリア	<5%	1～2%	<1%	<5%	<2%
その他レンサ球菌	<5%	1～2%	<1%	5%	5%
緑膿菌，その他のブドウ糖非発酵菌	<5%	<5%	<1%	<5%	<5%
黄色ブドウ球菌	<5%	<5%	<1%	<1%	<5%
肺炎球菌	<5%	5～10%	>60%	60～65%	80%
インフルエンザ桿菌	5%	10～20%	20～30%	5～10%	5%
髄膜炎菌	不明	1～2%	1～2%	<5%	不明
その他の細菌，真菌	<5%	<5%	<5%	<5%	10%

（「細菌性髄膜炎診療ガイドライン」作成委員会．細菌性髄膜炎診療ガイドライン2014．南江堂；2014）[1]

表8-2 ウイルス性とその他の培養陰性（無菌性）髄膜炎

ウイルス性	その他の感染症	薬剤性，特発性
エンテロウイルス	リケッチア症	NSAIDs，免疫グロブリン，muromonab–CD3（OKT3）
アルボウイルス（デングウイルス，ウェストナイルウイルスなど）	ライム病（*Borrelia burgdorferi*）	くも膜下出血
ヘルペスウイルス（HSV–1，HSV–2，帯状疱疹ウイルス，EB ウイルスなど）	梅毒	膠原病（サルコイドーシス，ベーチェット病，SLE など）
HIV	レプトスピラ症	がん性髄膜炎，リンパ腫性髄膜炎
アレナウイルス（リンパ球性脈絡膜炎，ハムスターやマウスの曝露歴）	オウム病（鳥類の曝露）	腫瘍随伴性もしくは自己免疫性（抗 NMDA 受容体抗体脳炎）
ムンプス	抗酸菌症（結核）	類皮嚢腫
麻しん	真菌性髄膜炎	川崎病

(Bartt R. Continuum (Minneap Minn). 2012; 18 (6 Infectious Disease): 1255-70)[5]

表8-3 髄膜炎における症状・所見

病態生理	臨床的特徴
全身症状	発熱，筋痛，皮疹
髄膜の炎症	項部硬直，Kernig 徴候，Brudzinski 徴候，jolt accentuation，脳神経麻痺
脳の血管炎（髄膜の炎症に伴う）	局所的な神経学的異常，けいれん
頭蓋内圧亢進（髄膜の炎症と脳浮腫に伴う）	意識状態の変化，頭痛，脳神経麻痺，けいれん

(Attia J, et al. JAMA. 1999; 282 (2): 175-81)[6]

者の意識状態が病歴の不正確性を反映しているためと思われます．意識が清明でなければ患者さんの付き添いからの病歴も聴取しておきましょう．

▶ 1. 古典的三徴

細菌性髄膜炎の古典的三徴（発熱，項部硬直，意識障害）は有名ですが，前述の通り三徴全てが揃うことはまれです（約４割）　表8-4 [6]．ただし，95％の患者さんが発熱，項部硬直，意識障害のうち２つ以上の症状を呈し，99％以上の症例で少なくとも１つの臨床所見が認められるため，これらの所見が１つもなければ髄膜炎を否定することができます[3,6]．

表8-4	髄膜炎の病歴・身体所見の感度
	感度
頭痛	50%
嘔気・嘔吐	30%
頸部痛	28%
発熱	85%
項部硬直	70%
意識障害	67%
古典的三徴 (発熱＋項部硬直＋意識障害)	46%
局所神経症状	23%
皮疹	22%

(Attia J, et al. JAMA. 1999; 282 (2): 175-81)[6]

▶2. 髄膜刺激徴候

発熱や意識障害は特異性に欠けますが，項部硬直をはじめとする髄膜刺激徴候 表8-5 [7] は特異性が高く，髄膜炎を疑う状況において診断の rule in に用いることができます．

表8-5	髄膜刺激徴候			
	感度	特異度	陽性尤度比	陰性尤度比
項部硬直	31%	71%	1.07	0.97
Kernig 徴候	11%	95%	2.2	0.94
Brudzinski 徴候	9%	95%	1.8	0.96

(Brouwer MC, et al. Lancet. 2012; 380 (9854): 1684-92)[7]

1）項部硬直

仰臥位で患者さんの頭部を持ち上げてその際に抵抗があれば陽性です．項部硬直の診察は，まず頭部を左右に振って抵抗がないことを確認してから行いましょう．頭部の前屈時にのみに強い抵抗があるのが特徴です．しばしば髄膜炎との鑑別を要する疾患に，頸椎の偽痛風（crowned dens syndrome）やその他の頸椎疾患，パーキンソン病のような筋強剛がある疾患がありますが，このような疾患では，前屈時と左右回転時両方に同じような抵抗を認めます．項部硬直の程度の評価として，下顎と胸壁の間に何横指かを記録しておくと，治療経過をフォローする際に有用です．

2) Kernig 徴候と Brudzinski 徴候

Kernig（ケルニッヒ）徴候 図8-2 は，仰臥位で股関節および膝関節を 90°に曲げて，下腿を伸展させた時に，下腿を 135°以上に伸ばすことができない場合に陽性です．これは髄膜刺激による膝の屈筋の攣縮によるもので，痛みのために膝が屈曲するのではありません．

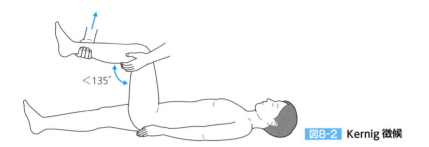

図8-2 Kernig 徴候

Brudzinski（ブルジンスキー）徴候 図8-3 は，仰臥位の患者さんの頭を屈曲させ，股関節と膝関節に自動的な屈曲が起これば陽性です．

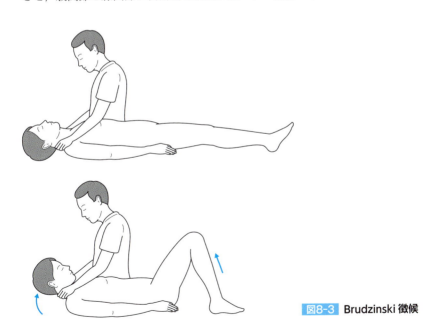

図8-3 Brudzinski 徴候

3）Jolt accentuation

　Jolt accentuation 図8-4 は，髄膜炎診断のための感度の高い診察方法として知られています．1秒間に2〜3回の周期で首を横に振った際に頭痛が増悪するかどうかをみる検査で，頭痛の増強があれば陽性です．この身体所見は，1991年に内原俊記先生によって発表されました[8]．頭痛と発熱を伴う34人の外来もしくは救急外来患者さんにおいて jolt accentuation の手技が検討されており，髄液細胞増多に対する感度は97%，特異度は60%と報告されました．最近の研究ではそこまで感度（6〜64%）が高くないとする報告があります 表8-6 [9]が，内原先生の原著では，意識障害がない症例に限定していることに注目すべきです．当然のことながら，意識障害のある患者さんに jolt accentuation を施行しても，信頼性は乏しくなってしまいます（Tamune らの研究においても意識障害がなければ感度が上昇しています 表8-6 ）．そのため，jolt accentuation は，"walk in" で来院した意識障害のない頭痛と発熱を訴える患者さんにおいて髄膜炎を除外する目的で使うのが良いと思います．

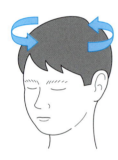

図8-4　jolt accentuation

表8-6　jolt accentuation の診断性能

	感度	特異度	陽性尤度比	陰性尤度比	基準
Uchihara ら [8]	97%	60%	2.4	0.05	髄液 WBC>5/μL
Nakae ら [10]	42%	56%	0.96	1.03	髄液
Aminzadeh ら [11]	100%	72%	1	0	髄液細胞数増多
Waghdhare ら [12]	6%	99%	5.52	0.95	髄液 WBC>5/μL
Tamune ら [9]	63.9%	43.2%	1.12	0.84	髄液 WBC>15/3μL
意識障害なし	67.3%	36.5%	1.06	0.89	
意識障害なし＋発熱≧37℃＋頭痛	78.9%	32.0%	1.16	0.66	

（Tamune H, et al. Am J Emerg Med. 2013；31（11）：1601-4）[9]

腰椎穿刺

　細菌性髄膜炎を疑った際には，腰椎穿刺および髄液検査を考慮すべきです．髄液は透明な液体で脳室とくも膜下腔を満たし，脳と脊髄を保護しています．髄液検査は特に髄膜炎の診断において有用で，髄液の評価をすることで，診断と治療の指針となります．また，くも膜下出血，脱髄疾患，髄膜がん腫症の診断においても価値があります．

　腰椎穿刺は，正しい手技と禁忌を押さえておけば比較的安全に実施することができます．

▶1. 腰椎穿刺の合併症

　報告によって頻度はさまざまですが，頭痛と背部痛は頻度が高い合併症です[13,14] 表8-7 ．頭痛は時に重篤になる場合があり，硬膜からの髄液の流出が原因と考えられています．まれな合併症としては，脳ヘルニア，頭蓋内・硬膜下出血，脊髄硬膜外出血，感染があります[13]．

表8-7　腰椎穿刺の合併症

	頻度
頭痛	48%
背部痛	40%
放散痛	11%
嘔吐	23%
その他の不快症状	14%

(Flaatten H, et al. Acta Neurol Scand. 1998; 98（6）: 445-51)[14]

▶2. 腰椎穿刺の禁忌

　腰椎穿刺の禁忌としては，

> ①頭蓋内圧亢進をきたす占拠性病変　②腰椎穿刺部位周囲の感染

　相対的禁忌としては

> ③抗凝固薬投与中および凝固異常　④血小板減少

が，あります．

【絶対的禁忌】

①頭蓋内圧亢進をきたす占拠性病変

腰椎穿刺にあたり，脳ヘルニアのリスクとなる頭蓋内圧亢進をきたす占拠性病変の存在を否定する必要がありますが，髄膜炎を疑った際に全例で頭部 CT を撮影する必要はありません．Hasbun らは [15]， 表8-8 に示す項目がどれも該当しなければ，頭部 CT に異常がないことを明らかにしました．IDSA および日本の細菌性髄膜炎のガイドラインにおいても，頭部 CT 撮影の推奨は同様です 表8-9 [1,4]．ただし，髄膜炎においては 表8-4 に示すとおり，約 7 割の症例で意識障害をきたすため多くの症例で CT が必要となります．ただ，CT 撮影の意義としては頭蓋内圧亢進所見を否定するというよりは意識障害をきたすその他の疾患の否定であると思います．

なお，頭部 CT の撮影に時間をかけてはいけません．上記の通り，意識障害がある症例では CT なしで腰椎穿刺をすることは禁忌となっていますが，2009 年のスウェーデンのガイドラインではこの項目が削除となり，このガイドライン改定による影響はスウェーデンの後ろ向き研究で評価されています [16]．ガイドラインの改定後，十分な治療が 1.2 時間早くなり，多くの患者さんが 2 時間以内に治療が開始され，死亡率は 12% から 7% に下がり後遺症も 49% から 38% に低下しました．また 1 時間の治療の遅れが死亡率を 13% 上昇させることもわかりました．残念ながら脳ヘルニアの発症があったかについては検討されていませ

表8-8 **頭部 CT 異常をきたす可能性のある項目**

項目	リスク比
年齢≧60 歳	4.3
免疫不全	1.8
中枢神経疾患の既往	4.8
1 週間以内のけいれん	3.2
意識障害	3.3
連続で 2 問の質問に正確に答えられない	3.8
連続で 2 問の指示に適切に従えない	3.9
注視麻痺	3.2
視野異常	4.0
顔面神経麻痺	4.9
上肢挙上の異常	4.0
下肢挙上の異常	4.4
言語の異常	4.3

(Hasbun R, et al. N Engl J Med. 2001；345（24）：1727-33)[15]

表8-9	IDSAと日本の細菌性髄膜炎のガイドラインにおける頭部CT撮影の推奨
IDSA ガイドライン 2004	**日本の細菌性髄膜炎のガイドライン 2014**
意識障害	意識障害
免疫不全患者	免疫不全患者
中枢神経疾患の既往	60歳以上
けいれん	けいれん
乳頭浮腫	乳頭浮腫
神経巣症状	神経巣症状

(文献1,4より)

んが，あらためて早期治療の重要性がわかる研究だと思います．

②腰椎穿刺部位周囲の感染

菌を髄液に押し込むリスクがあり禁忌とされています．

【相対的禁忌】

③抗凝固薬投与中および凝固異常

④血小板減少

重篤な出血から血腫を形成し脊髄圧迫をきたすリスクがあります．しかし，凝固能異常の程度と血小板減少の程度に基づいた腰椎穿刺後の出血のリスクについてはまだはっきりとわかっていません．

抗凝固薬を内服・非内服患者さんの腰椎穿刺後の合併症を比較した研究では，抗凝固薬使用患者さんで不全片麻痺の発生が多かったことが報告されています（相対危険度，11.0）[17]．そのため，出血合併症の回避のために抗凝固薬は腰椎穿刺前に拮抗しておくか十分な凝固能が改善するまでは中止が望ましいと考えられます．これは他の観察研究とエキスパートオピニオンからも支持されます[18,19]．抗凝療法の至適再開時期についてははっきりしていませんが，腰椎穿刺から最低1時間をあけてから再開することで脊髄血腫の発生率が低くなるようです[17]．

血小板に関しても明確な基準はありませんが，血小板数が2万～4万/μLあれば，安全に腰椎穿刺は可能であると考えられています[20]．

ただし，

①血小板数が安定していること
②他に凝固異常がないこと
③血小板機能が正常で，抗血小板薬を内服していないこと
④抗凝固薬を使用していないこと

が，前提として挙げられています．

なお，アスピリン内服と出血リスクとの明らかな関連はありませんが，アスピリン以外の抗血小板薬についてはまだよくわかっていません[32]．

▶3．腰椎穿刺手技

理想的な腰椎穿刺とは，

> 1）初回穿刺で十分な髄液を得る
> 2）trauma なし（髄液中赤血球＜1000/HF）
> 3）手技中・後に患者の不快感を最小限にする
> 4）重篤な合併症を起こさない

上記の基準を全て満たすことです[13]．

腰椎穿刺は通常，側臥位で行います 図8-5 ．

腰椎穿刺のポイントとしては，

①背中を丸めて膝を抱え込んでもらうように指示しましょう．患者さんの背中がベッド（地面）に対して垂直になるように体位を整えることが重要です．頭と膝の間に枕をいれておくと楽に体位がとれます．

②穿刺部位は，L4 棘突起または L4-L5 の目安となる左右の腸骨稜後方の最高点を結んだ線（ヤコビー線）を参考に，L3-L4，L4-L5（最も一般的），または L5-S1 で行いましょう．ただし，女性や肥満患者さんにおいてはヤコ

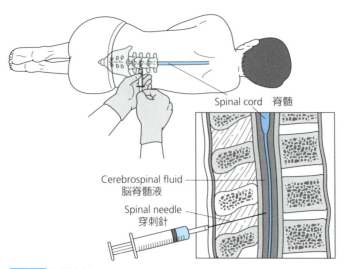

図8-5 腰椎穿刺

ビー線と脊髄レベルがずれることが知られているため，**L3 もしくは L3-L4 の目安**としておきましょう[22]．脊髄円錐が L1 と L2 の間で終わることを常に意識しつつ，中心となる L4/5 で試みて，うまくいかなかったら，上あるいは下に移動するという作戦が良いかと思います．

③穿刺の際に，**穿刺針のカット面を硬膜の縦走線維に平行にする**ことで，腰椎穿刺後頭痛の発生頻度を低下させることができます[23]．

④**穿刺針を抜去する前にスタイレットを再挿入する**ことで，腰椎穿刺後頭痛のリスクを減らすことができます．Strupp らは[24]，穿刺針を抜去する前にスタイレットを戻してから抜去するか，そのまま抜去するかを比較し，スタイレットを戻した腰椎穿刺のほうが腰椎穿刺後頭痛の発症が少ないことを報告しています（絶対リスク減少率：11%）．スタイレットを戻さないと"strand of arachnoid（くも膜の糸状の構造物）"が穿刺針の内腔に入りこみ，針を抜くときにそれが硬膜の外に引き出されてしまい，髄液が漏出すると推測されています．一方で，穿刺針を抜去する前にスタイレットを戻すことで，くも膜の糸状の構造物が押し出され切断され，髄液の持続流出と頭痛が減少します．

▶4. 腰椎穿刺後頭痛の予防方法

上記以外にも腰椎穿刺後頭痛の予防方法が研究されています．

細い穿刺針は太い穿刺針よりも腰椎穿刺後頭痛の発生頻度が低いことが知られています．22 ゲージ針（太い）と 26 ゲージ針（細い）を比較した研究では，26 ゲージ針の方が頭痛が少なかったと報告されています（絶対リスク減少率 26%）．ただし，細い針での腰椎穿刺は，穿刺時にたわみやすく，また排液に時間がかかることからルーチンでの使用は推奨されません．

腰椎穿刺後の安静と水分補給については，2016 年のコクランレビューで検討されています[26]．慣習的に，腰椎穿刺後頭痛の予防を目的に手技後約 1 時間は安静を指示することがありますが（自分自身もかつてはそうでした），実は**安静を推奨するエビデンスはありません** 表8-10 [26]．むしろ，腰椎穿刺後頭痛を増やす可能性があります（RR 1.24）．また，腰椎穿刺後に不足した髄液を補充するために水分補給が推奨されていたこともありますが，こちらも同様に**推奨されません**．

▶5. 検査項目

髄液検査は，「初圧」と「外観」に加えて，以下の項目を評価します（**スピッ**

表8-10	腰椎穿刺後の安静と水分補給
安静 vs 非安静（すぐに動く）	相対リスク
重篤な腰椎穿刺後頭痛の発症	0.98（95% CI 0.68–1.41）
腰椎穿刺後頭痛の発症	**1.24**（95% CI 1.04–1.48）
水分補給 vs 水分補給なし	
重篤な腰椎穿刺後頭痛の発症	0.67（95% CI 0.26–1.73）
腰椎穿刺後頭痛の発症	1 （95% CI 0.59–1.69）

（Arevalo-Rodriguez I, et al. Cochrane Database Syst Rev. 2016；3：CD009199）[26]

ツの順番に注意しましょう）.

> **1 本目**：生化学検査（糖，蛋白）…同時に血糖も確認する
> **2 本目**：細菌検査（塗抹：Gram 染色，墨汁染色，抗酸菌染色
> 培養：一般細菌，抗酸菌，真菌）
> …1 本目で細菌検査を行うと常在菌が混入してしまうリスクがある
> **3 本目**：細胞数・分画
> …traumatic tap であった際に後のスピッツのほうが血液の混入が少ない
> **4 本目**：細胞診 ＋ α

　上記以外に，必要に応じて乳酸値，ラテックス凝集反応（髄膜炎菌，ｂ型インフルエンザ菌，肺炎球菌，Ｂ群溶連菌），クリプトコッカス抗原，FTA-ABS，HSV-PCR，VZV-PCR，ADA を検査します．**後々検査の必要性が出てくることがあるので少なくとも 1 本は凍結保存しておくと良いでしょう．**

　また，時間とともに細胞数が減少するため髄液採取後はすみやかに検査しなければなりません 表8-11 [29]．なお，髄膜炎菌とインフルエンザ菌は低温に弱いため培養検体を冷蔵庫に入れないようにしましょう．

1）髄液の正常値と各種髄膜炎の髄液所見

　髄液初圧，細胞数と分画，髄液糖，髄液蛋白量，塗抹は迅速に検査することができ，表8-13 [1] に示すとおり各種髄膜炎の鑑別において有用です．典型的な細菌性髄膜炎の所見としては，髄液初圧の上昇，髄液多核球優位の細胞数増加，髄液糖の低下（髄液糖/血糖比≦0.4），蛋白の増加を認めます．

2）初圧

　正常の髄液初圧は，**5～18 cmH2O** とされています [1]．細菌性髄膜炎では，通常初圧の上昇を認めますが，症例によって正常から上昇までと幅が広く，上昇が

表8-11 髄液検体の室温での放置時間と各血球成分の変化

血球	0.5 時間	1 時間	2 時間	3 時間	4 時間
好中球	91±2%	68±10%	50±12%	48±10%	42±11%
リンパ球	94±7%	91±8%	88±10%	69±7%	66±5%
単球	98±10%	90±7%	80±8%	66±7%	61±8%

(Steele RW, et al. J Clin Microbiol. 1986; 23（5）: 965-6)[29]

表8-12 髄液の外観

外観	原因
黄色	赤血球の破壊産物 高ビリルビン血症 蛋白≧150 mg/dL 赤血球>100,000/mm³
オレンジ色	赤血球の破壊産物 カロチンの過剰摂取
ピンク色	赤血球の破壊産物
緑色	高ビリルビン血症 膿性髄液
茶色	髄膜の悪性黒色腫

(Seehusen DA, et al. Am Fam Physician. 2003; 68（6）: 1103-8)[28]

表8-13 髄液の正常値と各種髄膜炎の髄液所見

項目	正常値		細菌性髄膜炎	ウイルス性髄膜炎	結核性髄膜炎
	小児・成人	乳児			
髄液初圧 (cmH₂O)	5～18	10	>18	<18	>18
細胞数 (/mm³)	≦5	≦8	1,000～5,000	100～1,000	25～500
多形核球比率 (%)	0	60	≧80	0	<50
髄液蛋白 (mg/dL)	≦45	20～170	100～500	50～100	>50
髄液糖 (mg/dL)	45～80	34～119	≦40	正常域	≦40
髄液糖/血糖比	0.6	0.81	<0.4	>0.6	<0.5

(「細菌性髄膜炎診療ガイドライン」作成委員会. 細菌性髄膜炎診療ガイドライン 2014. 南江堂; 2014[1] より一部改変)

ないことが細菌性髄膜炎を否定する根拠にはなりません．Durand らは[27]，市中の細菌性髄膜炎の 39％の症例が 30 cmH₂O 以上であるものの，9％で髄液圧

の上昇がみられなかった（＜14 cmH$_2$0）と報告しています．

3）外観

表8-12 に示すように，外観も診断に有用です[28]．traumatic tap は通常1本目よりも3本目，4本目で色が薄くなりますが，くも膜下出血では1本目以降も色が変わりません．ただし，肉眼では判断が難しい場合もあり，悩むときは，1本目と4本目の赤血球数を評価しましょう．

4）髄液細胞数

正常の髄液細胞数は5/μL 以下ですが[1]，細菌性髄膜炎では多核球優位の細胞数増加をきたし，ウイルス性・結核性髄膜炎ではリンパ球優位の細胞数増加をきたします．しかし，細菌性髄膜炎であっても，典型的な所見を呈さないことがあり，7～13％の患者さんでは髄液中の細胞数が＜100/μL となります[3,27]．そのため，**細胞数の上昇が軽度だからといって細菌性髄膜炎を否定することはできません**．細胞数の上昇が軽度である理由としては，発症早期であること，直近での抗菌薬治療，好中球減少症などの影響が考えられます．

また traumatic tap，くも膜下出血では白血球数とともに赤血球が上昇します．髄液に血液が混入すると，髄液の白血球数に誤差が生じるため，髄液中に赤血球が混入している場合には，

髄液中白血球数－髄液中赤血球/700

で，補正髄液中白血球数を計算します[13]．

全身性のけいれんでも一過性の細胞数増加をきたす可能性があり，発作から3日目までは最大で白血球数は80/μL，赤血球は650/μL まで上昇したと報告されています[30]．

5）髄液糖

市中の細菌性髄膜炎では髄液中の糖は半数が＜40 mg/dL となります[27]．典型的には，ウイルス性では糖は正常で，真菌性，結核性では糖は低下しますが，もちろん例外もあります[1,28]．髄液中の糖は血糖の影響を受けるため，**腰椎穿刺時には血糖値の測定が必要**で（救急外来だとほぼ同時に採血されているのでよいですが，病棟で施行するときは忘れがちです），**血糖との比で評価**します．

6）髄液蛋白

市中の細菌性髄膜炎では，40％の症例で46～199 mg/dL，56％の症例で≧200 mg/dL と，ほとんどの症例で髄液中の蛋白の上昇を認め，＜45 mg/dL となる症例は4％のみです[27]．なお，細菌性髄膜炎以外にも，脳内出血，脳腫瘍など，その他の原因でも髄液中蛋白の上昇を認めます 表8-14 [28]．

表8-14　疾患別髄液蛋白濃度		
病態	平均蛋白濃度	Range
細菌性髄膜炎	418 mg/dL	21〜2,220 mg/dL
脳腫瘍	115 mg/dL	15〜1,920 mg/dL
脳膿瘍	69 mg/dL	16〜288 mg/dL
無菌性髄膜炎	77 mg/dL	11〜400 mg/dL
多発性硬化症	43 mg/dL	13〜133 mg/dL
脳出血	270 mg/dL	19〜2,110 mg/dL
てんかん	31 mg/dL	7〜200 mg/dL
急性アルコール中毒	32 mg/dL	13〜88 mg/dL
神経梅毒	68 mg/dL	15〜4,200 mg/dL

(Seehusen DA, et al. Am Fam Physician. 2003; 68 (6): 1103-8)[28]

7）髄液中乳酸値

乳酸値は，通常ルーチンには検査されませんが，**細菌性髄膜炎とウイルス性髄膜炎の鑑別および脳外科手術後の髄膜炎の診断に活用することができます**（乳酸値は血ガス測定器を用いて検査することができます）.

細菌性髄膜炎とウイルス性髄膜炎の鑑別において，**乳酸値を 3.8 mmol/L** とした際の感度は 94％，特異度は 97％で[31]，白血球数，糖，蛋白といった他の指標よりも有用です[31-33]. ただし，腰椎穿刺前に抗菌薬治療を投与されていると，感度が低くなってしまうことと，他の中枢神経疾患でも上昇する可能性があることに注意しましょう[4].

脳外科手術後の髄膜炎は，手術自体による侵襲で髄液中の細胞数増加と蛋白上昇をきたすため，診断が難しいことがあります. さらに，そのような患者さんの最大半数で腰椎穿刺時に抗菌薬・ステロイドがすでに投与されています[34]. 脳外科術後の髄膜炎の診断では，髄液中の**乳酸値≧4.0 mmol/L** の際に感度・特異度は 88％，98％と優れています[34]. しかし，すべての症例で，乳酸値が高いわけではなく，乳酸値単独で判断すると誤診する可能性があります. また，このカットオフ値を使用して半分の髄膜炎を見逃した報告もあります[53]. 髄液中の乳酸値は，培養結果が明らかになる前までの経験的治療の参考程度に留めておくのがよいでしょう.

8）グラム染色と培養

細菌性髄膜炎における髄液の**グラム染色の感度は菌によって異なります**が 表8-15 [39]，**特異度は 100％**で，塗抹で見つけることができれば確定的です[13]. 塗抹の感度を上げるために，**グラム染色は髄液を遠心後に行いましょう**.

塗抹の陽性率は菌量に依存し，菌量が多ければ（>10^5 CFU/mL）遠心分離をしなくても鏡検することができますが，それ以下の菌量だと検出できない場合があります[38]．

表8-15　髄液のグラム染色の感度

微生物	感度
インフルエンザ桿菌	25〜65%
肺炎球菌	69〜93%
髄膜炎菌	30〜89%
リステリア	10〜35%
S. agalactiae	80〜90%
S. suis	50%
黄色ブドウ球菌	20〜44%

(Brouwer MC, et al. Clin Microbiol Rev. 2010; 23 (3): 467-92)[39]

　培養の陽性率は 64〜84％で[35,36]，10〜15％の患者さんにおいてはグラム染色で菌を認めるものの培養が陰性となることがあります[27]．培養陽性率は菌量に依存し，10^5 CFU/mL 以上では 97％が陽性となりますが，10^3 CFU/mL 未満では 25％のみしか陽性となりません[5]．また，グラム染色と培養の陽性率は先行抗菌薬があると低下するため，抗菌薬投与前に髄液検体がベストです（あくまでも理想です．現実的に市中の細菌性髄膜炎では，意識障害をきたしている症例が多く，腰椎穿刺前に頭部 CT 検査が必要になります．そのため腰椎穿刺前に抗菌薬が投与される症例が一定数います．しかたないです）．

9) 細菌性髄膜炎を疑う所見とウイルス性髄膜炎との鑑別

　細菌性髄膜炎を疑う所見とウイルス性髄膜炎との鑑別所見を，それぞれ 表8-16 [13] 表8-17 [31] に示します．

　髄液中の白血球数≧500/μL，髄液糖/血糖比<0.4，乳酸値>3.5 mmol/L であれば細菌性髄膜炎の可能性が高くなります．

　細菌性とウイルス性髄膜炎の鑑別においては，**血清プロカルシトニンと髄液中の乳酸値が最も有用ですが** 表8-17 ，単独での使用は行わずに，診断の補助検査としてその他の髄液所見とあわせて用いましょう．

10) ラテックス凝集試験

　ラテックス凝集試験は髄膜炎の一般的な病原体（肺炎球菌，インフルエンザ菌 b 型，髄膜炎菌，B 群レンサ球菌）を迅速に（≦15 分），高い感度で検出することが可能です[4]．起因菌ごとの感度は，

表8-16	細菌性髄膜炎を疑う所見		
髄液検査	陽性尤度比	陰性尤度比
白血球数≧500/μL	15	0.30
糖<39.6 mg/dL	23	0.50
髄液/血糖比≦0.4	18	0.31
髄液/血糖比<0.4	145	0.25
乳酸>3 mmol/L	2.9	0.20
乳酸≧3.5 mmol/L	21	0.12

(Straus SE, et al. JAMA. 2006；296（16）：2012-22[13]より一部改変)

表8-17	細菌性髄膜炎とウイルス性髄膜炎の鑑別				
	至適カットオフ値	感度	特異度	陽性尤度比	陰性尤度比
髄液					
好中球	118/μL	80%	85%	5.3	0.24
蛋白	188 mg/dL	89%	93%	12.7	0.12
糖	39.6 mg/dL	97%	49%	1.9	0.06
乳酸	3.8 mmol/L	94%	97%	31.3	0.06
血清					
プロカルシトニン	0.28 ng/mL	97%	100%	∞	0.03
CRP	3.7 mg/dL	86%	84%	5.4	0.17
髄液/血清比					
髄液糖/血糖比	0.48	84%	89%	7.6	0.18
髄液乳酸/血清乳酸比	2.22	79%	89%	7.2	0.24

(Viallon A, et al. Crit Care. 2011；15（3）：R136)[31]

インフルエンザ菌b型：78〜100%

肺炎球菌：67〜100%

Streptococcus agalactiae：**69〜100%**

髄膜炎菌：50〜93%

と，報告されています[37]．ただし，上記以外の菌を検出できないことから，結果が陰性であるからといって細菌性髄膜炎を否定することはできません．培養陰性例では7%の感度しかなく，まれに偽陽性の報告などもあることからIDSAのガイドラインでは，ルーチンでの使用が疑問視されてます[4]．そのため，**腰椎穿刺前に先行抗菌薬が投与されている症例や，塗抹が陰性などの症例に限って使用**するのが良いでしょう．

血液培養

血液培養は急いでいると意外と忘れてしまいがちです．細菌性髄膜炎の 44～77％で陽性となり[3,35,36]，特に髄液培養陰性症例と腰椎穿刺が未施行の症例における病原微生物の推定と薬剤感受性の確認に有用です．

【各論】

急性髄膜炎

急性の経過をとる髄膜炎とその関連疾患について解説します．

▶1．細菌性髄膜炎

1）年齢・基礎疾患別の原因菌

年齢，基礎疾患，そしてリスクに関連した起因菌について，表8-18　表8-19 にまとめます[5,40,41]．髄膜炎が中枢神経以外の感染症に続発することがあるため，鼓膜や副鼻腔といった**髄膜炎のエントリーとなりうる部位**を診察しておきましょう．

表8-18　年齢・基礎疾患別の細菌性髄膜炎の起因菌

年齢・基礎疾患	起因菌
<1 か月	*S. agalactiae*，大腸菌，リステリア
1～23 か月	*S. agalactiae*，大腸菌，インフルエンザ桿菌，肺炎球菌髄膜炎菌
2～50 歳	肺炎球菌，髄膜炎菌
>50 歳	肺炎球菌，髄膜炎菌，リステリア，好気性グラム陰性桿菌
免疫不全	肺炎球菌，髄膜炎菌，リステリア，好気性グラム陰性桿菌
頭蓋底骨折	肺炎球菌，インフルエンザ桿菌，A 群β溶連菌
頭部外傷，脳外科術後	黄色ブドウ球菌，コアグラーゼ陰性ブドウ球菌（特に表皮ブドウ球菌），好気性グラム陰性桿菌
上顎洞炎，中耳炎	肺炎球菌，レンサ球菌，グラム陰性桿菌，黄色ブドウ球菌，インフルエンザ桿菌
感染性心内膜炎	*Viridians streptococcus*，黄色ブドウ球菌，*S. bovis*，HACEK group，腸菌
脳炎	ヘルペスウイルス（特に HSV-1）

（文献 5,40 より）

表8-19	リスク因子と起因菌		
リスク因子	相対的頻度	微生物	死亡率
年齢＞65歳	37%	肺炎球菌 リステリア	34%
脾摘後・無脾症	3%	肺炎球菌	25%
アルコール依存症	4～18%	肺炎球菌 リステリア	33%
HIV/AIDS	西欧諸国：1%	肺炎球菌 サルモネラ	24%
糖尿病	7～10%	肺炎球菌 リステリア	不明
がん	不明	肺炎球菌 リステリア	不明
解剖学的欠損	5%	肺炎球菌	再発傾向にある 死亡率は再発性髄膜炎の15%
臓器移植	中枢神経感染症患者の 5～10%	肺炎球菌 リステリア ノカルジア	不明

(Adriani KS, et al. Neth J Med. 2015；73（2）：53-60)[41]

2）死亡率

　成人の細菌性髄膜炎の致死率は20％前後と高く，起炎菌別では肺炎球菌が20～37％，インフルエンザ菌6～14％，髄膜炎菌4～7％，リステリアで17～27％と報告されています[39]．

3）届け出

　肺炎球菌，インフルエンザ桿菌，髄膜炎菌は血液もしくは髄液などの無菌部位から検出された場合には5類感染症として保健所に届けなければなりません（忘れがちですが）．

▶2. 肺炎球菌

　肺炎球菌は最も一般的な髄膜炎の起因菌です．特にリスク因子のある患者さん 表8-19 において，2か月未満の乳児を除く全ての年齢層の症例の半数以上の原因菌となります[5]．侵襲性肺炎球菌感染症は，肺炎球菌が髄液または血液から検出される感染症を指しますが，侵襲性肺炎球菌感染症全体からみると，肺炎が約70％と最も多く，髄膜炎は6.0％と報告されています 表8-20 [42]．

　肺炎球菌性髄膜炎患者さんの最大60％において，連続する病変もしくは遠隔病変（肺炎，中耳炎，乳様突起炎，心内膜炎）が存在すると報告されています[39]．

表8-20 侵襲性肺炎球菌感染症	
	割合
髄膜炎	6.0%
フォーカス不明の菌血症	16.8%
肺炎	70.3%

(Centers for Disease Control and Prevention. Active Bacterial Core Surveillance (ABCs) report, Emerging Infections Program Network *Streptococcus pneumoniae*, 2010)[42]

表8-21 肺炎球菌性髄膜炎の合併症	
	発生率
難聴	20.9%
けいれん	6.5%
水頭症	6.8%
痙性麻痺	8.7%
脳神経麻痺	12.2%
視覚障害	2.4%

(Jit M. J Infect. 2010; 61 (2): 114-24)[43]

そのため，

ルーチンにこれらの病変がないか診察することが必要です．

古典的三徴（発熱，項部硬直，意識障害）は60％の患者さんにおいてみられます[38]．肺炎球菌性髄膜炎は，局所脳神経症状（40％）とけいれん（25％）などを反映して，重篤であり，入院時には1/5の患者さんが昏睡であったと報告されています[38]．

前述の通りの高い死亡率に加えて，**後遺症の発症率も高い**ことに注意が必要です．肺炎球菌性髄膜炎の後遺症を検討したメタアナリシスでは，後遺症の発生率は31.7％と高く，**難聴，脳神経麻痺**が最も高頻度です 表8-21 [43]．自分自身も治療の遅れから，難聴をきたした症例を経験したことがありますが，成人してからの難聴はADLを著しく低下させてしまうため，救命はもちろんのこと，**神経学的合併症を減らすための対応**（ステロイド使用と早期治療）も重要です．また，時に合併症から（脳出血，水頭症）脳神経外科的な処置が必要になることもあり，必要時にはすみやかにコンサルテーションできる環境も必要です（髄膜炎は必ずしも内科だけで治療できる疾患ではないのです）．

▶3. 髄膜炎菌

髄膜炎菌による髄膜炎は幼児から若年成人における起因微生物となります．髄膜炎菌感染症は喫煙と患者さんとの同居がリスクとなります[39]．髄膜炎菌は鼻咽頭に定着した後に，侵襲性感染症を引き起こす可能性があり，髄膜炎患者さんは，髄膜炎菌によるものではないと判明するまで「飛沫感染対策」にすべきです[5]．

髄膜炎菌性髄膜炎の臨床像は幅広く，一過性の発熱から菌血症，劇症型までさまざまです．

WolfとBirbaraは髄膜炎菌感染症を[44]，

| ①敗血症のない髄膜炎菌菌血症 | ③髄膜炎±髄膜炎菌菌血症 |
| ②髄膜炎のない髄膜炎菌菌血症 | ④髄膜脳炎 |

上記の4つに分類していますが，ある病型からその他の病型へ経過中に変化することも報告されています．髄膜炎菌性髄膜炎の確定例においても，古典的三徴は27％のみにしか認めません[39]．髄膜炎菌性髄膜炎では，典型的には**皮膚病変（点状出血，紫斑，斑状出血）**があることが知られていますが，成人では60％以上，小児においては60～90％の症例において見られます[39]．

▶4. インフルエンザ桿菌

インフルエンザ桿菌性髄膜炎のリスク因子としては，糖尿病，アルコール依存症，脾摘後もしくは無脾症，髄液漏を伴う頭部外傷，多発性骨髄腫，低ガンマグロブリン血症のような免疫不全が挙げられます[39]．

患者さんの大多数において，副鼻腔炎，中耳炎，喉頭蓋炎，そして肺炎といったようなプライマリーサイトを認め，連続的もしくは血行性に中枢神経へ進展するルートが示唆されます．小児のインフルエンザ桿菌b型による髄膜炎では60％の症例で古典的三徴が認められます[39]．

▶5. リステリア

リステリア（*Listeria monocytogenes*）は汚染された食品によって広がりますが（乳製品からの感染），土壌や水，下水からも検出されます．多くの食品がリステリアに汚染されていて，生野菜，低温殺菌処理されていない牛乳，魚，家禽，食肉から15～70％で検出されます[45]．リステリア感染症のリスク因子として，1か月未満の幼児，50歳以上の成人，アルコール依存症，悪性腫瘍，ステロイド，免疫抑制剤，糖尿病，肝疾患，慢性腎臓病，膠原病，鉄過剰が知られています[39]．ただし，リステリア性髄膜炎はリスクがない患者さんにおいても発生します．

リステリア性髄膜炎の症状は，肺炎球菌や髄膜炎菌性髄膜炎と同様ですが，**症状発現までの期間が長いのが特徴**です 表8-22 [45]．

リステリアはグラム陽性桿菌 図8-6 で，血液培養は50～75％で陽性となります[45]．典型的な髄膜炎の症状が出ていない段階で，血液培養報告を受けた時点では，グラム陽性桿菌という菌形態からコンタミネーションと誤解されてしまうことがあります．非典型的な症例でもリステリアの存在を忘れないでください．なお，古典的三徴は43％の患者さんにおいて認められます[39]．

表8-22 リステリア髄膜炎の臨床症状

特徴	頻度
症状＞24時間	～60%
項部硬直	25%
運動障害（運動失調，振戦，ミオクローヌス）	15～25%
けいれん	10～25%
精神状態の変化	～75%
巣症状	35～40%

(Clauss HE, et al. Curr Infect Dis Rep. 2008; 10 (4): 300-6)[45]

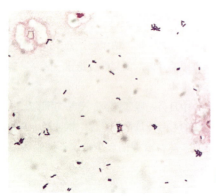

図8-6 *Listeria monocytogenes*
（血液培養1000倍視野）

　リステリアの中枢神経感染症の約10%が**脳幹脳炎**で，中年の生来健康な患者さんで発症します（71%）．リステリアの脳幹脳炎は，二相性疾患で，82%の症例において，倦怠感，頭痛，嘔気・嘔吐，発熱といった**前駆期**の後に，感覚・運動障害，小脳症状を伴った単一もしくは多発の非対称性脳神経障害からなる神経学的症候群が見られます[39]．

　リステリア症の合併症として，80%の患者さんに低ナトリウム血症を認めます[39]．

▶ **6．グラム陰性桿菌**

　頭部外傷後もしくは脳外科術後にクレブシエラ，*Acinetobacter baumannii*，大腸菌，緑膿菌，その他の好気性グラム陰性桿菌による髄膜炎が起こる可能性があります[39]．好気性グラム陰性桿菌による脳外科術後の髄膜炎は手術から少し遅れて発症し，*Acinetobacter baumannii*による髄膜炎の報告では，手術から平均12日で発症しています[46]．好気性グラム陰性桿菌による市中の髄膜炎はまれですが，HIVのような免疫不全患者さん，新生児，高齢者において見られる

ことがあります．臨床症状はほとんどが，発熱と意識障害です[39]．

なお②章　感染症診療における臨床推論と問診で触れたように，沖縄県と鹿児島県の一部を含む南西諸島は，糞線虫症の浸淫地で，HTLV-1感染症，ステロイド，悪性腫瘍，HIVなどの播種性感染症のリスクが重なると，大腸菌やクレブシエラのような腸内細菌による髄膜炎をきたす可能性があります．

▶7. ウイルス性髄膜炎

ウイルス性髄膜炎は，**細菌性髄膜炎よりも原因として多く**[47]，神経向性を持ついくつかのウイルスによって発症します　表8-2．**ヘルペスウイルス以外に特異的治療はありませんが**，ほとんどがself-limitedで，自然に軽快していきます．しかし，適切な診断をすることには臨床的価値があり，不必要な検査および治療を制限することができます．

原因となるウイルスが同定されることは少ないですが，85％はエンテロウイルスが原因で[1]，エコーウイルスとコクサッキーウイルスB群によるものが多いです．エンテロウイルス以外では，小児ではムンプス，成人ではヘルペスウイルスが知られていますが，ヘルペスウイルスでは単純ヘルペスウイルス，帯状疱疹ウイルス，Epstein-Barr（EB）ウイルス，サイトメガロウイルスのいずれのウイルスも原因となります．神経向性のウイルスは，脳炎，脳脊髄炎，そして髄膜炎とのオーバーラップをきたす可能性があります．

細菌性髄膜炎患者さんの2/3で意識障害が認められますが，**ウイルス性髄膜炎では脳炎が合併しない限り意識障害は見られません**[5]．ただし，見た目は比較的シックになり，ウイルス性髄膜炎に関連した頭痛は重篤で，嘔気・嘔吐を伴います．ウイルス性の発疹がエンテロウイルスによる髄膜炎において見られることがあります．

髄液所見では，典型的には蛋白の上昇，糖は正常を示し，髄液細胞数は50〜1,000/mm^{3}のことが多く，細胞分画は単核球優位となります．ただし，発症早期には40％の症例で多核球優位となります[5]．

その他の鑑別点としては，前述の　表8-17　の通りですが，これらの所見は診断の助けにはなるものの，単独での指標とはせずに，髄液所見とあわせて用いるようにしましょう．

▶8. ヘルペス脳炎・ヘルペス髄膜炎

1）ヘルペス脳炎

ヘルペスウイルス（HSV）は，神経に侵襲性がある神経向性のウイルスです．

最も重篤なのは，HSV-1 による脳炎で，死亡率は未治療で約 70％，アシクロビルの治療によっても 19〜28％と高く，また生存しても神経学的後遺症が 44〜62％においてみられます[48,49]．ヘルペス脳炎の臨床症状は，急性細菌性髄膜炎との鑑別が困難で，特に精神状態の変化をきたしている場合には診断がつくまでは治療すべきです．

診断のゴールドスタンダードは脳生検ですが（特異度は 100％），侵襲性が高いため，通常は**髄液の PCR** が診断に用いられています．ヘルペス脳炎では，PCR は症状が発現して 24 時間後より陽性となり，治療を開始してから 1 週間は陽性が続きます[50]．脳生検をゴールドスタンダードにした際の PCR の感度は 98％，特異度は 94％と報告されていますが[51]，発症早期には陰性となる可能性があるため，初回の **PCR** が陰性でも疑いが強い場合には**再検査**が必要です．

2）ヘルペス髄膜炎

ヘルペス脳炎に対して，ヘルペス髄膜炎は通常 self-limited であり，特別な治療を要することなく軽快します[52]．診断においては，HSV の PCR が有用ですが，診断性能についてはまだわかっていません．

なお，HSV-2 は生殖器ヘルペスの主な原因ですが，女性において性器感染の初感染時の 33％（男性では 11％）で，髄膜炎を発症します．HSV-2 の初感染後に間欠的な再活性化によって良性の再発性リンパ球性髄膜炎（Mollaret meningitis）をきたすことが知られています 表8-23 [53]（ただし，HSV-2 以外の原因でも再発性の髄膜炎をきたすことがあるので注意しましょう）．

表8-23 Mollaret 髄膜炎の特徴

1. 髄膜炎の再発のエピソード
2. 症状の自然寛解
3. 症状が全くない期間と有症状期間が分かれる
4. 発熱（常に存在するわけではない）
5. 一過性の神経学的症状（50％の患者において）
6. 神経学的後遺症は永続的ではない
7. おそらく HSV-2 によると考えられている
   （少なくとも半分の症例では性器症状を欠く）

（Abou-Foul AK, et al. Int Med Case Rep J. 2014；7：31-3)[53]

水痘・帯状疱疹ウイルス（VZV）もまれですが，髄膜炎をきたすことがあります．典型的には自然寛解し，診断には髄液中の PCR が有用です[5]．

▶9. 術後髄膜炎

中枢神経系は，「**血液脳関門**」と頭蓋骨や髄膜による「**外的バリア**」によって

菌の侵入から保護されています．そのため，これらが破綻することにより感染をきたす可能性があります．血液脳関門は菌の血行性播種によって破綻し，外的バリアの破綻は外傷と手術・処置によって起こります．手術・処置としては開頭術，脳室シャント，脳室ドレーン，腰椎ドレーン，腰椎穿刺によるものなどがあります．

1) 開頭術後の髄膜炎

開頭術後に髄膜炎は 0.8～1.5％で発生します．症例の 3 分の 2 が術後 2 週目以内に発症しますが，術後数年たってから発症することもあります [54]．

術後髄膜炎のリスク因子としては，髄液漏，合併する創部の手術部位感染症，手術時間（≧4 時間），副鼻腔操作のある手術，術前の全身状態，長期の脳室ドレナージ留置，頭蓋内圧モニタリングなどが知られています [54,55]．

2) 脳室シャント感染

脳室シャントは主に水頭症の改善を目的としたデバイスで，VP シャント（脳室-腹腔シャント），VA シャント（脳室-心房シャント），LP シャント（腰椎-腹腔シャント）などがあります．脳室内シャントに伴う髄膜炎の発生率は 4～17％と報告されています [54]．原因は主に手術時のシャント器具汚染で，術後 1 か月以内の発症が多いです．リスク因子としては，過去のシャント感染，シャントの機能不全，術後の髄液漏，高齢，シャントの留置期間が長いこと，術者の経験，内視鏡の使用などが知られています [56]．

3) Ommaya リザーバー関連

Ommaya リザーバーは，髄腔内への化学療法目的に作られた頭皮下に植え込まれる小さいドーム型のデバイスです 図8-7．Ommaya リザーバーの感染率は 2～15％と幅があります．Szvalb らの報告では [57]，約 5％で髄膜炎・脳炎が発症し，4 割の症例が Ommaya の植え込みから 30 日以内に，また 6 割の患者さんでデバイスを使用した 10 日以内に発症しています．

4) 術後髄膜炎の起因菌

原因菌は皮膚の常在菌であることが多く，主にコアグラーゼ陰性ブドウ球菌，黄色ブドウ球菌，*Propiobacterium acnes* などが原因となります 表8-24 [56-58]．シャント感染においては，複数菌感染が原因となることがあり，これはシャントの尖端が腸管を穿孔していることを示唆します．

5) 術後髄膜炎の症状

術後の髄膜炎は，鎮静や手術自体の影響や症状を不顕在化するステロイドや基礎疾患がある場合が多く，また，病原性の低い微生物によって起こるため，しばしば非典型的な症状を呈します 表8-25 [56-58]．また，古典的三徴を呈するのは

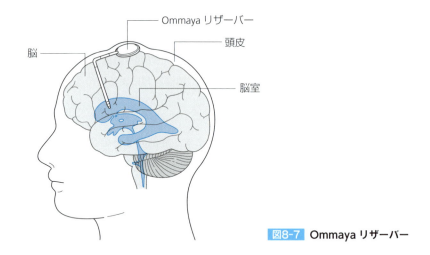

図8-7 Ommaya リザーバー

5％のみとまれで[58]，市中の細菌性髄膜炎とは様相が異なります．

6）術後髄膜炎の髄液所見

術後髄膜炎の診断は，市中の細菌性髄膜炎以上に判断が難しいです．術後髄膜炎を疑った際には，血液培養に加えて，髄液検査を行います．髄液は，細胞数，蛋白，糖，グラム染色，培養検査に提出しますが，最終的な診断は培養検査結果で判断します．培養検査結果が出るまでは，生化学的検査の結果で判断しますが，

> 1. 手術時の血液成分などの髄膜刺激によって起こる化学性髄膜炎との鑑別が難しい
> 2. 腰椎穿刺時点で患者の最大 50％で既にステロイドと抗菌薬が投与されてしまっている[59]

上記のことから，標準的な髄液検査は術後の細菌性髄膜炎において信頼できません．髄液培養も最大で 7 割の症例で陰性であることが，さらに診断を難しくしています[59]．

①化学性髄膜炎と細菌性髄膜炎の比較

髄液所見から化学性髄膜炎と細菌性髄膜炎（シャント感染と Ommaya リザーバー関連感染を除く）を比較した研究では[76]，白血球数の中央値は細菌性髄膜炎で 5,938/μL，化学性髄膜炎で 1,111/μL でした．化学性髄膜炎の白血球数は 39～7,200/μL と幅があるものの，7,500/μL を超える例はなく，**白血球数が 7,500/μL 以上であれば細菌性髄膜炎と判断できる可能性**があります．髄液中の糖低下（<40 mg/dL または血糖の 1/3 未満）は細菌性髄膜炎の 47％，化

表8-24　術後髄膜炎の起因菌

	がん患者の髄膜炎 (78%が術後)[58]	シャント 関連[56]	Ommaya 関連[57]
グラム陽性球菌			
コアグラーゼ陰性ブドウ球菌	43%	37%	54%
黄色ブドウ球菌	12%	14%	10%
Enterococcus faecalis	6%		2%
肺炎球菌	3%		
Viridans streptococci	3%	4%	
α溶連菌			6%
Stomatococcus mucilaginosus	1%		
グラム陽性桿菌			
Propionibacterium acnes	6%	9%	8%
Listeria monocytogenes	3%		
コリネバクテリウム	1%		2%
グラム陰性桿菌			
腸内細菌科	6%	4%	
大腸菌	1%		2%
Klebsiella pneumoniae	3%		2%
Serratia marcescens	1%		
Proteus mirabilis	1%		
Enterobacter aerogenes			2%
ブドウ糖非発酵菌		3%	
緑膿菌	5%		8%
Acinetobacter baumanii	3%		
Bacteroides fragilis			2%
インフルエンザ桿菌			2%
真菌			
Cryptococcus neoformans	7%		
Candida albicans	1%		2%
多菌種 (Polymicrobial)		15%	

（文献 56-58 より）

学性髄膜炎の20%に認め，髄液中の糖が高いからといって細菌性髄膜炎を否定できず，また低いことが必ずしも細菌性髄膜炎を示唆しませんでした．ただし，10 mg/dL よりも低い症例は，化学性髄膜炎では認めず，細菌性髄膜炎である可能性が高いといえます．なお，蛋白の数値は細菌性髄膜炎でも化学性髄膜炎でも差はなく，判断には用いることはできませんでした．

表8-25 術後髄膜炎の臨床症状

	がん患者の髄膜炎 (78%が術後)[58]	シャント関連[56]	Ommaya 関連[55]
発熱	56%	78%	42.5%
頭痛	47%	21%	57.5%
意識障害	35%	31%	12.5%
嘔気		14%	22.5%
神経巣症状	15%	3%	
項部硬直	14%	45%	27.5%
けいれん	10%		
局所の皮膚所見		49%	

(文献 56-58 より)

化学性髄膜炎の特徴をまとめると以下のようになります．

> **化学性髄膜炎を考える症状・所見**[76]
> ・体温＜39.4℃
> ・髄液中白血球＜7,500/μL
> ・髄液中糖＞10 mg/dL
> ・せん妄・けいれん・手術部位の炎症所見なし

②シャント感染と Ommaya リザーバー関連

　シャント感染と Ommaya リザーバー関連感染において，髄液中所見が約2割で正常になることがあります[56,57]．シャント感染では，髄液の採取部位（脳室，バルブ，腰椎穿刺）によって検査値が異なり，これは炎症の部位が異なることと，水頭症による髄液の流れを反映していることが考えられます．

亜急性・慢性髄膜炎

　亜急性・慢性の経過をとる微生物による髄膜炎について解説します．表8-26 [60]．コクシジオイデス（米国南西部，メキシコ北部，南アメリカにおける風土病），ブラストミセス，ヒストプラズマ（ミシシッピ川渓谷とオハイオ川渓谷における風土病）は，日本では輸入症例がほとんどであるため，ここでは触れません．

▶1. クリプトコッカス

　クリプトコッカス髄膜炎は，主に *Cryptococcus neoformans* によって起こります．主に土壌，鳥類の排泄物などから検出されるため，鳥類の飼育歴や接触歴

表8-26 亜急性・慢性髄膜炎の原因微生物と髄液所見

微生物	初圧	白血球数	分画	糖	蛋白	診断検査
クリプトコッカス	↑	↑→	単核球	↓	↑	墨汁染色 クリプトコッカス 　抗原 真菌培養
コクシジオイデス	↑→	↑	早期: 好中球 リンパ球 好酸球 (70%)	↓	↑	補体結合試験 真菌培養
ヒストプラズマ	→	↑	単核球	↓	↑	ヒストプラズマポリ 　サッカライド抗原 真菌培養
ブラストミセス	↑	↑	早期: 好中球 リンパ球	↓	↑	真菌培養
アスペルギルス	→	↑	早期: 好中球 リンパ球	↓	↑	PCR ガラクトマンナン 　抗原 抗体検査 真菌培養
抗酸菌	↑→	↑	単核球	↓	↑	抗酸菌染色 抗酸菌培養 PCR
梅毒	→	↑→	リンパ球	→↓	↑	VDRL FTA-ABS

(Zunt JR, et al. Continuum (Minneap Minn). 2012; 18 (6 Infectious Disease): 1290-318)[60]

を確認しておきましょう．感染は微生物の吸入後，一旦肺などに感染した菌が血行性に播種して髄膜炎を発症すると考えられています．

なお，クリプトコッカスが髄液，血液などの無菌的臨床検体から検出された場合や髄液のクリプトコックス抗原が陽性となった場合は播種性クリプトコッカス症として保健所に届け出なければなりません（5類感染症）．

1）分類

クリプトコッカスは4つのセロタイプ（A，B，C，D）に分けられますが，最近再分類されました **表8-27** [61]．一般的にセロタイプA，Dは *C. neoformans*（ネオフォルマンス），B，Cは *C. gattii*（ガッティ）と呼ばれます．

C. neoformans は，主に免疫不全患者さんにおける髄膜炎の原因となります．*C. neoformans grubii* は世界中に存在し，最もよく見られますが，*C. neoformans neoformans* は主に北ヨーロッパで見られます．日本では *C. neoformans* によるものがほとんどですが，熱帯・亜熱帯地域に限局するとされていた *C. gattii* の1999年のブリティッシュコロンビア州（カナダ）のアウトブレイク以降，日

⑧ 髄膜炎患者の診断アプローチ

表8-27	クリプトコッカスの分類		
特徴	*C. neoformans var. grubii*	*C. neoformans var. neoformans*	*C. neoformans var. gattii*
セロタイプ	A	D	B, C
主な分布	世界中	北ヨーロッパ	熱帯・亜熱帯地域

(Franzot SP, et al. J Clin Microbiol. 1999; 37（3）: 838-40)[61]

本でも数例の症例報告があり（一部は渡航歴なし）注意が必要です[62]. *C. gattii* は，免疫不全患者さんだけでなく，免疫能が正常であっても発症し，症状も重篤になりやすい傾向があります.

2) 臨床的特徴

C. neoformans 感染症の臨床的特徴は，宿主の免疫状態に依存し，重症度は無症候性の偶発性肺結節から播種性疾患までさまざまです.

HIV 陽性患者さんにおいては，CD4 リンパ球が $50/\mu L$ 未満となった際に，播種性感染症や髄膜炎を発症しやすくなります（AIDS 指標疾患の一つです）. 免疫不全患者さんのクリプトコッカス髄膜炎は，緩徐な経過で，しばしば非特異的な症状を呈しますが，細胞性免疫能が正常であれば，より典型的な髄膜炎の症状・所見を呈します.

一般的に 75% 以上の患者さんが頭痛，発熱を呈し，典型的には 2～4 週以上の経過で緩徐に進行します. 嘔気・嘔吐，意識障害は半数でみられます. 複視，失明といった眼症状は約 20% でみられ，ほとんどが免疫能が正常の患者さんにおいてみられます. けいれんや巣症状は患者さんの 10% においてみられ，cryptococcoma（クリプトコッコーマ）もしくは肉芽腫のような占拠性病変によって起こります. クリプトコッカス髄膜炎の重大な合併症として頭蓋内圧亢進と水頭症があります. 半数以上の免疫不全患者さんが頭蓋内圧亢進症をきたしますが，免疫能が正常であってもみられます[60].

3) 診断

クリプトコッカス髄膜炎の診断は，免疫不全，特に HIV 感染症患者さんの亜急性の発熱，頭痛で考慮すべきです. CT や MRI で，水頭症，脳浮腫，軟髄膜の造影効果，cryptococcoma を認めることがあります. 髄液検査では，軽度の単核細胞優位の細胞数増加，蛋白増加，糖低値を呈します 表8-26 .

遠心分離した髄液の墨汁染色が迅速で，感度は 75% と報告されています[63]. しかし，菌量が 10^4 CFU 未満だと検出することができません. そのため，**髄液のクリプトコッカス抗原**が診断に有用で，感度・特異度共に優れています（感度 93～100%，特異度 93～98%）[64]. クリプトコッカス抗原は定量的な検査ですが，

治療効果の指標にはなりません．真菌培養の感度は 90％で，診断と種の同定も可能です[63]．

▶2. アスペルギルス

アスペルギルスは土壌や大気中などに広く分布し，分生子を環境中に放出しています．*A. fumigatus* はヒト感染症の約 90％を占め，それ以外には *A. flavus*, *A.terreus*, *A. niger*, *A. nidulans* といった種による感染もあります[60]．

1) リスク因子

アスペルギルスによる中枢神経病変はまれではありますが，免疫不全患者さんの侵襲性アスペルギルス症の一つとして見られることがあります．特に，血液悪性腫瘍，同種造血幹細胞移植のレシピエント，固形臓器移植，HIV 感染症，慢性肉芽腫症では，

①好中球減少　②食細胞機能異常　③細胞性免疫不全

といった免疫不全があり，侵襲性アスペルギルス症の発症リスクが高くなります[60]．

2) 臨床的特徴

中枢神経感染症は血行性播種もしくは副鼻腔炎からの直接進展の結果発症し，侵襲性アスペルギルス症全体の約 10～20％で見られます[60]．アスペルギルスの中枢神経病変には，急性・慢性髄膜炎，孤立性腫瘤病変，海綿静脈洞血栓症，多発頭蓋内膿瘍，血管炎，脊髄炎などがあります．中枢神経のアスペルギルスは病理学的に血管浸潤性があり，梗塞，出血，瘤形成をしやすい傾向があります．また，壊死を伴う肉芽腫形成が一般的に見られます．

アスペルギルス髄膜炎の 92 症例のケースシリーズにおいて[65]，発熱と頭痛は 79％，項部硬直は 28％，脳神経麻痺は 18％，けいれんは 13％において見られました．

3) 診断

アスペルギルス髄膜炎の診断は非常に難しく，髄液の培養は 31％しか陽性になりません[65]．また，培養以外の検査方法も確立していません．培養には最低 5 mL の髄液が必要ですが，実臨床において 5 mL も採取するのはなかなか難しいと思います．培養が陰性の場合に臨床的に疑いがあれば，繰り返して採取することが推奨されています．アスペルギルスの PCR については，髄液中の真菌数が少ないためほとんど検出できない可能性があることが指摘されています[66]．髄液中のガラクトマンナン抗原の感度は 87％と報告されており，特に培養陰性

例においては，現状これを参考にするしかないと思います[65]．

▶3．梅毒

梅毒は，スピロヘータの一種である梅毒トレポネーマ（*Treponema pallidum*）によって発症します．伝播は主に性行為感染症もしくは母親から胎児への垂直感染によります．

1）病期

梅毒の病期は，第1期，第2期，早期潜伏期，後期潜伏期，第3期に分類され，治療されないと病期が進行していきます 図8-8 [67]．無治療の潜伏期梅毒患者さんの約1/3が後期潜伏期3期に進行し，第3期は特に中枢神経をはじめとしてさまざまな臓器障害をきたします．注意すべき点としては，**神経梅毒はどの期でも発症することがあり，決して第3期に特異的ではありません**．Vanhaeckeらの神経梅毒に関する研究でも[68]，75％の症例が「早期」に診断されています．

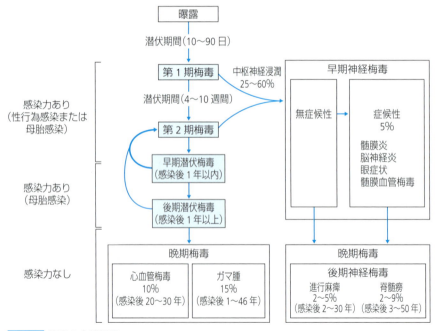

図8-8 **梅毒の自然経過**（Golden MR, et al. JAMA. 2003; 290 (11): 1510-4）[67]

2）臨床的特徴

　T. pallidum は，経過中，**早期に中枢神経へ血行性に広がります** 図8-8 ．梅毒の早期においては，ほとんどが無症状で経過しますが，一部は有症状の髄膜炎，髄膜血管疾患として発症します．後期では，より脳実質，脊髄を侵し，進行性の麻痺，精神状態変化，記憶欠損，脊髄癆，ゴム腫をきたします．神経梅毒の中ではまれですが，髄膜炎は最大で 25％に見られ [60]，梅毒性髄膜炎は典型的には，感染から 2 年以内に第 2 期梅毒として発症します．最も一般的な症状としては，頭痛，羞明，嘔気・嘔吐，髄膜症，脳神経障害です．いずれの脳神経も侵されうるのですが，最も侵されやすいのは第Ⅶ脳神経と第Ⅷ脳神経です．

3）診断

　神経梅毒の診断は，病歴，身体所見，血清・髄液の結果を組み合わせて行います．

　診断の最初のステップは，**VDRL と RPR を用いた血清学的な診断**（注：現在国内では VDRL の検査は実施不可です）で，これらのアッセイは，カルジオリピン-コレステロール-レシチン抗原に対する IgG と IgM 抗体を検出しており，神経梅毒患者さんでは常に陽性となります．これらは疾患の活動性と相関することが多いですが，偽陰性や偽陽性を示す場合があり，解釈には注意が必要です．**TPHA と FTA-ABS による特異的トレポネーマ検査**は，*Treponema pallidum* に対する抗体を測定し，確定検査として用いられますが，疾患活動度と相関しないため，治療効果判定には使用できません．神経梅毒においても陽性となります．

　髄液の異常は早期梅毒の 70％において見られますが，後期においてはまれで，治療なしに髄液中の微生物が消失します [60]．髄液の異常が続く場合は，持続感染が示唆されます．髄液では主に**細胞数，蛋白，CSF-VDRL** の値に注目します．梅毒性髄膜炎において，髄液は典型的には単核球優位の細胞数増加（$>10/\mu$L），蛋白上昇（>45 mg/dL），糖は正常もしくは低値となります．しかし，後期においては，髄液が正常となる可能性があります．**髄液中の VDRL** は疾患特異性が高く，陽性であれば臨床的に神経梅毒と診断が可能ですが，感度が低く（$<30\%$），陰性であったとしても否定できません．そのため，特異性には欠けますが，感度の高い**髄液中の FTA-ABS** を除外診断に用います．HIV 感染陽性患者さんでは，髄液中の白血球増加，蛋白上昇，糖低値が顕著となります [60]．

▶4．結核

　結核性髄膜炎は，結核菌（*Mycobacterium tuberculosis*）によって発症し，日本での肺外結核の 3.5％を占めます．結核性髄膜炎は，その診断の難しさから

治療の遅れを生じやすく[69]，死亡率は 14～28％，後遺症率も 20～30％と未だ高く，予後不良の疾患です[70]．

1）発症機序とリスク因子

結核菌のヒトへの伝播は主に飛沫核の吸入によって起こり，肺胞のマクロファージ内で増殖し，数週以内に肺外組織に血行性に播種します．肉芽腫性病変は長期間休眠しますが，再活性化によって活動性の結核を発症します．結核性髄膜炎の発症リスク（再活性化リスク）は通常の肺結核と同様で，特に HIV 感染患者さんにおいては一般的です（HIV 感染症は髄膜炎以外にも肺外結核を発症しやすいとされています）．その他のリスク因子としては，アルコール依存症，糖尿病，腎不全，高齢，免疫抑制薬の使用，悪性腫瘍などがあります[60,69]．

2）臨床的特徴

結核性髄膜炎の臨床症状は，**細菌性髄膜炎を模倣する急速な経過から非特異的な発熱と頭痛を呈する亜急性の経過まで幅広いです**[69]．約 2 週間から 4 週間かけて亜急性に進行することが多いものの，**1/3 の症例は 1 週間以内に急速に進行します**[69]．典型的な亜急性の経過では，倦怠感，食欲不振，易疲労感，体重減少，発熱，筋痛，頭痛などの非特異的症状が先行します[60]．結核性髄膜炎の臨床症状についてを 表8-28 にまとめます．症状は頭痛と嘔気のみを呈することが多く，発熱よりは，項部硬直の頻度が高いです[69]．結核性髄膜炎は，**脳底部に病変をきたしやすく**（脳底部髄膜炎：basal meningitis），そのため脳神経麻痺が起こりやすいことが特徴的です（30～50％）．脳神経麻痺では，特に**第Ⅵ脳神経が最も侵されやすく**，他には第Ⅶ，第Ⅲ脳神経も障害されることがあります 表8-28 [69,72]．また，髄膜に接した脳血管が侵されることがあり，脳血管攣縮，狭窄，そして梗塞をきたすことがあります．梗塞は，内包，大脳基底核，視床において最もよく見られます[60]．なお，CD4 リンパ球が低い HIV 感染患者さんにおいて，結核性髄膜炎は，症状は軽微で典型的な症状が遅れます．

3）診断

結核性髄膜炎は抗酸菌塗抹・培養・PCR の感度が低く，診断が難しいことがあります．原因がはっきりしない髄膜炎を見た際には（特に糖低値），簡単に結核性髄膜炎を除外しないことが大切です．

結核性髄膜炎は，

> 1. 髄液の抗酸菌塗抹陽性
> 2. 髄液の抗酸菌培養陽性
> 3. 髄液の PCR による結核菌遺伝子の検出

表8-28	結核性髄膜炎の臨床症状	
	文献69	文献72
発熱	68〜91%	60〜95%
頭痛	83〜100%	50〜80%
嘔吐	77〜81%	30〜60%
羞明		5〜10%
食思不振		60〜80%
項部硬直	68〜100%	40〜80%
意識障害 　昏睡以外の意識障害 　昏睡	55〜72%	 10〜30% 30〜60%
脳神経麻痺 　　　　　第Ⅲ脳神経麻痺 　　　　　第Ⅵ脳神経麻痺 　　　　　第Ⅶ脳神経麻痺	12〜45%	30〜50% 5〜15% 30〜40% 10〜20%
神経巣症状 　　　　　　　片麻痺 　　　　　　　対麻痺	<25%	 10〜20% 5〜10%
けいれん		小児：50% 成人：　5%
ツベルクリン反応	<50%	

（文献69,72より）

　上記のいずれか一つを満たすことで診断が確定します．結核性髄膜炎の診断基準を　表8-29　[71] に示しますが，確定（definite）でなければ，髄液検査・画像検査から結核性髄膜炎診断スコア　表8-30　[71] を用いて probable か possible かを判断します．脳の画像所見が得られている場合は，合計ポイント 12 点以上で probable，6〜11 点で possible とし，脳画像所見が得られていない場合は，10 点以上で probable，6〜9 点で possible とします．

①髄液一般検査

　典型的な髄液所見は，**単核球優位の細胞数増加，糖低値，蛋白上昇**ですが，多核球優位となることも多く，非典型的な所見がまれならずあります．なお，HIV 陽性の結核性髄膜炎患者さんの 5% で髄液所見が正常となります [60]．

②髄液抗酸菌塗抹・培養検査

　前述の通り，**抗酸菌塗抹は 13〜20%，抗酸菌培養は 10〜30%** [69] しか陽性になりません〔ただし，HIV 患者さんにおいては，感度が上昇します（塗抹 69%，培養 87.9%）〕[60]．培養検査の陽性率を上昇させるために，培養検査は 5 mL 以上採取すること [72]，繰り返し採取することが推奨されます [70]．

⑧ 髄膜炎患者の診断アプローチ

表8-29	結核性髄膜炎の診断基準

臨床症状	
	（下記の 1 つ以上） 頭痛，易刺激性，嘔吐，発熱，項部硬直，けいれん，局所神経症状， 意識障害，嗜眠

結核性髄膜炎の臨床的分類	
definite	（A または B を満たす） A）臨床症状に加えて下記の検査項目のうち 1 項目以上認める． 　①髄液の塗抹での抗酸菌陽性 　②髄液の培養での結核菌同定 　③髄液の PCR による結核菌遺伝子の検出 B）臨床症状と髄膜炎を示唆する髄液所見または肉眼所見（剖検）があり， 　組織学的に病変部位に抗酸菌を認める．
probable	・臨床症状に加えて，診断スコアが 10 点以上（脳画像所見が得られていない場合），または 12 点以上（脳画像所見が得られている場合）ある． ・ただし，少なくとも 2 点以上の髄液所見または画像所見の診断スコアが必要．
possible	・臨床症状に加えて，診断スコアが 6〜9 点（脳画像所見が得られていない場合），または 6〜11 点（脳画像所見が得られている場合）あり，さらに他疾患が除外されている． ・ただし，髄液検査または画像検査を施行して possible かどうか判定する．

（Marais S, et al. Lancet Infect Dis. 2010；10（11）：803-12)[71]

③髄液 PCR

髄液の PCR は従来法では感度 56％，特異度は 98％と報告されています[73]．日本においてあまり普及していませんが Nested PCR 法が感度・特異度共に優れており（それぞれ 96.3％，100％)[74]，従来法が陰性であっても，疑いが強い症例では検討すべきと思います．

④髄液 ADA

結核性髄膜炎では ADA が上昇することが知られています 表8-31 [75]．ADAのカットオフ値を 10 U/L とした際の特異度は 90.7％であり，10 U/L 以上であれば結核性髄膜炎の診断に役立ちます．また，カットオフ値を 1〜4 U/L とした際の感度は 93％であり，陰性であれば除外診断に役立ちます[75]．ただし，どのカットオフ値でも細菌性髄膜炎と結核性髄膜炎を鑑別することができないため，細菌性髄膜炎を否定した後に参考にするべきです．

⑤画像検査

半分以上の患者さんにおいて胸部 X 線に異常を認めますが，典型的な粟粒結核は 1/3 未満です[69]．頭部の CT と MRI は有用で，水頭症が最もよくみられます．次いで脳底部の炎症，結核腫，脳浮腫，脳梗塞が見られることがあります[69]．

表8-30 結核性髄膜炎診断スコア

	診断スコア
臨床症状の基準 ・症状が5日間以上持続 ・次の症状が1つ以上ある 　・体重減少（小児なら体重増加に乏しい） 　・寝汗 　・2週間以上持続する咳嗽 ・1年以内の肺結核患者との接触（10歳未満患者のみ） ・局所神経障害（脳神経障害以外） ・脳神経障害 ・意識障害	合計の上限6点 4 2 2 1 1 1
脳脊髄液の基準 ・外観透明 ・細胞数 10～500/mm³ ・単核球優位（50%以上） ・蛋白 100 mg/dL 以上 ・髄液糖/血糖比 0.5 未満	合計の上限4点 1 1 1 1 1
脳画像所見の基準 ・水頭症 ・脳底部髄膜の造影剤増強効果 ・結核腫 ・脳梗塞 ・単純 CT での脳底部脳槽部の高吸収域	合計の上限6点 1 2 2 1 2
脳以外の結核所見の存在 ・胸部画像所見：肺結核2点/粟粒結核4点 ・CT または MRI または超音波による他組織の結核性病変 ・他組織からの抗酸菌染色または培養での結核菌同定（喀痰，胃液， 　リンパ節，尿，血液培養など） ・他組織からの髄液の PCR による結核菌遺伝子の検出	合計の上限4点 2/4 2 4 4
除外疾患 ・細菌性髄膜炎，クリプトコッカス髄膜炎，梅毒性髄膜炎，ウイルス性髄膜脳炎， 　脳マラリア，寄生虫または好酸球性髄膜炎，脳トキソプラズマ，脳膿瘍， 　悪性腫瘍（悪性リンパ腫など）	

(Marais S, et al. Lancet Infect Dis. 2010; 10 (11): 803-12)[71]

表8-31 結核性髄膜炎における ADA

髄液 ADA カットオフ値	感度	特異度	陽性尤度比	陰性尤度比
10 U/L	49.5%	90.7%	4.72	0.61
8 U/L	63.0%	84.8%	4.29	0.49
4 U/L	92.7%	72.3%	3.44	0.14

(Tuon FF, et al. Scand J Infect Dis. 2010; 42 (3): 198-207)[75]

症例① 高血圧で近医通院中の72歳男性．来院前日の夕より倦怠感，頭痛，38.5℃の発熱を自覚した．来院当日の朝，いつまでも起きてこないこないために妻が起こしに行くと呼びかけに反応がなかった．救急を要請し，当院へ救急搬送された．

【アレルギー歴】なし
【服用歴】アムロジピン（アムロジン®）2.5 mg 1錠 分1
【生活歴】喫煙20本/日　20歳〜　飲酒なし
【身体所見】意識 JCS Ⅲ-100，痛み刺激で手を払いのける際に「うー」と言葉にならない唸り声をあげている．血圧160/100 mmHg，脈拍120回/分，呼吸回数24回/分・整，体温39.0℃，SpO₂ 98%（室内気）．
瞳孔：正円同大，径 3.0 mm/3.0 mm，対光反射＋/＋
眼球結膜・眼瞼結膜：貧血・黄疸なし．
項部硬直あり．
胸部・腹部・関節・皮膚には明らかな異常所見を認めず．
直腸診：前立腺の腫脹・熱感なし．明らかな圧痛もなし．
血糖（デキスター）：120 mg/dL

　発熱，意識障害，項部硬直…！！　こ・これは，もしかして，ず・ず・ず髄膜炎！？（白目）

　今日も救急外来は混んでるねー．お，A先生，調子はどう？

　ヤバイヤバイ，急がなきゃ…．あ，先生！　髄膜炎疑いの患者さんが来てて．これから，抗菌剤点滴するところです！！（今は先生と談笑している暇はありません！）

　そ，そうか．大変だね．ん，確かに意識レベルも悪くて，発熱も項部硬直もあるね…．あ，先生，血培は！？

　え，あ，忘れてましたーーー！

　まぁ，先生一旦深呼吸しようよ．確かに急いだほうが良いかもしれないけど，一旦落ちついて整理しよう．

　は，はい．すぅーはぁー，すぅーはぁー…．

よし，OK（…大丈夫かな）．身体所見では，項部硬直を認める以外に明らかな所見はなさそうだね．確かに髄膜炎が疑われるから，ひとまず髄膜炎として対応しよう．そうと決まればフローチャート通りだから，落ち着いてできるね 図8-1 ．

はい．えっと，意識障害があるので，まずは血液培養ですね．

その通り！　じゃあ血液培養をお願いね．あと，X線と導尿して尿検査を追加しておこう．尿のグラム染色は一緒に当直している研修医のW先生にお願いしとくわ．その間，僕は身体所見を追加で取っておくね．

【身体診察：追加】
鼓膜：発赤・腫脹なし．
副鼻腔：腫脹・叩打痛なし．
眼底：乳頭浮腫なし．
＜神経学的所見＞
痛み刺激に対して四肢の運動系で明らかな麻痺を認めず．
眼位：正中，人形の目現象あり．
睫毛反射あり．
四肢の緊張は正常
腕落下試験：左右差なし．
Babinski反射：－/－
＜胸部X線（ポータブルAP像）＞明らかな異常所見を認めず．
＜尿グラム染色＞　白血球・細菌を認めず．

先生血液培養2セットとれました！

OK．じゃあ，デキサメタゾン（デキサート®）6.6 mgの点滴と，セフトリアキソン（ロセフィン®）2 g，バンコマイシン1 g…あとは，50歳以上でリステリアのカバーも必要だからアンピシリン（ビクシリン®）2 gを点滴しながら頭部CTに行こう．あ，A先生バンコマイシン全開にしちゃダメだよ！　落ち着いて．

あ，はい！　すぅーはぁー，すぅーはぁー….

バンコマイシンは1 gあたり60分以上かけないと，redman症候群を起こしてしまうからね．

そ，そうでした！（あぶない，あぶない….）

よし，じゃあ頭部 CT 撮りにいこう．技師さんにはもう連絡済みだよ．

占拠性病変は特にないですね．

OK．うっ血乳頭もないし，明らかな局所神経症状もないしね．救急外来に戻ってすぐに腰椎穿刺しよう．

【髄液検査】
初圧 25 cmH₂O
外観：軽度混濁
細胞数 1,300/μL（多核球 90％，リンパ球 10％），蛋白 620 mg/dL，糖 0 mg/dL（血糖 120 mg/dL）
図8-9 に遠心後のグラム染色像を示す．
【血液検査】白血球 23,400/μL（多核球 86％，単球 4％，リンパ球 3％），Hb 12.2 g/dL，血小板 18.4 万/μL，アルブミン 3.6 g/dL，AST 28 U/L，ALT 26 U/L，ALP 188 U/L，尿素窒素 18.0 mg/dL，クレアチニン 0.6 mg/dL，Na 136 mEq/L，K 3.8 mEq/L，Cl 105 mEq/L，糖 120 mg/dL，CRP 24.5 mg/dL
【尿検査】
蛋白 −，潜血 −，白血球 −，糖 ，ケトン体 −

髄液検査の解釈はどうかな？　表8-13 を見ながらでいいよ．

はい．えっと．初圧が上昇していて，多核球優位の細胞数上昇があります．糖は低値というより，0 mg/dL です（メチャクチャ低い！）．グラム染色は…グラム陽性双球菌ですか？

髄液のグラム染色は喀痰ともまた違って見えるんだ．でも，肺炎球菌でよさそうだね．治療は肺炎球菌性髄膜炎として，デキサメタゾンと感受性がわかるまではセフトリアキソンとバンコマイシンを継続しよう．よくがんばったね．お疲れ様！

ふーーー，焦ったぁ．あ，先生，質問いいですか？　途中で身体診察を追加されましたけど，私のとった身体所見では不十分でした？

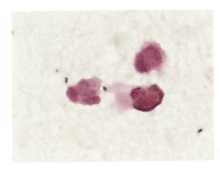

図8-9 髄液のグラム染色像（1000倍視野）

 あぁ，意識障害と髄膜炎の身体診察にはポイントがあるんだ．意識障害というと，指示が入らないので所見をとるのを諦めてしまうかもしれないんだけど，意識障害があってもとれる重要な所見がいくつかあるんだ．A先生が確認してくれた，瞳孔径と対光反射，髄膜刺激徴候の他に，眼位，人形の目現象，睫毛反射，四肢の緊張，上肢落下試験，自発運動の左右差，深部腱反射，病的反射などかな．

 なるほど．確かに，これなら意識障害があっても所見がとれますね．

 そうなんだ．さらに，髄膜炎を疑うならば，細菌のエントリーとなりうる副鼻腔や鼓膜をチェックしておこう．あとは，うっ血乳頭の有無も確認しておくと良いね．いざという時のために，マイ（My）耳鏡・眼底鏡は必携だよ．…持ってる？

 （ギクッ…）次の当直までに，買っておきまーす．

 トレーニングも忘れずにね．

 ▶ **肺炎球菌性髄膜炎**

関節リウマチで近医通院中の 72 歳女性. 普段の ADL は自立. 来院 2 週間前からの頭重感を自覚するようになった. 来院 1 週間前から受け答えが悪くぼーとしていて, よく転倒するようになったため, 家人に付き添われ当院外来を受診した.

【既往歴】関節リウマチ（10 年前から）

【服用歴】メトトレキサート（リウマトレックス®）2 mg 4 錠 分 2 週 1 日,
葉酸（フォリアミン®）5 mg 1 錠 分 1,
プレドニゾロン（プレドニン®）5 mg 1 錠 分 1

【生活歴】飲酒・喫煙なし, 動物飼育歴なし.

【身体所見】意識: JCS Ⅰ-2, 時と場所の見当識障害あり, 血圧 110/65 mmHg, 脈拍 80 回/分, 呼吸回数 22 回/分・整, 体温 37.5℃, SpO_2 98％（室内気）.

眼球結膜・眼瞼結膜: 貧血・黄疸なし.

項部硬直なし.

肺音: 正常肺胞呼吸音, wheeze・crackles を認めず.

心音: 過剰心音・雑音なし.

腹部: 平坦, 軟, 圧痛なし.

背部: 脊柱叩打痛, CVA 叩打痛なし.

関節に明らかな変形・腫脹・熱感・発赤・疼痛なし.

頭部と四肢に擦過傷を認める.

＜神経学的所見＞

MMSE 6 点

脳神経: 明らかな脳神経障害なし.

運動系: 明らかな麻痺なし, 筋力低下なし.

感覚系: 触覚・痛覚の低下なし.

協調運動: 指鼻試験陰性, 膝踵試験陰性

姿勢: 起立可能だが, ふらふらして介助が必要.

反射: 深部腱反射亢進なし, 病的反射なし.

【血液検査】白血球 4,400/μL（多核球 89％, 単球 2％, リンパ球 9％）, Hb 12.1 g/dL, 血小板 16.2 万/μL, アルブミン 4.0 g/dL, AST 27 U/L, ALT 24 U/L, ALP 182 U/L, 尿素窒素 17.2 mg/dL, クレアチニン 0.5 mg/dL, Na 135 mEq/L, K 4.1 mEq/L, Cl 101 mEq/L, Ca 9.9 mg/

dL, 糖 110 mg/dL, CRP 4.2 mg/dL
ビタミン B$_1$ 40 ng/mL, ビタミン B$_{12}$ 980 pg/mL, 葉酸 39.6 ng/mL,
fT4 1.2 ng/mL, TSH 2.28 μU/mL, ACTH 128.0 pg/mL, Cortisol
26.2 μg/dL
【尿検査】蛋白 −, 潜血 −, 白血球 −, 糖 −, ケトン体 −, 尿グラム染色で菌を認めず.
【胸部 X 線写真】異常所見なし.
【頭部 CT】異常所見なし.
意識障害の精査加療目的に入院となった.

A 先生. 今日入院した患者さんどう？

今,診察してきたところなのですが,ちょっとはっきりしなくて…. 転倒歴があったので,慢性硬膜下血腫を疑っていたんですが,CT では所見がなかったんです.

他の鑑別はどうかな？

亜急性経過の意識障害として,ビタミン欠乏,電解質異常,副腎不全,甲状腺機能低下症を考えて,採血を追加したのですが,どれも違いそうです.

おー,すばらしい. 総合内科的だね. 感染症ではどうかな？

えーと,肺炎も尿路感染症も胆道感染症もなさそうですね.

中枢神経感染症はどうだろう？

え？ 髄膜炎とかですか？ 考えていませんでした. 頭痛はありますが,軽度ですし…. 一応項部硬直もみましたが陰性でした. なによりも先日先生と一緒にみた細菌性髄膜炎の患者さんとは全然違いますよ？

ああ,急性の細菌性髄膜炎ではなくて,亜急性・慢性経過で進行する中枢神経感染症もあるんだ. 例えば,神経梅毒,結核性・真菌性髄膜炎とかかな. もちろん膠原病やがんといった感染症以外の原因もあるけどね.

そうだったのですね.

じゃあ，ひとまず採血の残りでRPRとTPHAを確認していてもらえる？

 先生，両方共陰性でした．

 OK．梅毒は否定的だね．じゃあ，腰椎穿刺の準備をしよう．本人とご家族に説明しよう．

> 【髄液検査】初圧 15 cmH$_2$O
> 細胞数 30/μL（多核球 10%，リンパ球 90%）
> 蛋白 64 mg/dL
> 糖 30 mg/dL（血糖 110 mg/dL）
> 図8-10 に遠心後のグラム染色像を示す．

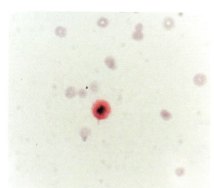

図8-10 **髄液のグラム染色像**
（1000 倍視野）

 軽度ですがリンパ球優位の細胞数上昇，蛋白上昇を認めます．糖はちょっと低いですね．

 グラム染色はどうかな？

 …菌は認めません．

 どれどれ…．あれ，これは？ 図8-10

 これはリンパ球ですか？

 いや，これはクリプトコッカスかもしれない．墨汁染色ではどうかな？

図8-11 に墨汁染色像を示す.

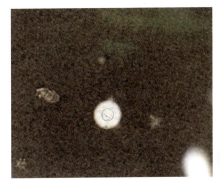

図8-11 髄液の墨汁染色像
（1000 倍視野）

 あ，莢膜！ クリプトコッカスですね.

 すばらしい！ 墨汁染色の感度は高くはないんだけど，幸い今回は鏡検で証明できたね.関節リウマチでは，免疫抑制剤や生物学的製剤によって細胞性免疫が低下するので，細胞性免疫低下をきたす微生物（①章 感染症診療の基本的アプローチ， 表1-3 参照）に注意しよう.

　後日，髄液のクリプトコッカス抗原 64 倍，培養からは *C. neoformans* が検出されました.髄液 ADA は 7.0 U/L，結核 PCR，ヘルペス PCR，抗酸菌培養は陰性でした.

診断 ▶ クリプトコッカス髄膜炎

【参考文献】
<2014 年の細菌性髄膜炎診療ガイドライン>
1) 「細菌性髄膜炎診療ガイドライン」作成委員会.細菌性髄膜炎診療ガイドライン 2014.南江堂；2014.

<ICU 入院の肺炎球菌性肺炎の前向き研究>
2) Auburtin M, Wolff M, Charpentier J, et al. Detrimental role of delayed antibiotic administration and penicillin-nonsusceptible strains in adult intensive care unit patients with pneumococcal meningitis: the PNEUMOREA prospective

multicenter study. Crit Care Med. 2006; 34 (11): 2758-65.

<成人の細菌性髄膜炎の臨床的特徴と予後に関する前向き研究>

3) van de Beek D, de Gans J, Spanjaard L, et al. Clinical features and prognostic factors in adults with bacterial meningitis. N Engl J Med. 2004; 351 (18): 1849-59.

<IDSA の細菌性髄膜炎のガイドライン>

4) Tunkel AR, Hartman BJ, Kaplan SL, et al. Practice guidelines for the management of bacterial meningitis. Clin Infect Dis. 2004; 39 (9): 1267-84.

<急性細菌性・ウイルス性髄膜炎のレビュー>

5) Bartt R. Acute bacterial and viral meningitis. Continuum (Minneap Minn). 2012; 18 (6 Infectious Disease): 1255-70.

<急性髄膜炎の病歴と身体診察の診断性能>

6) Attia J, Hatala R, Cook DJ, et al. The rational clinical examination. Does this adult patient have acute meningitis? JAMA. 1999; 282 (2): 175-81.

<市中の細菌性髄膜炎の診断に関するレビュー>

7) Brouwer MC, Thwaites GE, Tunkel AR, et al. Dilemmas in the diagnosis of acute community-acquired bacterial meningitis. Lancet. 2012; 380 (9854): 1684-92.

<内原先生の Jolt accentuation の論文>

8) Uchihara T, Tsukagoshi H. Jolt accentuation of headache: the most sensitive sign of CSF pleocytosis. Headache. 1991; 31 (3): 167-71.

<Jolt accentuation に対する最近の否定的な研究>

9) Tamune H, Takeya H, Suzuki W, et al. Absence of jolt accentuation of headache cannot accurately rule out meningitis in adults. Am J Emerg Med. 2013; 31 (11): 1601-4.

10) Nakae Y, Kuroiwa Y. Sensitivity and specificity of jolt accentuation of headache in meningitis. Japanese J Headache (Japanese). 2008; 35: 133.

11) Aminzadeh Z, Roudgari A. Jolt accentuation of headache in diagnosis of acute meningitis. Iranian J Clin Infect Dis. 2010; 5: 106-9.

12) Waghdhare S, Kalantri A, Joshi R, et al. Accuracy of physical signs for detecting meningitis: a hospital-based diagnostic accuracy study. Clin Neurol Neurosurg. 2010; 112 (9): 752-7.

<腰椎穿刺手技についてのレビュー>

13) Straus SE, Thorpe KE, Holroyd-Leduc J. How do I perform a lumbar puncture and analyze the results to diagnose bacterial meningitis? JAMA. 2006; 296 (16): 2012-22.

<腰椎穿刺の合併症>

14) Flaatten H, Kräkenes J, Vedeler C. Post-dural puncture related complications after diagnostic lumbar puncture, myelography and spinal anaesthesia. Acta Neurol Scand. 1998; 98 (6): 445-51.

＜腰椎穿刺前の CT 検査の必要性＞

15) Hasbun R, Abrahams J, Jekel J, et al. Computed tomography of the head before lumbar puncture in adults with suspected meningitis. N Engl J Med. 2001; 345 (24): 1727-33.

＜髄膜炎を疑えば意識障害があっても腰椎穿刺前の CT 評価は不要とするスウェーデンのガイドラインの評価＞

16) Glimåker M, Johansson B, Grindborg Ö, et al. Adult bacterial meningitis: earlier treatment and improved outcome following guideline revision promoting prompt lumbar puncture. Clin Infect Dis. 2015; 60 (8): 1162-9.

＜腰椎穿刺後の抗凝固薬投与＞

17) Ruff RL, Dougherty JH Jr. Complications of lumbar puncture followed by anticoagulation. Stroke. 1981; 12 (6): 879.

＜低分子ヘパリンと脊椎麻酔について＞

18) Horlocker TT. Low molecular weight heparin and neuraxial anesthesia. Thromb Res. 2001; 101 (1): V141.

＜腰椎穿刺や脊髄麻酔患者における抗凝固薬投与患者の対応＞

19) Layton KF, Kallmes DF, Horlocker TT. Recommendations for anticoagulated patients undergoing image-guided spinal procedures. AJNR Am J Neuroradiol. 2006; 27 (3): 468.

＜血小板減少患者における神経脊髄麻酔もしくは腰椎穿刺後の脊髄血腫のリスクに関するレビュー＞

20) van Veen JJ, Nokes TJ, Makris M. The risk of spinal haematoma following neuraxial anaesthesia or lumbar puncture in thrombocytopenic individuals. Br J Haematol. 2010; 148 (1): 15.

＜整形外科手術で脊髄もしくは硬膜外麻酔が実施された 924 人の患者の前向き研究＞

21) Horlocker TT, Wedel DJ, Schroeder DR, et al. Preoperative antiplatelet therapy does not increase the risk of spinal hematoma associated with regional anesthesia. Anesth Analg. 1995; 80 (2): 303.

＜ヤコビー線と実際の脊髄レベルについて＞

22) Chakraverty R, Pynsent P, Isaacs K. Which spinal levels are identified by palpation of the iliac crests and the posterior superior iliac spines? J Anat. 2007; 210 (2): 232-6.

＜腰椎穿刺後頭痛の予防に関するレビュー＞

23) Armon C, Evans RW; Therapeutics and Technology Assessment Subcommittee of the American Academy of Neurology. Addendum to assessment: Prevention of post-lumbar puncture headaches: report of the Therapeutics and Technology Assessment Subcommittee of the American Academy of Neurology. Neurology. 2005; 65 (4): 510-2.

＜腰椎穿刺針を抜去する際にスタイレットを戻すことで腰椎穿刺後頭痛を減らせる＞

24) Strupp M, Brandt T, Müller A. Incidence of post-lumbar puncture syndrome reduced by reinserting the stylet: a randomized prospective study of 600 pa-

tients. J Neurol. 1998; 245 (9): 589-92.

<22 ゲージ針と 26 ゲージ針での腰椎穿刺での腰椎穿刺後頭痛の発症率>

25) Tourtellotte WW, Henderson WG, Tucker RP, et al. A randomized, double-blind clinical trial comparing the 22 versus 26 gauge needle in the production of the post-lumbar puncture syndrome in normal individuals. Headache. 1972; 12 (2): 73-8.

<腰椎穿刺後頭痛に関するコクランレビュー>

26) Arevalo-Rodriguez I, Ciapponi A, Roqué i Figuls M, et al. Posture and fluids for preventing post-dural puncture headache. Cochrane Database Syst Rev. 2016; 3: CD009199.

<296 人の細菌性髄膜炎の報告>

27) Durand ML, Calderwood SB, Weber DJ, et al. Acute bacterial meningitis in adults. A review of 493 episodes. N Engl J Med. 1993; 328 (1): 21-8.

<髄液分析のレビュー>

28) Seehusen DA, Reeves MM, Fomin DA. Cerebrospinal fluid analysis. Am Fam Physician. 2003; 68 (6): 1103-8.

<髄液検体の室温放置時間と各血球成分の変化>

29) Steele RW, Marmer DJ, O'Brien MD. Leukocyte survival in cerebrospinal fluid. J Clin Microbiol. 1986; 23 (5): 965-6.

<てんかん発作後の髄液所見>

30) Schmidley JW, Simon RP. Postictal pleocytosis. Ann Neurol. 1981; 9 (1): 81-4.

<細菌性髄膜炎とウイルス性髄膜炎の鑑別>

31) Viallon A, Desseigne N, Marjollet O, et al. Meningitis in adult patients with a negative direct cerebrospinal fluid examination: value of cytochemical markers for differential diagnosis. Crit Care. 2011; 15 (3): R136.

32) Huy NT, Thao NT, Diep DT, et al. Cerebrospinal fluid lactate concentration to distinguish bacterial from aseptic meningitis: a systemic review and meta-analysis. Crit Care. 2010; 14 (6): R240.

33) Sakushima K, Hayashino Y, Kawaguchi T, et al. Diagnostic accuracy of cerebrospinal fluid lactate for differentiating bacterial meningitis from aseptic meningitis: a meta-analysis. J Infect. 2011; 62 (4): 255-62.

<脳外科手術後の髄膜炎の診断における髄液中の乳酸値>

34) Leib SL, Boscacci R, Gratzl O. Predictive value of cerebrospinal fluid (CSF) lactate level versus CSF/blood glucose ratio for the diagnosis of bacterial meningitis following neurosurgery. Clin Infect Dis. 1999; 29 (1): 69-74.

<細菌性髄膜炎患者に対するデキサメタゾンの有用性>

35) de Gans J, van de Beek D; European Dexamethasone in Adulthood Bacterial Meningitis Study Investigators. Dexamethasone in adults with bacterial meningitis. N Engl J Med. 2002; 347 (20): 1549-56.

<市中の細菌性髄膜炎の有害な臨床転帰と抗菌薬治療の遅れの影響>

36) Aronin SI, Peduzzi P, Quagliarello VJ. Community-acquired bacterial meningitis: risk stratification for adverse clinical outcome and effect of antibiotic timing. Ann Intern Med. 1998; 129 (11): 862-9.

<髄膜炎の検査に関するレビュー>

37) Gray LD, Fedorko DP. Laboratory diagnosis of bacterial meningitis. Clin Microbiol Rev. 1992; 5 (2): 130-45.

<遠心分離するとグラム染色塗抹の陽性率が上昇する>

38) Shanholtzer CJ, Schaper PJ, Peterson LR. Concentrated gram stain smears prepared with a cytospin centrifuge. J Clin Microbiol. 1982; 16 (6): 1052-6.

<急性細菌性髄膜炎の疫学，診断，治療>

39) Brouwer MC, Tunkel AR, van de Beek D. Epidemiology, diagnosis, and antimicrobial treatment of acute bacterial meningitis. Clin Microbiol Rev. 2010; 23 (3): 467-92.

<マンデル>

40) Tunkel AR, van de Beek D, Scheld WM. Mandell, Douglas, and Bennett's Principles and Practice of Infectious Diseases, Updated Edition. Elsevier; 2015. p.89, 1097-137.e8.

<細菌性髄膜炎のリスク因子>

41) Adriani KS, Brouwer MC, van de Beek D. Risk factors for community-acquired bacterial meningitis in adults. Neth J Med. 2015; 73 (2): 53-60.

<CDC の侵襲性肺炎球菌感染症のサーベイランス>

42) Centers for Disease Control and Prevention. Active Bacterial Core Surveillance (ABCs) report, Emerging Infections Program Network Streptococcus pneumoniae, 2010. Available at: http://www.cdc.gov/abcs/reports-findings/survreports/spneu10-orig.pdf

<肺炎球菌性髄膜炎の合併症について>

43) Jit M. The risk of sequelae due to pneumococcal meningitis in high-income countries: a systematic review and meta-analysis. J Infect. 2010; 61 (2): 114-24.

<髄膜炎菌性髄膜炎について>

44) Wolf RE, Birbara CA. Meningococcal infections at an army training center. Am J Med. 1968; 44 (2): 243-55.

<リステリアによる中枢神経感染症のレビュー>

45) Clauss HE, Lorber B. Central nervous system infection with Listeria monocytogenes. Curr Infect Dis Rep. 2008; 10 (4): 300-6.

<脳外科術後のアシネトバクターによる髄膜炎のケースシリーズ>

46) Siegman-Igra Y, Bar-Yosef S, Gorea A, et al. Nosocomial acinetobacter meningitis secondary to invasive procedures: report of 25 cases and review. Clin Infect Dis. 1993; 17 (5): 843-9.

＜ウイルス性髄膜炎のレビュー＞

47) Bartt R. Acute bacterial and viral meningitis. Continuum (Minneap Minn). 2012; 18 (6 Infectious Disease): 1255-70.

＜ヘルペス脳炎に対するビダラビン vs アシクロビル治療＞

48) Whitley RJ, Alford CA, Hirsch MS, et al. Vidarabine versus acyclovir therapy in herpes simplex encephalitis. N Engl J Med. 1986; 314 (3): 144-9.

49) Sköldenberg B, Forsgren M, Alestig K, et al. Acyclovir versus vidarabine in herpes simplex encephalitis. Randomised multicentre study in consecutive Swedish patients. Lancet. 1984; 2 (8405): 707-11.

＜ヘルペス脳炎のヘルペス PCR について

50) Wildemann B, Ehrhart K, Storch-Hagenlocher B, et al. Quantitation of herpes simplex virus type 1 DNA in cells of cerebrospinal fluid of patients with herpes simplex virus encephalitis. Neurology. 1997; 48 (5): 1341-6.

51) Lakeman FD, Whitley RJ. Diagnosis of herpes simplex encephalitis: application of polymerase chain reaction to cerebrospinal fluid from brain-biopsied patients and correlation with disease. National Institute of Allergy and Infectious Diseases Collaborative Antiviral Study Group. J Infect Dis. 1995; 171 (4): 857-63.

＜中枢神経のヘルペスウイルス感染症のレビュー＞

52) Whitley RJ, Lakeman F. Herpes simplex virus infections of the central nervous system: therapeutic and diagnostic considerations. Clin Infect Dis. 1995; 20 (2): 414-20.

＜ Mollaret meningitis のケースレポート＞

53) Abou-Foul AK, Buhary TM, Gayed SL. Herpes simplex virus type 2-associated recurrent aseptic (Mollaret's) meningitis in genitourinary medicine clinic: a case report. Int Med Case Rep J. 2014; 7: 31-3.

＜術後髄膜炎のレビュー＞

54) van de Beek D, Drake JM, Tunkel AR. Nosocomial bacterial meningitis. N Engl J Med. 2010; 362 (2): 146-54.

＜開頭術後の髄膜炎のリスク因子＞

55) Kourbeti IS, Jacobs AV, Koslow M, et al. Risk factors associated with postcraniotomy meningitis. Neurosurgery. 2007; 60 (2): 317-25; discussion 325-6.

＜シャント感染＞

56) Conen A, Walti LN, Merlo A, et al. Characteristics and treatment outcome of cerebrospinal fluid shunt-associated infections in adults: a retrospective analysis over an 11-year period. Clin Infect Dis. 2008; 47 (1): 73-82.

＜Ommaya リザーバー関連の感染＞

57) Szvalb AD, Raad II, Weinberg JS, et al. Ommaya reservoir-related infections: clinical manifestations and treatment outcomes. J Infect. 2014; 68 (3): 216-24.

＜がん患者の細菌性・真菌性髄膜炎，約 8 割が術後髄膜炎＞

58) Safdieh JE, Mead PA, Sepkowitz KA, et al. Bacterial and fungal meningitis in patients with cancer. Neurology. 2008; 70 (12): 943-7.

＜化学性髄膜炎と細菌性髄膜炎の髄液所見＞

59) Leib SL, Boscacci R, Gratzl O, et al. Predictive value of cerebrospinal fluid (CSF) lactate level versus CSF/blood glucose ratio for the diagnosis of bacterial meningitis following neurosurgery. Clin Infect Dis. 1999; 29 (1): 69-74.

76) Forgacs P, Geyer CA, Freidberg SR. Characterization of chemical meningitis after neurological surgery. Clin Infect Dis. 2001; 32 (2): 179-85.

＜亜急性・慢性髄膜炎のレビュー＞

60) Zunt JR, Baldwin KJ. Chronic and subacute meningitis. Continuum (Minneap Minn). 2012; 18 (6 Infectious Disease): 1290-318.

＜クリプトコッカスの分類＞

61) Franzot SP, Salkin IF, Casadevall A. Cryptococcus neoformans var. grubii: separate varietal status for Cryptococcus neoformans serotype A isolates. J Clin Microbiol. 1999; 37 (3): 838-40.

＜C. gattii による髄膜炎の症例報告＞

62) Nakao M, Muramatsu H, Takahashi T, et al. Cryptococcus gattii Genotype VGIIa Infection in an Immunocompetent Japanese Patient: A Case Report and Mini-review. Intern Med. 2016; 55 (20): 3021-4.

＜クリプトコッカス髄膜炎のレビュー＞

63) Day J. Cryptococcal meningitis. Pract Neurol. 2004; 4: 274-85.

＜クリプトコッカス抗原の診断性能＞

64) Tanner DC, Weinstein MP, Fedorciw B, et al. Comparison of commercial kits for detection of cryptococcal antigen. J Clin Microbiol. 1994; 32 (7): 1680-4.

＜アスペルギルス髄膜炎のケースシリーズ＞

65) Antinori S, Corbellino M, Meroni L, et al. Aspergillus meningitis: a rare clinical manifestation of central nervous system aspergillosis. Case report and review of 92 cases. J Infect. 2013; 66 (3): 218-38.

＜アスペルギルス髄膜炎の診断におけるガラクトマンナン抗原と PCR＞

66) Verweij PE, Brinkman K, Kremer HP, et al. Aspergillus meningitis: diagnosis by non-culture-based microbiological methods and management. J Clin Microbiol. 1999; 37 (4): 1186-9.

＜梅毒のレビュー＞

67) Golden MR, Marra CM, Holmes KK. Update on syphilis: resurgence of an old problem. JAMA. 2003; 290 (11): 1510-4.

＜40 人の神経梅毒に関する研究＞

68) Vanhaecke C, Grange P, Benhaddou N, et al; Neurosyphilis Network; Neurosyphilis network. Clinical and Biological Characteristics of 40 Patients With Neurosyphilis and Evaluation of Treponemapallidum Nested Polymerase Chain Reaction in Cerebrospinal Fluid Samples. Clin Infect Dis. 2016; 63 (9): 1180-

6.

<成人の急性結核症のレビュー>

69) Jacob JT, Mehta AK, Leonard MK. Acute forms of tuberculosis in adults. Am J Med. 2009; 122 (1): 12-7.

<日本の結核性髄膜炎のガイドライン>

70) 亀井　聡, 三木健司, 荒木俊彦, 他; 日本神経治療学会治療指針作成委員会. 標準的神経治療　結核性髄膜炎. 神経治療学 (0916-8443). 2015; 32 (4): 511-32.

<結核性髄膜炎の診断について>

71) Marais S, Thwaites G, Schoeman JF, et al. Tuberculous meningitis: a uniform case definition for use in clinical research. Lancet Infect Dis. 2010; 10 (11): 803-12.

<結核性髄膜炎のレビュー>

72) Thwaites GE, Tran TH. Tuberculous meningitis: many questions, too few answers. Lancet Neurol. 2005; 4 (3): 160-70.

<結核性髄膜炎の髄液中の結核PCRのシステマティックレビューとメタ分析>

73) Pai M, Flores LL, Pai N, et al. Diagnostic accuracy of nucleic acid amplification tests for tuberculous meningitis: a systematic review and meta-analysis. Lancet Infect Dis. 2003; 3 (10): 633-43.

<髄液中の結核のNested PCRについて>

74) Takahashi T, Tamura M, Asami Y, et al. Novel wide-range quantitative nested real-time PCR assay for Mycobacterium tuberculosis DNA: clinical application for diagnosis of tuberculous meningitis. J Clin Microbiol. 2008; 46 (5): 1698-707.

<結核性髄膜炎の診断におけるADAのシステマティックレビュー>

75) Tuon FF, Higashino HR, Lopes MI, et al. Adenosine deaminase and tuberculous meningitis--a systematic review with meta-analysis. Scand J Infect Dis. 2010; 42 (3): 198-207.

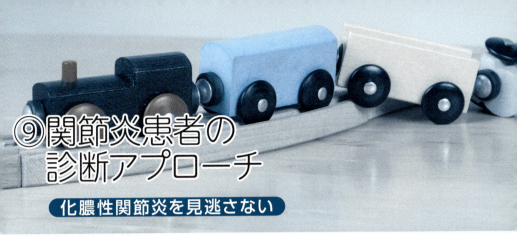

⑨ 関節炎患者の診断アプローチ

化膿性関節炎を見逃さない

Dr. Ito の Point Advice

▶化膿性関節炎を見逃さない.
▶原因がはっきりしない関節炎は原則,関節液検査を行う.
▶関節痛を診る際のポイントは,
　1) 関節内? 関節外? 2) 炎症性? 非炎症性?
　3) 急性? 慢性? 4) 罹患関節のパターンは?
　5) 関連する症状や所見があるか? の5つ.
▶関節穿刺時は, 1) 白血球数・分画 2) グラム染色
　3) 培養 4) 結晶 をオーダーする.
▶結晶誘発性関節炎は化膿性関節炎と合併することがある.

　関節炎を診た際に最も重要なポイントは,
化膿性関節炎を見逃さないことです.
　化膿性関節炎は発症から24～48時間以内に適切な抗菌薬投与がされないと永続的な関節の機能不全を引き起こす可能性があります[1]. また, 死亡率も11%と高く, さらに多関節になると50%にもなります[2]. 高齢者の多い病棟では, 結晶誘発性関節炎をしばしば経験しますが, 結晶誘発性関節炎に化膿性関節炎が合併することもあります. そのため「関節液のグラム染色でピロリン酸カルシウム結晶発見! 偽痛風間違いなしっ!」と, 思っていると, 足をすくわれることになります.
　原因がはっきりしない関節炎を診た際には必ず関節液検査を行いましょう.
　臨床的に化膿性関節炎が疑わしい状況であれば, 結果が判明するまで適切な抗菌薬治療が必要です.

本項では，関節液検査を含む関節痛の診かたについて解説します．

【総論】

 関節痛を診る際のポイント：5つの診察ポイントを押さえておく

関節痛を診る際のポイントは下記の5つです[3]．

> 1）関節内？　関節外？
> 2）炎症性？　非炎症性？
> 3）急性？　慢性？
> 4）罹患関節のパターンは？
> 5）関連する症状や所見があるか？

以下，各項目について説明します．

1）関節内？　関節外？

「関節が痛いんです」といっても，実際には関節の痛みではなかったりします．関節痛を診る際の第一ステップは，痛みの由来が，"関節内"か"関節外"であるかを決定することです　表9-1 [3]．関節内疾患には，関節炎の他に半月板損傷，関節内遊離体などの疾患が含まれます．一方，関節外疾患には，滑液包炎，腱炎，腱付着部炎などがあります．

表9-1　身体診察による関節内と関節外の鑑別

	関節内	関節外
関節可動域（ROM）	全方向で制限	特定の方向で制限
自動時と他動時での関節可動域制限	自動時 ROM＝他動時 ROM	自動時 ROM＜他動時 ROM
可動時痛	全方向	特定の方向
触診時の圧痛	関節裂隙を超えた痛み	局在がはっきりしている
痛みの誘発	全方向で関節を動かした時　関節を触診した時	関節を特定の方向に動かした際　触診もしくは可動後に痛みが誘発される可能性がある
関節腫脹	びまん性	局在がはっきりしている

（Ensworth S. CMAJ. 2000；162（7）：1011-6)[3]

まず，患者さんに痛みの場所を指し示してもらいましょう．

例えば，股関節痛を訴えているものの，指差してもらうと大転子だったり臀部だったりします．真の股関節痛であれば足の付け根です．局在を明らかにしておかないと，見当違いのマネジメントになってしまう恐れがあります．

次に，**可動域を評価しましょう**.

　関節内に問題があれば自動時・他動時ともに関節可動域の制限と痛みが誘発されます．一方，関節外であれば自動時のみに関節可動域の制限と痛みが生じますが，他動時には問題ありません．ただ，痛みや炎症の程度により左右されるので，あくまでも原則論になります．

2）炎症性？　非炎症性？

　関節痛の局在を特定した後は，**炎症性か非炎症性かを判断します**　表9-2 [3)].

表9-2　炎症性と非炎症性の鑑別

	炎症性関節疾患 （関節炎など）	非炎症性関節疾患 （変形性関節症）	炎症性非関節疾患 （滑液包炎，腱炎など）
熱感	あり，関節を越え範囲が広い	なし	しばしばあり 炎症部位を越えるが局在化する
腫脹	通常あり，びまん性	なし，骨肥大がみられることがある	あり，炎症部位を越えるが局在化する
発赤	まれ，びまん性	なし	まれ，局在化する
圧痛	あり，関節を越える	あり，関節を越える	あり，炎症部位を越える

(Ensworth S. CMAJ. 2000; 162（7）: 1011-6)[3)]

　通常，炎症があれば以下のうちの一つ以上を認めます．

> ①腫脹　②熱感　③発赤

　これらの特徴は非炎症性疾患ではみられません．また，関節炎であれば最低30分以上の朝のこわばりを認めますが，変形性関節症などの非炎症性疾患ではみられないか持続時間は30分未満です．

3）急性？　慢性？

　関節痛の評価の第三ステップは，**急性（＜6週）か慢性（＞6週）を判断する**ことです．急性関節炎の主な原因は，化膿性関節炎，結晶誘発性関節炎，そして外傷に伴う関節血症があります　表9-3 [4)].慢性関節炎が，経過中に急性の炎症性関節炎をきたすことがありますが，化膿性，結晶誘発性，外傷による急性関節炎の関与を除外しなければなりません．

4）罹患関節のパターンは？

　第四ステップは，**対称性，サイズ，罹患関節数そして軸性関節が侵されているか**を判断することです．

　①**対称性**：単一関節のみか，それとも両側か
　②**サイズ**：大関節か（肩，腰，膝）？

表9-3 関節炎の分類と原因

	単関節炎	多関節炎
急性	化膿性関節炎 結晶誘発性関節炎（痛風，偽痛風） 外傷性	化膿性関節炎 ウイルス性関節炎 結晶誘発性関節炎
慢性	結核性関節炎 無菌性骨壊死	関節リウマチ 全身性エリテマトーデス 混合性結合組織病 血清反応陰性脊椎関節症 反応性関節炎

(上野征夫. リウマチ病診療ビジュアルテキスト. 第2版. 医学書院; 2008[4])より一部改変）

小関節か〔手関節，中手指節間関節（MP関節），近位指節間関節（PIP関節），遠位指節間関節（DIP関節），足関節，足根中足関節，中足趾節間関節（MP関節）〕 図9-1 図9-2 ？

③罹患関節数は？：
　単関節（monoarticular） → 1つの関節
　少関節（oligoarticular） → 2〜4つの関節
　多関節（polyarticular） → 5つ以上の関節

④軸性関節が侵されているか？： 胸椎，腰椎，仙腸関節または肋軟骨関節が侵されているか？

　罹患関節のパターンは，特に膠原病の診断において役立ちます．内科外来に「私はリウマチでしょうか」と心配されてやって来られるご婦人のDIP関節またはPIP関節の変形は変形性関節症の好発部位です（それぞれヘバーデン結節，ブシャール結節）．また，変形性関節症は，母指の手根中手関節（CM関節）もよく侵しますが，MP関節，手関節，肘関節，足関節ではまれです．一方で，関節

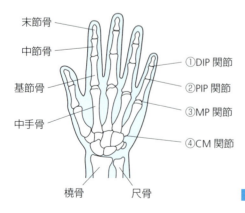

図9-1 手の関節

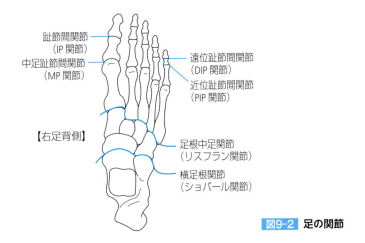

図9-2 足の関節

リウマチ，乾癬性関節炎などの炎症性多発関節炎では，手のMP関節，手関節，肘関節，足関節に好発します．

関節内か関節外か，炎症性か非炎症性か，そして急性か慢性かどうかを決定し，罹患関節のパターンを評価することにより，診断に必要な情報が得られます．

5）関連する症状や所見があるか？

最後に，関節疾患に関連する関節外症状・所見があるかを評価することが大事です 表9-4 [5]．関節外症状の一つひとつが，特定の診断を示唆するわけではありませんが，いくつかの症状・所見がある際には特定の疾患を想起できるようにしましょう．患者さんはすべての症状を主訴として言ってくれるわけではないので，Review of systems（②章 感染症診療における臨床推論と問診）を活用しましょう．

 ## 関節液検査

原因がはっきりしていない全ての関節炎患者さんで関節穿刺を行うべきです．

前述の通り，関節穿刺を行う最も重要な理由は化膿性関節炎の診断および除外ですが，結晶誘発性関節炎の診断および関節液貯留の鑑別（炎症性か非炎症性か）や関節血症の診断にも有用です．

蜂窩織炎を起こしている皮膚からの関節穿刺は，細菌を関節内に押し込んでしまう危険性があるため禁忌です．

臨床的に皮膚の発赤が蜂窩織炎によるものか関節炎によるものか悩むことがありますが，鑑別のために上記のポイントに沿って局在を明らかにすることが大

表9-4 多関節関節痛に関連した関節外症状

臓器	所見	考えられる疾患
皮膚・粘膜病変	レース状紅斑や顔面紅斑（slapped cheek）	パルボウイルス B19 感染
	蝶形紅斑（頬部紅斑）	SLE, パルボウイルス B19 感染, ライム病, 酒さ, 脂漏症, 皮膚筋炎
	鱗屑を伴って肥厚した局面・丘疹	乾癬
	ヘリオトロープ疹・ゴッドロン徴候	皮膚筋炎
	慢性遊走性紅斑	ライム病
	輪状紅斑	リウマチ熱
	結節性紅斑	特発性, 溶連菌後, 結核性, サルコイドーシス, クローン病, ベーチェット病
	壊疽性膿皮症	炎症性腸疾患, 関節リウマチ, SLE, 強直性脊椎炎, サルコイドーシス, 多発血管炎性肉芽腫（ウェゲナー肉芽腫症）
	触知可能紫斑	過敏性血管炎, シェーンライン-ヘノッホ紫斑病, 結節性多発動脈炎
	網状皮斑	抗リン脂質抗体症候群, 血管炎, コレステロール塞栓症
	膿漏性角化症	反応性関節炎, 乾癬性関節炎
	円板状紅斑	円板状エリテマトーデス, SLE, サルコイドーシス
	紅斑内に膿疱性水疱	淋菌性関節炎
	結節	関節リウマチ, 痛風, Whipple 病, リウマチ熱, アミロイドーシス, サルコイドーシス
	痛風結節	痛風
	黄疸	肝炎, ヘモクロマトーシス
	色素沈着	Whipple 病, ヘモクロマトーシス
	毛細血管拡張	強皮症
	皮膚硬化	強皮症, アミロイドーシス, 好酸球性筋膜炎
	脱毛	甲状腺機能低下症, SLE
眼病変	虹彩炎・ブドウ膜炎	血清反応陰性脊椎関節症, サルコイドーシス, 多発血管炎性肉芽腫（ウェゲナー肉芽腫症）, 反応性関節炎
	結膜炎	血清反応陰性脊椎関節症, SLE, 多発血管炎性肉芽腫（ウェゲナー肉芽腫症）, 反応性関節炎
	網膜病変	SLE
	強膜炎	関節リウマチ, 再発性多発軟骨炎

（つづく）

表9-4 多関節関節痛に関連した関節外症状 （つづき）

臓器	所見	考えられる疾患
眼病変	虚血性視神経炎	巨細胞性動脈炎， 多発血管炎性肉芽腫（ウェゲナー肉芽腫症）
耳，鼻，咽頭	口腔潰瘍	SLE，ベーチェット病，反応性関節炎， 多発血管炎性肉芽腫（ウェゲナー肉芽腫症）
	耳下腺腫脹	シェーグレン症候群，サルコイドーシス
	巨舌	アミロイドーシス
	頭皮の圧痛	側頭動脈炎
	血性または重度の副鼻腔炎	ウェゲナー肉芽腫症
	耳介の炎症	再発性多発軟骨炎
爪	爪甲剥離症	爪甲剥離症：乾癬性関節炎， 甲状腺機能亢進症
	点状陥凹（Pitting）	乾癬性関節炎
	ばち指	肥厚性肺性骨関節症，炎症性腸疾患， Whipple 病，甲状腺機能亢進症
筋骨格系	圧痛点	線維筋痛症
	ヘバーデン結節（DIP 関節）， ブシャール結節（PIP 関節）	変形性関節症
	ボタン穴変形，スワンネック変形	関節リウマチ，SLE， Ehlers-Danlos 症候群
	ソーセージ指	血清反応陰性脊椎関節症
	滑液包炎	リウマチ性多発筋痛症
	腱付着部炎	血清反応陰性脊椎関節症
心血管系	僧帽弁閉鎖不全症，僧帽弁狭窄症	リウマチ熱
	大動脈弁閉鎖不全症	強直性脊椎炎，リウマチ熱， 再発性多発軟骨炎，反応性関節炎， マルファン症候群，高安動脈炎
	心筋症	ウイルス感染症，アミロイドーシス， サルコイドーシス，SLE，多発性筋炎
	新規心雑音，発熱	感染性心内膜炎，リウマチ熱
	末梢動脈の拍動の減弱や消失	巨細胞性動脈炎，高安動脈炎
消化器系	脾腫	Felty 症候群，スティル病，SLE， 腫瘍関連関節炎
	肝腫大	スティル病，Whipple 病，ヘモクロマトーシス，アミロイドーシス，Wilson 病
	便潜血陽性	炎症性腸疾患
泌尿生殖器	前立腺炎	反応性関節炎，強直性脊椎炎
	尿道炎・子宮頸管炎	反応性関節炎，淋菌性関節炎
	陰部潰瘍	ベーチェット病

（つづく）

⑨ 関節炎患者の診断アプローチ

表9-4 多関節関節痛に関連した関節外症状（つづき）

臓器	所見	考えられる疾患
泌尿 生殖器	性腺機能低下症	ヘモクロマトーシス
	亀頭炎	反応性関節炎
神経系	絞扼性ニューロパチー	関節リウマチ，甲状腺機能低下症， 副甲状腺機能亢進症
	顔面神経麻痺	ライム病
	末梢性ニューロパチー	SLE，アミロイドーシス，血管炎
	舞踏病	抗リン脂質抗体症候群，SLE，リウマチ熱
	多発性単神経炎	関節リウマチ，SLE，ライム病，血管炎
	けいれん	SLE
その他	リンパ節腫脹	腫瘍関連関節炎，SLE

(Mies Richie A, et al. Am Fam Physician. 2003; 68（6）: 1151-60[5] より一部改変)

切です（蜂窩織炎なら関節穿刺しないこと！）．

1）関節穿刺

関節穿刺においては，

> ①白血球数・分画　②グラム染色　③培養　④結晶

上記の項目をオーダーします．

正確な白血球数・分画の評価のためには，末梢血検査に使われる EDTA 入りの紫色の採血管を用います[6]．また，炎症性関節炎の関節穿刺液において，数時間以内に白血球の崩壊と結晶の分解が起きてしまうため，穿刺後はすぐに検査を施行すべきです[7]．

2）関節液検査の分類

関節液は関節液検査の結果に基づいて，

①正常：WBC 数＜200/mm^3，多核白血球数＜25％

②非炎症性：WBC 数＜2,000/mm^3，多核白血球数＜25％（変形性関節症，関節内障，粘液水腫など）

③炎症性：WBC 数 2,000〜50,000/mm^3，多核白血球数＞75％（関節リウマチ，化膿性関節炎，結晶誘発性関節炎，ライム病，淋菌性関節炎）

④化膿性：WBC 数＞50,000/mm^3（通常＞100,000/mm^3），多核白血球数＞75％（通常＞90％）（化膿性関節炎，たまに結晶誘発性関節炎，反応性関節炎，ライム病）

に分類されます[1,8] **表9-5**．

3）外観

正常の関節液は無色・透明ですが，非炎症性の関節液であれば淡黄色・透明，炎症性では黄色・混濁となります．

①**透明度**：透明度の低下は通常，有核細胞数と赤血球の増加によります．脂質や乳びなどの無細胞性の原因でも透過性が低下します．

②**色**：正常であれば無色ですが，血漿成分と有核細胞数の上昇によって黄色～黄緑色となります．赤色，茶色は新鮮もしくは古い血液が示唆されます．

③**粘稠度**：正常であれば，糸状に伸びます．炎症性の関節液においては，蛋白分解酵素の存在によって粘稠度が低下します．

4）白血球数

関節液の白血球数で，非炎症性と炎症性を分類することができます．関節液の白血球数については，"2のルール"を覚えておくとよいでしょう（～200/mm^3：正常，200～2,000/mm^3：非炎症性，2,000/mm^3～：炎症性）．

また，成人において，関節液中の白血球数が>25,000/mm^3，>50,000/mm^3，>100,000/mm^{3}であれば，化膿性関節炎に対する陽性尤度比はそれぞれ2.9，7.7，28となります **表9-6**[9]．逆に関節液中の白血球数が<25,000/mm^{3}であれば，敗血症性関節炎の可能性が下がります（陰性尤度比0.32）[9]．ただし，免疫不全患者さんの化膿性関節炎では，抗酸菌，淋菌，グラム陰性桿菌において細胞数の上昇が認められないことがあるため注意が必要です．

5）白血球数分画

炎症性，化膿性の関節液では多核白血球の割合が増加します．化膿性関節炎では通常多核白血球数が≧75%となります[10]．また，関節液中の好酸球数増多は寄生虫感染症，アレルギー，悪性腫瘍，もしくはライム病が示唆されます[11,12]．

6）グラム染色と培養検査

化膿性関節炎であっても，**グラム染色の感度は29～65%**とそれほど感度が高い検査ではありません．また**培養も75～95%**と報告されており，培養陰性でも必ずしも化膿性関節炎は否定できません[9,13]．なお，淋菌性関節炎ではグラム染色，培養陽性率共に非淋菌性よりも低くなります[14]．

培養検査では，通常の滅菌スピッツよりも**血液培養ボトルに入れる**ことで検出率を上げることができます[15]．通常は好気ボトルに検体を入れます．von Essenらは[16]，通常の培養で陰性となった患者さんの21%で血液培養ボトルで陽性となることを報告しています．

7）結晶

結晶誘発性関節炎は，主に尿酸結晶とピロリン酸カルシウム結晶によって起こ

表9-5 関節液検査

	色	透明度	粘稠度	WBC数（/mm³）
正常	無色	透明	高い	<200
非炎症性	淡黄色	透明	高い	200～2,000
炎症性： 結晶誘発性関節炎	黄色	軽度混濁	低い	2,000～100,000
炎症性： 非結晶誘発性関節炎	黄色	軽度混濁	低い	2,000～100,000
化膿性： ライム病	黄色	軽度混濁	低い	3,000～100,000 （平均：25,000）
化膿性： 淋菌性関節炎	黄色	軽度混濁～ 混濁	低い	34,000～68,000
化膿性： 非淋菌性	黄色～緑色	混濁	非常に低い	>50,000 （>100,000であれ ばより特異的）

表9-6 化膿性関節炎における関節液中の白血球数と多核白血球

関節液中の白血球数	感度	特異度	陽性尤度比	陰性尤度比
>100,000/mm³	29%	99%	28.0	0.71
>50,000/mm³	62%	92%	7.7	0.42
>25,000/mm³	77%	73%	2.9	0.32
多核白血球数≧90%	73%	79%	3.4	0.34

（Margaretten ME, et al. JAMA. 2007；297（13）：1478-88）[9]

りますが，コレステロール結晶，ハイドロキシアパタイト，リン酸カルシウムも原因となることがあります．前述の通り結晶誘発性関節炎と化膿性関節炎が合併することには注意が必要です．得られた関節液は光学顕微鏡と偏光顕微鏡で検査します．痛風の診断における関節液中の尿酸結晶の感度は63～78%，特異度は93～100%，陽性尤度比は14で，また偽痛風の診断においてピロリン酸カルシウム結晶の感度は12～83%，特異度は78～96%，陽性尤度比は2.9と報告されています[17]．

【各論】

▶1. 化膿性関節炎

化膿性関節炎の起因菌は**淋菌性**と**非淋菌性**に大別されます．

多核白血球数(%)	グラム染色	培養	PCR	結晶
<25	陰性	陰性	陰性	陰性
<25	陰性	陰性	陰性	陰性
>50	陰性	陰性	陰性	陽性
>50	陰性	陰性	陰性	陰性
>50	陰性	陰性	陽性(85%)	陰性
>75	<50%	陽性(25~70%)	陽性(>75%)	陰性
>75	陽性(29~65%)	陽性(75~95%)	—	陰性

(Horowitz DL, et al. Am Fam Physician. 2011; 84（6）: 653-60[1] より一部改変)

微生物の侵入経路としては，**血行性**が最も多いですが，関節穿刺や関節鏡，外傷による**直接的に侵入する経路**，骨髄炎，蜂窩織炎などによる**連続的に侵入する経路**もあります[1]．

プライマリサイト（原発部位）として，蜂窩織炎や感染性心内膜炎など他部位の感染がないかを評価することが重要です．

a. リスク因子

化膿性関節炎のリスク因子を **表9-7** [1] **表9-8** [9] に示します．Kaandorp らの研究において[18]，化膿性関節炎の成人患者さんの84％が何らかの基礎疾患を有し，59％が関節疾患の既往があったことを報告しています．特に関節リウマチ患者さんの単関節が増悪している場合には注意が必要です．関節リウマチでは免疫抑制薬に加えて，生物学的製剤が投与されることも多く，感染のリスクが高いためです[1]．

b. 好発部位

化膿性関節炎は，通常，**単関節炎**をきたしますが，20％の症例で複数の関節炎を起こします[2]．

好発部位は，**膝関節**が最も多く，ついで**股関節**が続きます[19,20]．

c. 臨床症状

化膿性関節炎の典型的な症状は，1～2週間の経過での発赤，腫脹，熱感，疼痛ですが，真菌や抗酸菌などの病原性の低い菌では症状発現が遅れることがあり

表9-7 化膿性関節炎のリスク因子

連続的な広がり（Contiguous spread）
皮膚感染症，皮膚潰瘍
直接的侵入（Direct inoculation）
以前の関節内注射 人工関節 最近の関節手術
血行性散布（Hematogenous spread）
糖尿病 HIV 感染 免疫抑制薬 静脈内薬物乱用 変形性関節症 敗血症の原因病変 人工関節 関節リウマチ 性的活動（淋菌性関節炎）
その他
80 歳以上

（Horowitz DL, et al. Am Fam Physician. 2011; 84（6）: 653-60[1] より一部改変）

表9-8 化膿性関節炎のリスク因子 2

リスク因子	感度	特異度	相対リスク	陽性尤度比	陰性尤度比
80 歳以上	19%	95%	4.1	3.5	0.86
糖尿病	12%	96%	2.8	2.7	0.93
関節リウマチ	68%	73%	5.4	2.5	0.45
最近の関節手術	24%	96%	8.4	6.9	0.78
股関節・膝の人工関節	35%	89%	4.1	3.1	0.73
皮膚感染	32%	88%	3.6	2.8	0.76
股関節・膝の人工関節＋ 皮膚感染	24%	98%	18	15.0	0.77
HIV-1 感染	79%	50%	3.2	1.7	0.47

（Margaretten ME, et al. JAMA. 2007; 297（13）: 1478-88）[9]

ます[2]．また，関節痛，発赤の感度はそれぞれ 85%，78%，発熱，悪寒はそれぞれ 57%，19% と報告されており，典型的な所見を欠くことがまれではないことにも注意が必要です **表9-9** [9]．

d. 臨床検査

末梢血の白血球数，CRP，血沈は通常上昇しますが，しばしば正常のこともあり，これらのマーカーが陰性だからといって化膿性関節炎を除外することはで

| 表9-9 | 化膿性関節炎の症状・所見 |
症状・所見	感度
関節痛	85%
発赤	78%
発熱	57%
盗汗	27%
悪寒	19%

(Margaretten ME, et al. JAMA. 2007; 297（13）: 1478-88)[9]

きません[1,2]. また，これらのマーカーを他の関節炎との鑑別に用いることもできません. しかし，初診時において炎症マーカーが上昇している場合には，治療効果のモニタリングのために用いることができます[2].

Weston らは[19]，関節液培養が陰性で，血液培養のみが陽性となる症例が全体の9%あったと報告しています. 血液培養陽性率は高くはありませんが，原因菌の同定のために必ず抗菌薬投与前に血液培養を採取しておきましょう.

e. 原因微生物

化膿性関節炎の80%以上が，非淋菌性の病原体によって起こり，原因微生物は，ブドウ球菌が最も多く，レンサ球菌，グラム陰性桿菌が続きます 表9-10 [21]. 曝露や基礎疾患によって，好発部位および原因微生物が異なるため，患者背景の把握が診断・治療において重要です 表9-11 [1]. また，起因菌として近年MRSA の関与が増加していることに注意が必要です.

▶2. 淋菌性関節炎

播種性淋菌感染症の一症状として発症します. 通常，若年で基礎疾患のない性的活動性が高い患者さんでみられます[1]. 播種性淋菌感染症では，皮膚症状の有

| 表9-10 | 化膿性関節炎の原因菌 |
原因微生物	頻度
ブドウ球菌	40.6%
レンサ球菌	28.0%
グラム陰性桿菌	19.0%
抗酸菌	7.7%
グラム陰性球菌	2.8%
嫌気性菌	1.4%
グラム陽性桿菌	0.6%

(Ryan MJ, et al. Br J Rheumatol. 1997; 36（3）: 370-3)[21]

| 表9-11 | 化膿性関節炎の曝露と基礎疾患 |

基礎疾患と曝露	好発部位	微生物
水槽の清掃	小関節（指，手）	*Mycobacterium marinum*
犬・猫咬傷	小関節（指，足指）	*Capnocytophaga species* *Pasteurella multocida*
殺菌されていない乳製品の摂取	単関節：仙腸関節	*Brucella species*
静注薬剤の使用	軸性関節：胸鎖関節・ 仙腸関節	緑膿菌 黄色ブドウ球菌
サンダル	足	緑膿菌
性的活動性	腱滑膜炎：手，手首，足	淋菌
土壌曝露/ガーデニング	単関節：膝，手，手首	*Nocardia species* *Pantoea agglomerans* *Sporothrix schenckii*
腐食した木材を含む土壌または 粉塵曝露 （北中央アメリカ，南アメリカ）	単関節：膝，足首，肘	*Blastomyces dermatitidis*
米国南西部，中南米 （主に呼吸器疾患）	膝	*Coccidioides immitis*
SLE（特に機能的な脾機能低下 症がある場合）	―	淋菌 *Proteus species* *Salmonella species*
補体欠損症	手，手首，または 足首の腱滑膜	淋菌

（Horowitz DL, et al. Am Fam Physician. 2011; 84（6）: 653-60）[1]

無にかかわらず，遊走性の関節炎，腱滑膜（腱鞘）炎，非びらん性の関節炎を呈します．播種性淋菌感染症が疑われる際には，感染の契機となった部位の粘膜（例：尿道，直腸，咽頭，子宮頸部）から培養もしくはPCRを採取すべきです．前述の通り，淋菌性関節炎ではグラム染色と培養陽性率が低いため，培養陰性例において，臨床的に原因がはっきりしない場合や反応性関節炎に類似する場合には淋菌のPCR検査を検討します[1]．PCR検査の感度は76％，特異度は96％と報告されています[22]．

▶3. その他の菌による関節炎

微生物に特徴的な患者背景についてを 表9-11 [1] にまとめます．真菌性関節炎および抗酸菌性関節炎の発症は緩徐でゆっくりとした経過をとります．結核性関節炎は，典型的には股関節・膝関節を侵し，過去の播種性病変の再活性化の結果発症します．そのため，発症時に他に活動性結核の所見がない場合もあります[1]．関節液の抗酸菌塗抹はしばしば陰性ですが，関節液および滑膜の培養ではそれぞ

れ，79%，94%で陽性となります[23]．

Borrelia burgdorferi による感染症は，早期にはライム病の遊走性関節炎として発症し，後期には，膝もしくはその他の大関節を侵す間欠的な少関節炎が特徴的です[1]．通常の培養では検出できないため，診断には血清診断が必要です．4類感染症であるため，検査方法も含めて保健所に相談します．

▶4. 人工関節感染症

人工関節感染症は，膝関節形成術の 0.8〜1.1%，股関節形成術の 0.3〜1.7%において見られます[1]．人工関節の感染症では，微生物がバイオフィルムを形成し，宿主の免疫および抗菌薬に対して抵抗性を示すため，タイミングは症例により異なりますが原則人工関節の抜去を検討します[24]．

a. 原因微生物

原因微生物は，通常 CNS，黄色ブドウ球菌といったグラム陽性球菌によりますが，混合感染やグラム陰性桿菌が関与することもあります 表9-12 [25]．

b. リスク因子

高齢，糖尿病，肥満，栄養障害，手術部位感染症，関節形成術の再手術，関節リウマチ，ステロイドの使用などが知られています[1,25]

c. 発症時期と臨床像

人工関節感染症は発症時期によって臨床像が異なり，早期（術後 3 か月以内），後期（術後 3〜24 か月），遅延型（術後＞24 か月）に分けられます 表9-13 [1]．

d. 臨床検査

人工関節感染における，関節液中の白血球数のカットオフ値を＞1,100/mm^3，＞1,700/mm^3，＞4,200/mm^3 とした際の感度はそれぞれ 91%，94%，84%で，

表9-12 **人工関節感染症の原因菌**

微生物	頻度
黄色ブドウ球菌	22%
混合感染	19%
コアグラーゼ陰性ブドウ球菌	19%
培養陰性	12%
レンサ球菌	9%
グラム陰性桿菌	8%
嫌気性菌	6%
その他	5%

（Berbari EF, et al. Clin Infect Dis. 1998; 27（5）: 1247-54）[25]

表9-13	人工関節感染症の病期

	時期	臨床的特徴	病因	原因微生物
早期	術後3か月	発赤，熱感，発熱，悪寒，関節痛，浸出液，周術期の過度のドレナージ	植え込み時	黄色ブドウ球菌 グラム陰性桿菌
後期	術後3〜24か月	持続痛，関節の不安定性・ゆるみ	植え込み時	コアグラーゼ陰性ブドウ球菌 *Propionibacterium acnes*
遅延型	術後>24か月	突然発症の関節痛 発熱・白血球上昇はあまりみられない	血行性	通常の化膿性関節炎と同様

(Horowitz DL, et al. Am Fam Physician. 2011；84（6）：653-60)[1]

特異度は88％，88％，93％と報告されています[26,27]．通常の化膿性関節炎よりもカットオフ値が低いことに注意してください．また，関節液培養の感度は86〜92％，特異度は97％と報告されており，グラム染色は1/3未満で陽性となります．

▶5. 結晶誘発性関節炎

痛風および偽痛風は臨床現場位においてよく遭遇する結晶誘発性関節炎ですが，常に化膿性関節炎との鑑別が必要です．

a. 痛風

痛風は，尿酸結晶が原因となる関節炎を指します．高尿酸血症は7 mg/dL以上と定義されますが，この濃度は尿酸の血漿中の溶解度の限界で，8 mg/dLを超えると組織中に析出しやすくなります[28]．高尿酸血症は痛風のリスク因子ではありますが，高尿酸血症と痛風との関係はまだ不明なことも多く，高尿酸血症患者さんが必ずしも痛風をきたすわけではありません．また，痛風は血中の尿酸値が正常でも起こり得ます[28]．

典型的には単関節炎で発症しますが，多関節炎をきたすことがあります．75％以上の急性痛風発作は，下肢，特に拇指の第一中足趾節関節（MTP関節）に見られますが，足の甲，足関節，膝関節，手関節，肘関節でも発作が起こります．リスク因子としては，高尿酸血症以外には，アルコール多飲，肥満，高血圧などが知られています[28]．

b. 偽痛風

偽痛風は，ピロリン酸カルシウム結晶によって起こる関節炎を指します[29]．

典型的には急性の単関節炎もしくは少関節炎を呈します．偽痛風は，関節の発赤，腫脹，熱感，疼痛を呈し，臨床的に痛風もしくは化膿性関節炎と鑑別するのは困難です．好発部位は膝＞手が多く，初回での MTP 関節はまれです．急性の痛風発作は数日から 1 週間続きますが，偽痛風発作は数週〜数か月持続します[30]．

膝関節，手関節以外のまれな部位の偽痛風も報告されています．よく髄膜炎と間違えられる，"crowned dens syndrome"は，C2 周囲にピロリン酸カルシウム結晶の沈着が起こり，急性の頸部痛，発熱，炎症反応高値を呈します[31] 図9-3．

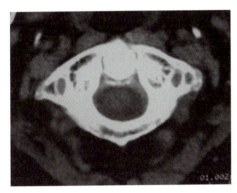

図9-3 Crowned dens syndrome
(順天堂大学練馬病院 救急・集中治療科
坂本 壮先生のご厚意)

偽痛風は高齢者に多く，60 歳未満ではまれで[32]，罹患率は 60 歳を超えると 10 年毎に倍増すると報告されています[33]．その他のリスク因子としては，過去の外傷歴，変形性関節症，低ホスファターゼ血症，副甲状腺機能亢進症，ヘモクロマトーシス，低マグネシウム血症などがあります[29]．

ピロリン酸カルシウム結晶の沈着は，単純 X 線写真で**軟骨の石灰化**として認めますが 図9-4 ，これのみで臨床的な関節炎の診断に用いてはいけません．

▶6. 反応性関節炎

反応性関節炎は，血清反応陰性脊椎関節症の関連疾患で HLA-B27 と関連しており，**消化管または泌尿生殖器感染症後 1〜4 週で発症する下肢の関節（膝，足首，足）を侵す急性の非対称性少関節炎**が特徴的です[34]．

a．疫学

通常 **20〜40 歳の若年成人**に好発し，小児期ではまれです．性行為感染症後の反応性関節炎は若年男性に多く，男女比は 5：1〜10：1 ですが，腸管感染症

⑨ 関節炎患者の診断アプローチ

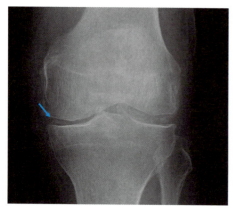

図9-4 軟骨の石灰化
(順天堂大学練馬病院 救急・集中治療科
坂本 壮先生のご厚意)

後の反応性関節炎では性差はなくなります[36]．尿道炎後・腸管感染症後の反応性関節炎はそれぞれ1〜3％，1〜4％で発症するとされています[34]．

b. 反応性関節炎をきたす可能性がある微生物

表9-14 [34]にお示しします．膀胱がんに対するBCG注入療法後のまれな合併症として反応性関節炎をきたすことがあります[35]．

c. 症状

おもな症状は，急性の下肢の関節（膝，足首，足）の非対称性少関節炎です．関節炎，結膜炎，尿道炎が三徴とされますが，他の徴候もみられることがあります 表9-15 [34]．半数の症例において，炎症性腰痛（inflammatory back pain）を呈し，夜間に増悪し臀部に放散します．皮膚粘膜病変は，最大で50％の症例においてみられ，所見は乾癬と類似します．関節炎は4〜5か月で自然に寛解しますが，2/3の症例で1年以上持続する軽度の筋骨格系の症状を呈することがあります[34]．

症例①

発熱，咳嗽，喀痰，呼吸困難を主訴に来院した右下葉の肺炎球菌性肺炎で入院した80歳男性．ペニシリンG 1200万単位/日で治療を開始し，入院3日目に解熱．呼吸状態および全身状態も改善し，入院5日目（本日）に退院が予定されていたが，朝から38.2℃の発熱を認めた．

【内服薬】
アモキシシリン（サワシリン®）250 mg 8Cap 分4
アムロジピン（アムロジン®）2.5 mg 1錠 分1

表9-14 反応性関節炎をきたす可能性がある微生物

腸管微生物

Salmonella enterica	*Yersinia* spp.
・*S. Typhimurium enteritidis*	・*Y. enterocolitica*（O3, O9）
・*S. Paratyphi B*	・*Y. pseudotuberculosis*
・*S. Paratyphi C*	*Campylobacter* spp.
Shigella spp.	・*C. jejuni*
・*S. flexneri*	・*C. coli*
・*S. sonnei*	
・*S. dysenteriae*	

尿道炎に関連した細菌

Chlamydia trachomatis
Mycoplasma genitalium
Ureaplasma urealyticum

上気道感染に関連した細菌

β溶連菌
Chlamydia pneumoniae

その他

赤痢アメーバ	*Hepatitis B vaccine*
HIV	*Leptospira* spp.
パルボウイルス B-19	*Mycoplasma hominis*
Lactobacillus spp.	*Mycoplasma fermentans*
Bacillus cereus	淋菌
Bartonella	髄膜炎菌（serogroup B）
Borrelia burgdorferi	*Propionibacterium acnes*
Brucella abortus	*Pseudomonas migulae*
Calmette-Guerin Bacillus	*Pseudomonas fluorescens*
Clostridium difficile	*Pseudomonas putida*
Cryptosporidium	*Rickettsia rickettsii*
大腸菌	黄色ブドウ球菌
Gardnerella vaginalis	表皮ブドウ球菌
Giardia lamblia	*Streptococcus salivarius*
Hafnia alvei	*Strongyloides* spp.
Helicobacter cinaedi	*Tropheryma whippelii*
Helicobacter pylori	

(Stavropoulos PG, et al. J Eur Acad Dermatol Venereol. 2015; 29（3）: 415-24)[34]

【既往歴】高血圧症

【生活歴】喫煙：20 本/日×20 歳～40 歳，飲酒：機会飲酒程度

【バイタルサイン（温度板）】血圧 110/80 mmHg，脈拍 80 回/分，呼吸回数 18 回/分，体温 38.2℃，SpO₂ 98%（室内気）.

表9-15 反応性関節炎の臨床症状

骨症状	関節所見
	下肢の大関節の少関節炎 軽度の多関節炎（16％の患者において指炎）
	軸性関節
	通常：**仙腸関節**（15～30％の患者において仙腸関節炎）と**腰椎**（最大50％の患者） たまに：胸椎と頸椎（慢性の反応性関節炎） まれ：恥骨結合，胸鎖関節，胸肋関節
	腱付着部炎（30％の患者）
	足底の筋膜炎 アキレス腱炎
眼症状	**結膜炎**（主に急性期，35％の患者においてみられる） 虹彩炎（通常再発性，5％の患者においてみられる） まれ：角膜炎，角膜潰瘍，上強膜炎，球後視神経炎，前房出血，紅斑，羞明，視力低下
心症状	大動脈疾患（大動脈弁閉鎖不全症を含む） 伝導障害（5～14％の患者においてみられる） 弁異常 まれ：心膜炎
泌尿生殖器症状	**尿道炎**（80％の患者において） 前立腺炎 出血性膀胱炎 子宮頸管炎
消化器症状	**下痢**（25～70％の患者において） 内視鏡所見：一過性の腸管炎症
腎症状（まれ）	蛋白尿 顕微鏡的血尿 無菌性膿尿 糸球体腎炎 IgA腎症
中枢神経症状（まれ）	末梢神経障害/脳神経麻痺 進行性脊髄症

(Stavropoulos PG, et al. J Eur Acad Dermatol Venereol. 2015；29（3）：415-24)[34]

ひょえー，今日退院なのに熱が…！！（なんてこったい）

どうしたのW先生．

先生！　今日退院予定だった肺炎の患者さんの温度板を見てください．発熱しています．

あー，ほんとうだね…（なんてこったい）．

 …肺炎の再燃でしょうか？

 うーん，温度板だけじゃわからないからベッドサイドに行って診察しようよ．事件は，医局で起こってるんじゃない，現場で…．

 先生！ 早く行きますよー．

 …はい．

（廊下で）

 W先生，入院患者さんの発熱で頻度が多いものって知ってる？

 肺炎とか尿路感染症ですか？

 そうそう．他にもあるんだけど，「6D＋3」で覚えておくと良いよ．知ってる？

 いえ，知りませんでした．先生が考えたんですか？

 いや，上田剛士先生の本に書いてあったんだ（高齢者診療で身体診察を強力な武器にするためのエビデンス，シーニュ）．＋3は，先生も言ってくれた**肺炎**，**尿路感染症**，そして**胆道感染症**．残りの6Dは，Drug（薬剤），CDI（クロストリジウム・ディフィシル感染症），Device（血管ライン，気管内チューブ，経鼻胃管，膀胱留置カテーテル，シャント，植え込み人工物など），DVT（深部静脈血栓症），Decubitus（褥瘡感染），CPPD（偽痛風）．つまり，それらに注意を払って診察するということだね．

 なるほど，わかりました．

 おはようございます．Aさん，体調はいかがですか？

患者A　ああ，おはようございます．今日は朝から体が熱くて…．熱があるみたいです．あと，右膝がちょっと痛いです．今日は，退院できると思っていたのですが…．

そうですよね…．すこし，診察させていただきますね．

【身体診察】右膝関節に発赤，腫脹，熱感，圧痛あり．
右膝は伸展位をとっており，自動時・他動時共に全方向で可動時痛と可動域制限を認めた．
外傷はなし．
初診時に認めた右前胸部・背部下部のpan inspiratory crackles（coarse crackles）はlate inspiratory crackles（fine crackles）に変化している以外には，その他に明らかな異常所見を認めなかった．

 先生，右膝が腫れています．

 電子カルテ上ではわからない所見をみつけたね．関節内病変か関節外病変かはわかる？

 えーと….整形外科は苦手で….

 OK．そうしたら，「関節痛を診る際のポイント」に沿って一つずつ検討していこうか． 表9-1 をみてごらん．どっちかな．

 …関節内ですかね．

 そうだね．炎症性か非炎症性かはわかる？

 発赤，腫脹，熱感，全て揃っているので炎症性です．

 おー，いいねいいね．じゃあ，急性経過かな？　慢性経過かな？

 昨日までは，所見がなかったので急性です．

 すばらしい．じゃあ，罹患関節のパターンはどうかな？

 右膝だけ…です．

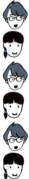

 OK．単関節だね．じゃあ，他に関連する症状はあるかな． 表9-4 を見てみて．

すべて確認はできていないですが，明らかなものはなさそうです．

じゃあ，急性の単関節炎の鑑別で，表9-3 を見てみようか．

 明らかな外傷はなかったとのことなので，化膿性関節炎，結晶誘発性関節炎のどちらかでしょうか．

 おそらく偽痛風と思うけど，化膿性関節炎を見逃さないことが重要だね．じゃあ，患者さんにお話して，関節穿刺をさせてもらおう．

【関節液検査】
穿刺量 5 mL
外観：軽度混濁，黄色
粘稠性：低下
白血球数 3,000/mm^3，多核白血球数 60％
図9-5 にグラム染色像を示す．

 表9-5 を見ながら検討しようか．

 先生，粘稠性って何ですか？

 正常の関節液はムチンを多く含むので，ビヨーンと糸を引くんだ．これが粘稠性．正常では粘稠度が高いんだけど，炎症があるとムチンが減少するので糸をひかなくなる．これが粘稠性の低下．

 なるほど．そうすると…，結晶誘発性関節炎，非結晶誘発性関節炎のどっちかですかね．ライム病を疑う病歴はもともとなかったので．

 グラム染色はどうかな？

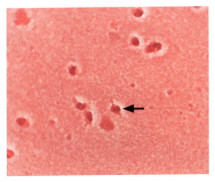

図9-5 **関節液グラム染色**（1,000 倍視野）

⑨ 関節炎患者の診断アプローチ

白血球は多いですが，菌は認めないですね．

　　どれどれ…．確かに菌は認めないね．ただ，化膿性であったとしてもグラム染色の感度は高くないから現時点で完全に否定しないほうが良いかな．あ，W 先生これは？ 図9-5

　　？？？

　　これはピロリン酸カルシウム結晶だよ．棍棒状に抜けて見えるでしょ．尿酸結晶は針状で尖って見えるのが特徴なんだ．偏光顕微鏡じゃなくても，グラム染色でも観察することができるんだ．

　　なるほど．はじめてみました．そうしたら，治療は NSAIDs の内服で良いでしょうか？

　　良いと思うよ．今回の臨床状況的に化膿性関節炎は疑いづらいけど，培養結果は確認しておこう．合併することもあるからね．

　NSAIDs による治療開始後，翌日には解熱し，関節炎所見も速やかに改善しました．培養結果は陰性で，偏光顕微鏡でもピロリン酸カルシウム結晶が証明されました．

診断 ▶ 右膝偽痛風

症例 ②

両側膝変形性関節症で整形外科通院中の 70 歳女性．
　来院 2 週間前から 37.5℃から 38℃の発熱を自覚するようになった．もともと処方されていたロキソプロフェン（ロキソニン®）を内服すると解熱するので様子を見ていたが，来院前日から右膝関節痛が出現したため当院外来を受診した．明らかな外傷歴はなし．
【服用歴】
ロキソプロフェン（ロキソニン®）60 mg 3 錠 分 3，エソメプラゾール（ネキシウム®）20 mg 1 錠 分 1
【生活歴】飲酒・喫煙なし．
【身体所見】血圧 120/40 mmHg，脈拍 100 回/分，呼吸回数 20 回/分，

体温 38.0℃，SpO₂ 98%（室内気）．
眼球結膜・眼瞼結膜：貧血黄疸なし．
心音：S1 → S2 → S3（−），S4（−），心尖部で Levine Ⅲ/Ⅵ の拡張期逆流性雑音あり．
肺音：正常肺胞呼吸音，wheeze・crackles なし．
腹部：平坦，軟，圧痛なし．
右膝関節に発赤，腫脹，熱感，圧痛を認めた．
自動時・他動時共に全方向で可動時痛と可動域制限を認めた．
【関節液検査】
穿刺量 5 mL
外観：混濁，黄色
粘稠性：低下
白血球数：75,000/mm³，多核白血球数 95%
図9-6 にグラム染色像を示す．

 先生，外来の患者さんの入院の相談よろしいですか？

 いいよ．どんな患者さん？

 化膿性関節炎疑いの方なのですが…．

 関節液検査もしたんだね．ふんふん，確かに多核白血球優位で著明な白血球の増加があるね．グラム染色は？

 一部の視野でグラム陽性球菌を見つけました 図9-6 ．

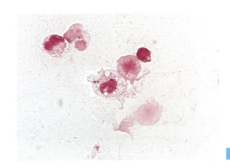

図9-6 関節液グラム染色（1,000 倍視野）

お，よくみつけたね！　確かに化膿性関節炎はあるね….ん，脈圧がやけに開大しているね．あ，心雑音もあるの？

はい．何か関係が…あ，もしかして感染性心内膜炎ですか？

うん．鑑別には入れておいたほうが良いよね．化膿性関節炎は外傷や関節穿刺で直接的に菌が侵入することもあるけど，多くは血行性機序だから他にプライマリーサイトがないかを確認することが大事だね．

確かにそうですね….

よし，一緒に診察に行こう．

はじめまして，少し診察させていただいてもよろしいですか？

患者B　はい…お願いします．膝が痛くてね〜….

ん，眼瞼結膜と指に点状出血があるね．

本当だ．意識していなかったので見落としていました．

身体診察も何を見たいのかを明確にしておかないと，見えているのに見えないからね．じゃあ，血液培養3セットと心臓超音波検査を追加しておいてくれるかな．

はい．ありがとうございます．

　心臓超音波検査では，大動脈弁に5 mmの疣贅と中等度の大動脈弁逆流症を認めました．後日血液培養と血液培養から *Streptococcus mitis* が検出され，感染性心内膜炎と確定診断されました．右膝の化膿性関節炎は敗血症性塞栓によるものと考えられました．

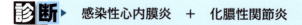
診断 ▶　感染性心内膜炎　＋　化膿性関節炎

【参考文献】

<化膿性関節炎のレビュー>

1) Horowitz DL, Katzap E, Horowitz S, et al. Approach to septic arthritis. Am Fam Physician. 2011; 84 (6): 653-60.

2) Mathews CJ, Weston VC, Jones A, et al. Bacterial septic arthritis in adults. Lancet. 2010; 375 (9717): 846-55.

<関節炎患者の診かたについてよくまとまっています>

3) Ensworth S. Rheumatology: 1. Is it arthritis? CMAJ. 2000; 162 (7): 1011-6.

<膠原病の名著です>

4) 上野征夫. リウマチ病診療ビジュアルテキスト. 第2版. 医学書院; 2008.

<多発関節痛への診断アプローチ>

5) Mies Richie A, Francis ML. Diagnostic approach to polyarticular joint pain. Am Fam Physician. 2003; 68 (6): 1151-60.

<関節液検査について>

6) Freemont AJ. Microscopic analysis of synovial fluid--the perfect diagnostic test? Ann Rheum Dis. 1996; 55 (10): 695-7.

15) Courtney P, Doherty M. Joint aspiration and injection and synovial fluid analysis. Best Pract Res Clin Rheumatol. 2013; 27 (2): 137-69.

<時間経過と共に白血球数の崩壊と結晶の分解が起きる>

7) Kerolus G, Clayburne G, Schumacher HR Jr. Is it mandatory to examine synovial fluids promptly after arthrocentesis? Arthritis Rheum. 1989; 32 (3): 271-8.

<成人の急性単関節炎の診断について>

8) Siva C, Velazquez C, Mody A, et al. Diagnosing acute monoarthritis in adults: a practical approach for the family physician. Am Fam Physician. 2003; 68 (1): 83-90.

<化膿性関節炎の所見・検査の診断性能についてまとめられています>

9) Margaretten ME, Kohlwes J, Moore D, et al. Does this adult patient have septic arthritis? JAMA. 2007; 297 (13): 1478-88.

13) Carpenter CR, Schuur JD, Everett WW, et al. Evidence-based diagnostics: adult septic arthritis. Acad Emerg Med. 2011; 18 (8): 781-96.

<関節液検査の提出すべき検査項目について>

10) Shmerling RH, Delbanco TL, Tosteson AN, et al. Synovial fluid tests. What should be ordered? JAMA. 1990; 264 (8): 1009-14.

<関節液中の好酸球が増多する疾患について>

11) Dougados M. Synovial fluid cell analysis. Baillieres Clin Rheumatol. 1996; 10 (3): 519-34.

12) Kay J, Eichenfield AH, Athreya BH, Synovial fluid eosinophilia in Lyme disease. Arthritis Rheum. 1988; 31 (11): 1384-9.

<淋菌性関節炎のグラム染色・培養陽性率>

14) Wise CM, Morris CR, Wasilauskas BL, Gonococcal arthritis in an era of in-

creasing penicillin resistance. Presentations and outcomes in 41 recent cases (1985-1991). Arch Intern Med. 1994; 154 (23): 2690-5.

＜関節液を血液培養ボトルに入れると検出率が上昇する＞

16) von Essen R, Hölttä A. Improved method of isolating bacteria from joint fluids by the use of blood culture bottles. Ann Rheum Dis. 1986; 45 (6): 454-7.

＜関節液検査の診断性能＞

17) Swan A, Amer H, Dieppe P. The value of synovial fluid assays in the diagnosis of joint disease: a literature survey. Ann Rheum Dis. 2002; 61 (6): 493-8.

＜化膿性関節炎患者の前向き研究＞

18) Kaandorp CJ, Dinant HJ, van de Laar MA, et al. Incidence and sources of native and prosthetic joint infection: a community based prospective survey. Ann Rheum Dis. 1997; 56 (8): 470-5.

＜化膿性関節炎の好発部位について＞

19) Weston VC, Jones AC, Bradbury N, et al. Clinical features and outcome of septic arthritis in a single UK Health District 1982-1991. Ann Rheum Dis. 1999; 58 (4): 214-9.

20) Gupta MN, Sturrock RD, Field M. A prospective 2-year study of 75 patients with adult-onset septic arthritis. Rheumatology (Oxford). 2001; 40 (1): 24-30.

＜化膿性関節炎の原因菌＞

21) Ryan MJ, Kavanagh R, Wall PG, et al. Bacterial joint infections in England and Wales: analysis of bacterial isolates over a four year period. Br J Rheumatol. 1997; 36 (3): 370-3.

＜淋菌性関節炎の PCR 検査＞

22) Liebling MR, Arkfeld DG, Michelini GA, et al. Identification of Neisseria gonorrhoeae in synovial fluid using the polymerase chain reaction. Arthritis Rheum. 1994; 37 (5): 702-9.

＜抗酸菌性骨髄炎と関節炎＞

23) Gardam M, Lim S. Mycobacterial osteomyelitis and arthritis. Infect Dis Clin North Am. 2005; 19 (4): 819-30.

＜人工関節感染症の IDSA ガイドライン＞

24) Osmon DR, Berbari EF, Berendt AR, et al; Infectious Diseases Society of America. Executive summary: diagnosis and management of prosthetic joint infection: clinical practice guidelines by the Infectious Diseases Society of America. Clin Infect Dis. 2013; 56 (1): 1-10.

＜人工関節感染症のリスク因子＞

25) Berbari EF, Hanssen AD, Duffy MC, et al. Risk factors for prosthetic joint infection: case-control study. Clin Infect Dis. 1998; 27 (5): 1247-54.

＜人工関節感染の関節液検査＞

26) Trampuz A, Hanssen AD, Osmon DR, et al. Synovial fluid leukocyte count and differential for the diagnosis of prosthetic knee infection. Am J Med. 2004; 117

(8): 556.

27) Ghanem E, Parvizi J, Burnett RS, et al. Cell count and differential of aspirated fluid in the diagnosis of infection at the site of total knee arthroplasty. J Bone Joint Surg Am. 2008; 90 (8): 1637.

＜痛風のレビュー＞

28) Pittman JR, Bross MH. Diagnosis and management of gout. Am Fam Physician. 1999; 59 (7): 1799-806, 1810.

＜偽痛風のレビュー＞

29) Rosenthal AK, Ryan LM. Calcium Pyrophosphate Deposition Disease. N Engl J Med. 2016; 374 (26): 2575-84.

＜偽痛風の臨床的特徴＞

30) Masuda I, Ishikawa K. Clinical features of pseudogout attack. A survey of 50 cases. Clin Orthop Relat Res. 1988; (229): 173-81.

＜crowned dens syndrome＞

31) Godfrin-Valnet M, Godfrin G, Godard J, et al. Eighteen cases of crowned dens syndrome: Presentation and diagnosis. Neurochirurgie. 2013; 59 (3): 115-20.

＜英国における軟骨石灰化症の有病率＞

32) Neame RL, Carr AJ, Muir K, et al. UK community prevalence of knee chondro-calcinosis: evidence that correlation with osteoarthritis is through a shared association with osteophyte. Ann Rheum Dis. 2003; 62 (6): 513-8.

33) Wilkins E, Dieppe P, Maddison P, et al. Osteoarthritis and articular chondro-calcinosis in the elderly. Ann Rheum Dis. 1983; 42 (3): 280-4.

＜反応性関節炎のレビュー＞

34) Stavropoulos PG, Soura E, Kanelleas A, et al. Reactive arthritis. J Eur Acad Dermatol Venereol. 2015; 29 (3): 415-24.

36) Hannu T. Reactive arthritis. Best Pract Res Clin Rheumatol. 2011; 25 (3): 347-57.

＜BCG 注入後の反応性関節炎＞

35) Bernini L, Manzini CU, Giuggioli D, et al. Reactive arthritis induced by intra-vesical BCG therapy for bladder cancer: our clinical experience and systematic review of the literature. Autoimmun Rev. 2013; 12 (12): 1150-9.

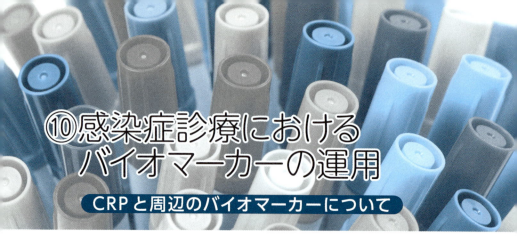

⑩ 感染症診療における バイオマーカーの運用

CRP と周辺のバイオマーカーについて

- ▶ CRP は感染症診断，重症度判定にはあてにならない．
- ▶ CRP は「治療効果判定」の補助として使用される．
- ▶ PCT の診断性能は CRP よりも高いが，CRP 同様単独での診断性能は不十分である．
- ▶ PCT を用いた抗菌薬開始・中止戦略があるがコストの面からは推奨されない．
- ▶ ESR は慢性感染症の「治療効果判定」および「治療期間決定」の補助として使用される．
- ▶ 白血球は感染症に特異的なマーカーではないが，「分画による分析」「病態の重症度評価」「病態の評価・診断基準」に使用される．

「CRP はほとんど参考にならない」「いや，参考になるので検査するべき」こういった CRP 論争は，きのこたけのこ論争然り，2017 年になっても未だに各地で散見されます（みなさんの周辺ではどうですか？）．実際に PubMed で CRP 周辺のバイオマーカー研究を調べてみると，CRP に関する研究が一番多くて（続いて白血球，プロカルシトニン），世界中で CRP が注目されていることがわかります．

まぁ，実際のトコロ CRP が活用できる場合ってありますし，逆に使ってはいけない状況も存在するわけです．なので，「俺は絶対 CRP をみない」っていう先生や，「森羅万象は CRP で説明できる」という仙人はもう少し相手の意見に耳を傾けたほうがいいと思うわけです．そもそも〇〇論争というのは，ルールの

あるヒトとのコミュニケーションなんですよ．なので，ばっさり相手の意見をぶった切ってしまったらそこで関係も終了してしまいます．

もちろん，CRP にまつわるまゆつば的な意見が多いことは事実です．どこかで，「CRP が高いので重症だ」，「CRP が高いので抗菌薬をはじめよう」こんなの一度は聞いたことありますよね？

ちなみに僕は CRP に関しては中立的立場です．だから，CRP 否定論者のヒトも CRP 教徒のヒトも怒らずに聞いて欲しいんです（汗）．自分自身は CRP を「治療効果判定マーカー」として日々の診療で"補助的"に活用しています．ただ，感染症の「診断」と「重症度判定」にはほとんど使用していませんし，用いるべきではないと思っています．

CRP をはじめとする周辺のバイオマーカーは使用用途によって活用できるものもあるため，ここでは正しい運用法について科学的根拠に基づいて解説したいと思います．

CRP について

CRP の歴史は 1930 年にロックフェラー研究所の Tillet と Francis によって報告されたことに始まります[1]．彼らは肺炎球菌性肺炎患者さんの血清中の沈降が，回復期において減少していることを発見しました．その沈降が肺炎球菌の細胞壁の C-polysaccharide への血清反応蛋白が原因であったとして，C-reactive protein（CRP）と名づけられました．

CRP は肝臓において，IL-1β，IL-6，TNF といったサイトカインに刺激され合成されます．炎症もしくは組織の障害から 4〜6 時間以内に上昇し，8 時間毎に倍増し，36〜50 時間でピークに達します[2]．半減期が 4〜7 時間と短いため，血清 CRP は合成率のみに依存し，炎症の改善後速やかに低下します[3]．注意すべき点としては，肝不全では CRP の合成不全が起こり，上昇が認められないことがあります[4]．

以下，

> 1）感染症診断マーカー
> 2）重症度マーカー
> 3）治療効果判定マーカー

としての CRP について検討します．

Memo 1

抗 IL-6 受容体抗体製剤を投与すると CRP が上昇しない

トシリズマブ（アクテムラ®）って知ってますか？　これは日本で開発された抗 IL-6 受容体抗体製剤で，いわゆる生物学的製剤の一つです．関節リウマチやキャッスルマン病の治療に使われます．作用機序的に直接 CRP の産生が抑制されるため，感染症があっても CRP が上昇しなくなります[44]．

1）感染症診断マーカーとしての CRP

「CRP が高いから感染症だね」や「これは CRP 低いから抗生剤いらないね」といった CRP アセスメントを一度は耳にしたことありますか？（最近はないかなー．僕が研修医だった 10 年前はよくありました…）．

CRP に関する多くの研究結果から，**感染症があると CRP が高値をとりやすい**ということは言えそうなのですが 表10-1 [5-7]，メタ分析の結果からも[8] CRP の値のみで感染症と非感染症を完全に区別することはできません．CRP の単独の値に加え 1 日の最大変動を組み合わせると診断性能が向上することも報告されていますが[7]，それでも十分な診断特性ではありません 表10-1 ．

表10-1　CRP による感染症と非感染症の鑑別

	感度	特異度	陽性尤度比	陰性尤度比
CRP＞7.9 mg/dL[5]	67.6%	61.3%	1.7	0.5
CRP＞8.7 mg/dL[6]	93.4%	86.1%	6.7	0.08
CRP＞8.7 mg/dL ＋ 1 日の最大変動＞4.1 mg/dL[7]	92.1%	82.1%	5.1	0.1

CRP 値による細菌感染症とウイルス感染症の鑑別も研究されていますが[8]，感染症と非感染症の鑑別同様に満足できる診断特性ではありませんでした．

仮に CRP 値が高値で，感染症らしいということが言えたとしても，原因微生物・感染臓器・治療が決定されるわけではないため，単独での使用を臨床現場での decision making（意思決定）に用いることはできません．

Memo 2

肺結核では細菌性肺炎よりも CRP が低い

細菌性肺炎に比べて，肺結核では CRP が上がりづらいことが報告されています．

Choi らの肺結核患者さんと細菌性肺炎患者さんの CRP を比較した研究では，肺結核での CRP の中央値は 3.2 mg/dL，細菌性肺炎では 8.3 mg/dL でした．また，カットオフ値を＜11.2 mg/dL とした際の感度・特異度はそれぞれ 93.3%，40.9%と報告されています[45]．

また，伊藤ら[46] の研究でも，喀痰塗抹陽性肺結核 226 例中 13.3%が CRP 陰性であったと報告しています．CRP の値だけで鑑別することはないと思いますが，あくまでも参考程度に．

2) 重症度マーカーとしての CRP

CRP 値と重症度の関係については，否定的な研究もあれば肯定的な研究もあります．

CRP 値を重症度マーカーとするのは一般的ではありません.

CRP 値以外に重症度とよく相関することが知られている臨床的なスコアリングシステムが他に多くあるため，

CRP 単独を重症度評価指標にする意義はさほどありません.

否定的な研究として，Póvoa らの[6] ICU 患者さんでの前向き観察研究では，抗菌薬治療開始 2 日までの生存者と非生存者における CRP 値に差はなかったと報告されています．また，Zhang らの ICU 患者さんにおける CRP と死亡率を調べたシステマティックレビューでは[9]，生存者と非生存者で CRP 値に有意差は認めませんでした．

肯定的な研究として，Lobo らは[10]，ICU 入室時の高 CRP 血症が，重篤な臓器障害，長期の ICU 在院日数，死亡率に関連があったと述べています．また，ICU 入室時点で CRP が＜1 mg/dL であった患者さんと比較して，CRP＞10 mg/dL だと，呼吸不全（65% vs 28.8%），腎不全（16.6% vs 3.6%），凝固障害（6.4% vs 0.9%），そして死亡率（36% vs 21%）が有意に高かったと報告してます．

一般的によく用いられている重症度判定のスコアリングの例として，ICU 入室患者さんであれば，APACHE（Acute Physiology and Chronic Health Evaluation）II スコア，肺炎であれば PSI（Pneumonia Severity Index），CURB-65 などがあります．怪しげな CRP を重症度判定に用いるよりは，よく検討されているスコアリングを用いるのがよいでしょう．

3） 治療効果判定のマーカーとしての CRP

診断と重症度判定にはなかなか使いどころのない CRP ですが，

治療効果判定のマーカー

としては，バイタルサインや臓器特異的パラメーター（例：肺炎であれば咳嗽，喀痰，低酸素血症など）とあわせて補助的に活用することができます．

ICU 入室時に CRP＞10 mg/dL だった患者さんを対象とした研究において[10]，最初の 48 時間で CRP 値が低下した群の死亡率は 15.4％であったのに対して，CRP 値が上昇した群の死亡率が 60.9％と高かったことがわかりました．この研究から，「CRP 値が下がれば経過が良好であること」が示唆されます．

他の ICU 患者さんの研究においても[11]，「入院時と比べて day4 の CRP 値が 5 mg/dL 以上低下すること」が改善の予測因子であることが報告されています．また，抗菌薬治療が十分であれば最初の 48 時間で CRP が速やかに低下し，逆に 48 時間を超えて CRP ≧ 2.2 mg/dL 上昇することが不十分な抗菌薬治療の予測因子であったという報告もあります[12]．これらの研究結果は，Zhang と Ni らによって行われたメタ分析でも支持されています[9]．

CRP が連日採血されている患者さんで，全身状態が改善しているにもかかわらず CRP 値が上昇していることをしばしば目にすることがありますが，前述のとおり CRP はイベント発生からピークに至るまで 36〜50 時間かかります．CRP を治療効果判定のマーカーとして使用するならば，半減期と上記の研究結果から，治療開始 3 日目以降に採血するのが良いでしょう．

プロカルシトニンについて

プロカルシトニン（procalcitonin：PCT）は，近年敗血症のバイオマーカーとして知られるようになり，院内で測定できる施設も多くなりました．しかしながら PCT も CRP 同様に非特異的パラメーターであり，その診断精度も不十分なため，僕は PCT を日常診療のプラクティスに用いてはいません（お値段的にも定量検査で 3100 円と CRP に比較してはるかにお高いですし）．とはいえ，プロカルシトニン値を元に相談をいただくこともあるため，一般的事項を紹介しておきます．

PCT はカルシトニンの前駆物質で，普段は甲状腺の C 細胞で作られています[13]．健常人ではPCTのまま血中へ遊離されることはないので，血中濃度は 0.05 ng/mL 未満です．細菌感染があると，PCT は肺，腎臓，肝臓，脂肪細胞，筋肉など全身の臓器で産生されるようになり，速やかに血中濃度が上昇します．

PCT は,

①細菌のエンドトキシンとリポ多糖体による直接刺激
②炎症性メディエーターによる間接的な刺激

の 2 つのメカニズムによって刺激されることが知られています[14]. ウイルス感染症のメディエーターは, PCT 値を減少させるため[15], より細菌感染症に特異的なマーカーと言えます. PCT は感染の 2〜4 時間以内に検出され, 6〜24時間以内にピークに達します. また PCT の半減期は 22〜26 時間です[13]. 敗血症診断において PCT 値が 2.0 ng/mL を超えるとリスクが有意に上昇し, 逆に <0.5 ng/mL であれば, 敗血症は否定的とされています 表10-2 [16].

以下, よく研究されている

1）感染症診断マーカー　2）抗菌薬開始・中止基準マーカー

としての PCT について考察します.

表10-2 プロカルシトニン値と敗血症診断

プロカルシトニン値（ng/mL）	敗血症の判断
<0.05	正常値
<0.5	低リスク
0.5〜2.0	中間リスク
>2.0	高リスク

(Fan SL, et al. Clin Chim Acta. 2016; 460: 203-10)[16]

1）感染症診断マーカーとしてのプロカルシトニン

近年の研究結果を総合すると, 感染症診断において PCT は CRP よりも多少感度・特異度に優れたマーカーといえます. しかし, 単独で使用するには CRP 同様不十分な診断精度であり, 単独での使用は避けたほうが良いと思います.

Simon らのメタ解析[8]において, 感染症と非感染症を鑑別する上で, PCT の診断性能は CRP よりも優れていました（感度: 88% vs 75%, 特異度: 81% vs 67%）. また細菌感染とウイルス感染の鑑別においても特異度は CRP と同等であるものの（73% vs 70%）, 感度は優れていました（92% vs 86%）. 同様の研究には Wacker らのメタ分析[17]があり, 真の敗血症と非感染性の SIRS との鑑別における PCT は感度 77%, 特異度 79% でした. また Anand らは[18], 培養陰性の敗血症と非感染症による SIRS の鑑別においての至適カットオフ値は, 1.43 ng/mL（感度: 92.2%　特異度: 72%）であったと報告しています.

感染症診断において多少性能が向上した CRP といった印象の PCT ですが，やはりあくまで補助診断として用いられるべきです．

2）抗菌薬開始・中止基準マーカーとしての PCT

抗菌薬の開始と中止の判断のための PCT の研究は数多く行われていますが，Schuetz らの 14 の研究のメタ分析において[19]，表10-3 のようなアルゴリズムで開始・中止が検討されています．アルゴリズムは，①プライマリケアの場における上気道・下気道炎といった細菌感染症の事前確率が低い患者さん，②救急もしくは入院を要する臨床的に落ちついている肺炎患者さん，③敗血症が疑われ

表10-3 PCT 値による抗菌薬開始・中止のアルゴリズム

A. 一般外来，救急外来における肺炎の事前確率が低い患者			
入院時の評価			
PCT 値	<0.10 ng/mL	<0.25 ng/mL	≧0.25 ng/mL	>0.5 ng/mL
抗菌薬	使用しないことを強く推奨	使用しないことを推奨	使用することを推奨	使用することを強く推奨
アルゴリズムの適用外	・抗菌薬使用が考慮される症例 臨床的に安定していない，肺炎の所見がある，高リスク（COPD GOLD III-IV） 入院が必要			
フォロー・アップ	1～2 日後に症状の改善がないときのみに再検．症状改善がなく，PCT 値≧0.25 ng/mL の際に抗菌薬治療を考慮		適切な再評価	

B. 入院，救急外来における肺炎の事前確率が中等度の患者			
入院時の評価			
PCT 値	<0.10 ng/mL	<0.25 ng/mL	≧0.25 ng/mL	>0.5 ng/mL
抗菌薬	使用しないことを強く推奨	使用しないことを推奨	使用することを推奨	使用することを強く推奨
アルゴリズムの適用外	・代替診断が考慮されるもしくは抗菌薬使用が考慮される症例 臨床的に安定していない，ハイリスク症例（例：pneumonia severity index IV-V，免疫不全），細菌の強い証拠がある			
フォロー・アップ	臨床的に改善が見られない場合は患者の状態の再評価と PCT の再検		早期の抗菌薬中止を考慮するために PCT を 2～3 日毎に再検	
2～3 日ごとのフォロー・アップ			
PCT 値	<0.10 ng/mL	<0.25 ng/mL	≧0.25 ng/mL	>0.5 ng/mL
抗菌薬	中止を強く推奨	中止を推奨	継続を推奨	継続を強く推奨
アルゴリズムの適用外	臨床的に安定していなければ抗菌薬治療継続を考慮			
フォロー・アップ	臨床的に適切な再評価を行う		PCT 値が十分に低下しなければ治療失敗を考慮する	

（つづく）

表10-3 PCT値による抗菌薬開始・中止のアルゴリズム（つづき）

C. ICUにおける感染症（敗血症）の事前確率が高度の患者

入院時の評価

PCT値	<0.25 ng/mL	<0.50 ng/mL	≧0.50 ng/mL	>1.0 ng/mL
抗菌薬	使用しないことを強く推奨	使用しないことを推奨	使用することを推奨	使用することを強く推奨
アルゴリズムの適用外	・臨床的に感染症が疑われる全ての患者において経験的治療が推奨される			
フォロー・アップ	代替診断を考慮；患者の状態を再評価、2日毎にPCT値を再検		患者の状態を再評価し抗菌薬中止を考慮するために2日毎にPCTを再検査	

1～2日頃のフォロー・アップ

PCT値	<0.25 ng/mL or >90%の低下	<0.50 ng/mL or >80%の低下	≧0.50 ng/mL	>1.0 ng/mL
抗菌薬	中止を強く推奨	中止を推奨	継続を推奨	継続を強く推奨
アルゴリズムの適用外	臨床的に安定していなければ抗菌薬治療継続を考慮			
フォロー・アップ	臨床的に適切な再評価を行う		PCT値が十分に低下しなければ治療失敗を考慮する	

(Schuetz P, et al. Arch Intern Med. 2011；171（15）：1322-31)[19]

るハイリスクもしくはICU患者さんに分けられています．PCTを用いることで，PCTを用いなかった患者さんと比較しても死亡率に差がなく早期の抗菌薬治療の終了が行えたとされています．

不要な抗菌薬が処方されるくらいならば，むしろ積極的にPCTを測定しても良いのかとも思いますが，測定できる施設はまだ限られますし，コスト面からも臨床現場に馴染まないと思います．それよりは，抗菌薬開始と中止を判断する臨床能力を磨いていくことのほうが，意義があることのように思います．

プロカルシトニンの偽陽性と偽陰性

プロカルシトニンは炎症と密接に関連していますが，感染症に対して特異的なものではありません[20]．特に外傷後といった感染症のない多くの疾患において上昇することがわかっています．逆に感染の早期や局所の感染では上昇が認められません[21,22] 表10-4 ．そのため，プロカルシトニンを単独で使用することは実践的ではありません．

表10-4 プロカルシトニンの偽陽性（細菌感染症がないにもかかわらず上昇）と偽陰性（細菌感染症があるにもかかわらず上昇しない）

偽陽性	偽陰性
新生児	感染症の早期
急性呼吸促迫症候群	局所の感染症
熱帯熱マラリアの急性発作	亜急性心内膜炎
全身性の真菌感染症（カンジダ症，アスペルギルス症）	
重症外傷	
手術後	
移植後の急性拒絶反応の治療におけるモノクローナル/ポリクローナル抗胸腺細胞グロブリン	
化学性肺臓炎	
重症熱傷と熱中症	
甲状腺髄様がん	
小細胞肺がん	
カルチノイド	
腫瘍随伴性症候群	
サイトカインストーム	
悪性黒色腫に対するTNFαの点滴	

(Christ-Crain M, et al. Swiss Med Wkly. 2005; 135 (31-32): 451-60)[22]

赤血球沈降速度について

　赤血球沈降速度（erythrocyte sedimentation rate：ESR）はCRPと共に入院・外来の場において，現在でも臨床医に幅広く使用されています（CRPは嫌いだけど，ESRは好きっていう先生は結構います）．

　ESRの歴史は古く，1897年にポーランドのEdmund Faustyn Biernackiによって初めて報告されました[23]．彼は，貧血患者さんでESRが迅速に沈降することと，沈降がフィブリノーゲンに依存していることを発見しました．またリウマチ熱のようなフィブリノーゲンが高値の熱性疾患においてESRが亢進することも見つけました．1918年にはスウェーデンの血液学者のRobert Sanno Fåhraeusは妊婦と非妊婦でのESRの違いに気づき，妊娠検査としての有用性を検討しました[23]．その後，1921年にスウェーデンの内科医のAlf Vil-helm Albertsson Westergrenが肺結核患者さんのESRについて報告し，検査の診断性能を定義しました．ESR試験は現代でも使われ，Fåhraeus-Westergren testとも呼ばれています．

　Fåhraeus-Westergren testは2 mLの静脈血採取用の注射器に，クエン酸ナトリウム溶液を0.4 mL採り，さらに血液1.6 mLを採血して混和したのち，目盛付きの管に吸いあげて垂直に静置します．1時間後に沈降管上部の血漿層の高さを"mm"で読み取ります　図10-1．ESRがどこを測定しているものなの

かを意識していないと，亢進と遅延の解釈がこんがらがってしまうため注意しましょう．赤血球沈降の過程は**三相**からなると考えられています　図10-2．まず，**第一相**では赤血球が凝集し連銭形成を起こします．そして**第二相**は連銭形成によって大きな赤血球塊ができ急速に沈降します．**第三相**では赤血球塊の沈降が進むと赤血球層の密度が高くなり沈降速度が遅くなります．

　ESRは，主に急性相反応蛋白である**フィブリノーゲン**と，**免疫グロブリン**に影響を強く受けます．血液中では赤血球同士が陰性に帯電しているため互いに反発し合いますが，陽性に帯電するグロブリンやフィブリノーゲンが増加したり，陰性に帯電しているアルブミンが減少すると，凝集形成が促進するためESRが亢進します（つまり，赤血球が沈降する速度があがるため，高値になります）．また，陰性に帯電している赤血球が減っても（貧血），亢進します（赤血球が速

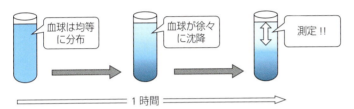

図10-1 赤血球沈降速度

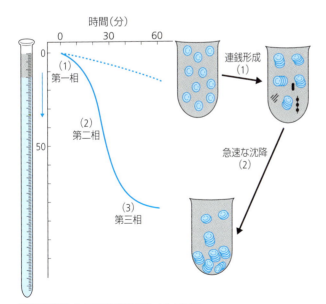

図10-2 赤血球沈降速度のメカニズム
（河合 忠，他編．異常値の出るメカニズム 第5版．医学書院；2008. p.138を基に作成）

⑩ 感染症診療におけるバイオマーカーの運用

く沈降します）．一方，陰性に帯電している赤血球が増えると（多血症），ESR
は遅延します（なかなか沈降しないため，低値になります）．

ESR に影響するフィブリノーゲンの半減期は約 100 時間で[24]，免疫グロブリ
ンの中で最も多い IgG の半減期は 7〜21 日です[2]．共に半減期が長いため，
ESR は炎症が改善しても数日から数週上昇しています．

以下，

1）感染症診断マーカー　2）治療効果判定のマーカー

としての ESR について考察します．

1）感染症診断マーカーとしての ESR

ESR の測定原理からわかるように，ESR は感染症に特異的なものではなく，
多くの修飾因子の影響を受けます **表10-5** [25]．そのため，診断のマーカーとし
ては極めて不向きであると言えます．臨床の場においては，患者さんに修飾因子
が複数あることもあるため，解釈には注意が必要です．

2）治療効果判定のマーカーとしての ESR

前述のとおり，ESR の半減期は CRP，プロカルシトニンよりもはるかに長い
ため，ESR は骨髄炎や化膿性関節炎といった長期に治療が必要な慢性感染症の

表10-5　ESR の修飾因子

ESR 亢進（高値）	ESR 遅延（低値）
貧血 フィブリノーゲン以外の蛋白の上昇（M 蛋白，マクログロブリン，赤血球凝集素） 腎不全 　（血清フィブリノーゲンの上昇のため） ヘパリン 高コレステロール血症 極度の肥満症 　（フィブリノーゲンの上昇のため） 妊娠 女性 高齢※ 技術的な要因：赤沈管の角度	赤血球形態異常（鎌状赤血球，連銭形成，球状赤血球，赤血球不同，変形赤血球） 多血症 極度の白血球上昇 DIC（低フィブリノーゲンのため） 異常フィブリノーゲン血症，無フィブリノーゲン血症 極度の血清中の胆汁塩の上昇 　（赤血球膜の特性を変えるため） うっ血性心不全 バルプロ酸 低分子デキストラン 悪液質 食事 技術的な要因：室温

※ESR の正常上限値：　男性；年齢/2，女性；（年齢＋10）/2
近年，この値が正確性に欠けることが指摘されており，正常上限値は
　男性：20 歳；12 mm/hr，55 歳；14 mm/hr，90 歳；19 mm/hr
　女性：20 歳；18 mm/hr，55 歳；21 mm/hr，90 歳；23 mm/hr
　を参照すべきと，年齢が与える影響が少ないことが報告されている．

（Wetteland P, et al. J Intern Med. 1996; 240（3）: 125-31）
（Jurado RL. Clin Infect Dis. 2001; 33（4）: 548-9）[25]

「治療効果判定」および「治療期間の決定」の補助として使用されます．実際に尿路感染症，消化管感染症，肺感染症，血流感染症のような急性感染症においては，CRP上昇，ESR低値というパターンが多く，一方で骨髄炎や化膿性関節炎のような慢性感染症ではCRP低値，ESR高値といったようなパターンが見られます[26]．

骨髄炎の再発予測因子を検討した研究では[27]，ESR≧20 mm/hrが独立した危険因子になっており，感度（85.0%）・特異度（52.9%）ともにCRPより優れていました．また，骨髄炎が臨床的に改善していても，ESRが正常化していないと再発の可能性があることも知られています[28]．

骨髄炎のような慢性感染症の治療では，比較的早い時期に臨床症状の改善と白血球・CRPといった炎症マーカーの陰性化をみることが多いため，治療の途中からこれらを治療指標として使うことができなくなることがあります．そのため，長期にわたって高値を維持するESRは治療の中期から後期にかけての数少ない指標の一つであり，その値が「治療効果判定」と「治療期間の決定」の参考となります．

 白血球について

末梢血の白血球数とその分画は，さまざまな感染症に関するバイオマーカーが測定できるようになった現在においても，簡便かつ低コストで測定できる検査として幅広く用いられています．白血球は数多くの疾患で上昇するため，「感染症診断」においては決して特異的なものではありませんが，「分画による分析」「病態の重症度評価」そして「病態の評価・診断基準」に用いることができ，他の検査・所見と組み合わせて活用されます．

白血球は，好中球，TおよびBリンパ球，ナチュラルキラー（NK）細胞，単球，好酸球，好塩基球からなります．正常の白血球数は4,300〜10,800/μLで，好中球が45〜74%，桿状核球が0〜4%，リンパ球が16〜45%，単球が4〜10%，好酸球が0〜7%，好塩基球が0〜2%を占めます[29]．好中球の循環血液中の半減期は6時間で，組織の障害から1〜2時間で速やかに上昇します．そのため，経時的変化がCRP，PCTと比較しても早いマーカーといえます．

以下，

1) 感染症診断マーカー
2) 分画による分析
3) 病態の重症度の評価項目
4) 病態の評価・診断基準

について検討します.

1）感染症診断マーカー

　前述のとおり，白血球はさまざまな原因で上昇します．細菌感染症と非細菌感染症を比較したレビューにおいて[30]，末梢血白血球数のカットオフ値を 7,200〜17,000/μL とした際の診断性能は，感度 17〜82％，特異度 53〜82％，末梢血の好中球数のカットオフ値を 4,900〜10,000/μL とした際には，感度 42〜76％，特異度 71.4〜88％であったと報告されています.

　白血球・好中球の値が感染症と非感染症の鑑別に全く役に立たないというわけではありませんが，他のバイオマーカー同様，単独での指標とせず，必ず他の症状・所見と合わせて使用することが大切です.

2）分画による分析

　他のバイオマーカーと異なり，白血球の分画から鑑別疾患を想起することができます．白血球増多は白血球数 11,000/μL 以上とされ，そのうち好中球増多は 7,700/μL 以上，リンパ球増多は 4,800/μL 以上，好酸球増多は 500/μL 以上，単球増多は 800/μL 以上[31]，また好中球減少は 1,500/μL 未満，と定義されています[32]．なお，**各種分画は割合（％）ではなく，絶対数で定義されている**ことに注意してください．表10-6　表10-7　表10-8　表10-9 に各種分画異常と鑑別を要する疾患を示します[31-34].

　また，好中球分画の中で，**桿状核球が菌血症の独立した危険因子である**ことが知られています．救急外来における菌血症患者さんの研究で[35]，体温正常の血液培養陽性患者さんの80％，WBC 数正常の血液培養陽性患者さんの79％に5％を超える桿状核球が見られました．同様の研究において[36]，11〜19％の桿状核球が見られた患者さんは，血液培養陽性となる調整オッズ比が 3.8 倍，病院死亡は 3.2 倍，さらに 20％以上の桿状核球だと血液培養陽性は 6.2 倍で，病院死亡は 4.7 倍と，**桿状核球が重度度と死亡率にも相関**していました．菌血症は重篤な病態であるものの，実際に血液培養が陽性となるには数日を要するため，桿状核球の存在で菌血症を早期に予測できる可能性があります．さらに，好中球・リンパ球比（neutrophil-lymphocyte count ratio：NLCR）が菌血症の予測因子となることも知られており，NLCR が 10 を超えていれば，感度 77.2％，特異度 63.0％で菌血症とされています[37].

　自動的に測定されていることが多い白血球分画ですが，注目してみると意外と情報量が多いことに気づきます．診断特性は十分ではありませんが，せっかく測られているのですから，意識してみてもよいのではないでしょうか.

表10-6	好中球増多・減少の原因	
好中球増多の原因	**好中球減少の原因**
偽性	一次性
血小板凝集 混合性クリオグロブリン血症	良性民族性好中球減少症 先天性好中球減少症
原発性	二次性
骨髄増殖性疾患（例：慢性骨髄性白血病， 真性多血症，本態性血小板増多症） 遺伝性好中球増多症 慢性特発性好中球増多症 家族性骨髄増殖性疾患 先天異常と類白血病反応 ダウン症候群 白血球接着因子欠乏症 家族性寒冷じんましんと白血球増加	感染 薬剤 自己免疫性好中球減少症 ビタミン B_{12} 欠乏，葉酸欠乏，銅欠乏 骨髄異形成症候群と血液悪性腫瘍 再生不良性貧血 発作性夜間血色素尿症
二次性	
感染 ストレス（物理的または感情的ストレス， 　激しい運動） 喫煙 薬剤 　グルココルチコイド 　組換え G-CSF または GM-CSF 　カテコールアミン（アドレナリン） 　リチウム 　全トランス型レチノイン酸 　その他の薬剤 非血液悪性腫瘍 熱中症 骨髄への刺激（溶血など） 無脾症と脾機能低下症	

（文献 31,32 より）

3）病態の重症度の評価項目

　感染症が存在すると通常白血球数が上昇しますが，重症化（例：敗血症性ショック）するとむしろ低下します．白血球数が重症度と相関する感染症がいくつか知られており，例えばクロストリジウム・ディフィシル感染症では白血球数>15,000/μL[38]，胆管炎では白血球数>12,000/μL もしくは<4,000/μL[39]，胆嚢炎では白血球数>18,000/μL[40] といったように，白血球数が疾患の重症度スコアリングの一つとして用いられています（胆管炎では SIRS 基準が用いられています）．

4）病態の評価・診断基準

　白血球数および好中球数が病態の評価と診断に用いられているものがありま

表10-7　リンパ球増多・減少の原因

リンパ球増多の原因		
感染症	**ウイルス性** 　伝染性単核球症（EB ウイルス，サイトメガロウイルス，HIV） 　単核球症症候群（アデノウイルス type12，ヘルペスウイルス-6） 　HIV-1，HTLV-1 に関連した良性 T 細胞性リンパ球増多症 　ムンプス，水痘，インフルエンザ，肝炎，風疹，突発性発疹 　伝染性リンパ球増多症（コクサッキーウイルス B2，ポリオウイルスなど 　のエンテロウイルス） **細菌性** 　百日咳，猫ひっかき病，結核，ブルセラ症，梅毒 **原虫** 　トキソプラズマ症 **寄生虫** 　バベシア症 **リケッチア** 　ツツガムシ病		
アレルギー	薬剤性，血清病		
ストレス	外傷後，脾摘後，喫煙		
自己免疫	大型顆粒リンパ球のリンパ球増多症，関節リウマチ，悪性胸腺腫		
内分泌	甲状腺機能亢進症		
前がん状態	モノクローナル B 細胞リンパ球増多症		
リンパ球減少の原因		
感染症	**細菌性** 　結核，腸チフス，ブルセラ症 **ウイルス性** 　HIV，重症急性呼吸器症候群（SARS），麻疹，肝炎 **真菌性** 　ヒストプラズマ症 **寄生虫** 　マラリア		
医原性	**免疫抑制剤** 　グルココルチコイド，抗リンパ球グロブリン，アレムツズマブ， 　リツキシマブ **化学療法** 　フルダラビン，クラドリビン，造血細胞移植 **放射線療法** 　全身照射，放射線障害		
全身性疾患	**自己免疫疾患** 　全身性エリテマトーデス，関節リウマチ，シェーグレン症候群 リンパ腫，他の悪性腫瘍，サルコイドーシス，腎不全 再生不良性貧血，汎血球減少症 クッシング症候群		
その他	アルコール依存症，亜鉛欠乏 低栄養状態，ストレス，運動，外傷 胸管損傷，蛋白漏出性腸症，特発性 CD4＋リンパ球減少症		

（Berliner N. Approach to the adult with lymphocytosis or lymphocytopenia. UP-TO-DATE）[33]

表10-8	好酸球増多の原因	
アレルギー性疾患	特異的臓器を含む疾患
アトピー関連疾患 薬剤性	皮膚および皮下疾患 肺疾患 胃腸疾患 神経疾患 リウマチ疾患 心疾患 腎疾患
感染症	免疫学的反応
寄生虫感染症 特定の真菌感染症 その他の感染症	特定の免疫不全疾患 移植片拒絶反応
血液・腫瘍性疾患	内分泌疾患
好酸球増多症候群 白血病 リンパ腫 腫瘍関連 肥満細胞症	副腎不全

(Weller PF. Approach to the patient with unexplained eosinophilia. UP-TO-DATE)[34]

表10-9	単球増多の原因
慢性単球性白血病，細菌感染，結核

(Coates TD. Approach to the patient with neutrophilia. UP-TO-DATE)[31]

す．例えば，IDSA の発熱性好中球減少症のガイドラインにおいては，末梢血好中球数 $500/\mu L$ 未満もしくは今後 48 時間以内に 500 個$/\mu L$ 未満への減少が予想されることが治療の目安の一つとなっています[41]．また，日本呼吸器病学会の市中肺炎診療ガイドラインでは，細菌性肺炎と非定型肺炎の鑑別における項目の 1 つとして，末梢血白血球数が $10,000/\mu L$ 未満であることが非定型肺炎を考慮する基準の 1 つとなっています[42]．その基準を活用した場合の感度は 77.9％，特異度は 93.0％と報告されています[43]．

▶まとめ

各バイオマーカーを『治療効果判定』として用いた際の特徴を 表10-10 にまとめます．

表10-10 「治療効果判定」として用いた際のバイオマーカーの特徴

マーカー	特徴	上昇までの時間	半減期	フォローに適した感染症
WBC	時間（hour）の単位	1〜2時間	好中球：6時間	急性期感染症：肺炎，尿路感染症など
プロカルシトニン	日（day）の単位	3〜4時間	20〜24時間	
CRP		4〜6時間	4〜7時間	
赤血球沈降速度	週（week）の単位	24〜36時間	フィブリノーゲン：100時間 免疫グロブリン：7〜21日	慢性期感染症：骨髄炎，膿瘍など

A先生は，普段CRPって使ってる？

はぁ，まぁ．といっても，だいたい気づくと既に測られていることが多いですが…．一応結果は確認していますよ．

ふんふん．じゃあ，明日から一旦CRP禁止っていったら困る？

え！？ うーん…．困る…かもしれないです．

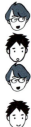
具体的にはどういったことで困りそう？

…診断とか？

とか？（笑）OK．そうしたら，明日からCRPをルーチンでオーダーするの一旦禁止ね．

…はい．

今日の外来はどうかな…（電子カルテ，カチカチ，ポチー）．お，発熱，咳嗽，喀痰を主訴に受診か．A先生が担当か．よし，ちょっと見に行ってみるか．

> **症例①**
> 高血圧で近医通院中の 48 歳男性．来院 3 日前から 38℃台の発熱，咳嗽，喀痰が出現．
> 症状が持続するため当院外来を受診した．悪寒・戦慄はなし．食事・水分摂取は可．
> 【服用歴】エナラプリル（レニベース®）2.5 mg 1 錠 分 1
> 【生活歴】喫煙 5 本/日 30〜40 歳，飲酒なし．
> 【身体診察】
> 意識：清明，血圧 140/80 mmHg，脈拍 110 回/分，呼吸回数 22 回/分・整，体温 37.8℃，SpO$_2$ 96％（室内気）．
> 肺音：正常肺胞呼吸音，右前胸部下部に pan-inspiratory crackles（coarse crackles）を聴取．
> 心音，腹部・背部に異常所見を認めず．
> 口腔・腋窩は湿潤している．

⑩ 感染症診療におけるバイオマーカーの運用

　A 先生調子はどう？

　あ，先生．今，発熱患者さんの診察が終わって検査をオーダーしようとしていたところです．

　現在までの病歴と診察から何を疑っているの？

　咳嗽と喀痰といった下気道症状，頻呼吸，あと聴診上の crackles から，肺炎を疑っています．

　さすが！　起因微生物はなんだろう？

　市中の細菌性肺炎として，肺炎球菌，インフルエンザ桿菌，マイコプラズマ…でしょうか．

　おーすばらしい．じゃあ，重症度は？

　市中肺炎なので A-DROP システム（①章　感染症診療の基本的アプローチ，表1-15 参照）を使うと…現時点では軽症と思います．ショックでもないですし，呼吸状態も悪くないので．BUN の値は採血してみないとわからないですが，食事も食べれていて診察上も脱水はなさそうなので項目は引っかからなさそうです．

OK．で，何の検査をオーダーするところだったの？

 はい．採血と胸部X線と，喀痰の培養・グラム染色です．あ，CRPは項目から外しときますよ（カチカチ）．

 覚えててくれたのね（笑），よかった．じゃあ，結果が出たら教えてくれるかな．

【血液検査】白血球 14,400/μL（多核球 80％，単球 3％，リンパ球 13％），Hb 14.1 g/dL，血小板 28.2万/μL，アルブミン 4.0 g/dL，AST 26 U/L，ALT 25 U/L，ALP 180 U/L，尿素窒素 16.2 mg/dL，クレアチニン 0.8 mg/dL，Na 135 mEq/L，K 4.0 mEq/L，Cl 100 mEq/L
【胸部X線写真】右下肺野に浸潤影を認める．
【喀痰グラム染色】Geckler 5，GPDCを多数認める．

 結果出たみたいだね．じゃあ，診断は？

 肺炎球菌性肺炎です．軽症なので経口抗菌薬を処方して経過観察したいと思います．

 完璧だね．ほら，CRPを使わないで診断して治療方針も決められたじゃない．

 まぁ…そうですね．

 原則，CRPは診断と重症度決定にも役に立たないことが多いんだ．実際今回はCRPなしで診断も重症度も決められたしね．治療効果のパラメーターの一つには使ってもいいけど，この患者さんの場合は，他に発熱や頻呼吸，咳嗽，喀痰，cracklesなどのパラメーターが参考になりそうだからあえてCRPをフォローする必要もないね．

 ちなみに，先生はCRPをどういった時に使いますか？

 症状がわかりづらかったり，所見が取りづらい患者さんの治療効果のパラメーターの一つとして使っていることが多いかなぁ．例えば，挿管されている細菌性髄膜炎患者さんや腹膜炎の患者さんとかかな．もちろん，参考にするパラメーターがないわけではないけど，しゃべれないし，動けないから，こちらが把握できる症状・所見が少なくなるからね．

なるほど．

まぁ，いずれにせよ診断と重症度評価には使うことはほとんどないかな．CRPよりも，他にもっと有用なパラメーターがあるからね．

診断 ▶ 肺炎球菌性肺炎（軽症）

【参考文献】

<CRPの初めての報告>
1) Tillett WS, Francis T Jr. Serological reactions in pneumonia with a non-protein somatic fraction of pneumococcus. J Exp Med. 1930; 52: 561-71.

<CRPとESRに関する研究>
2) Litao MK, Kamat D. Erythrocyte sedimentation rate and C-reactive protein: how best to use them in clinical practice. Pediatr Ann. 2014; 43 (10): 417-20.

<CRPに関する研究>
3) Jaye DL, Waites KB. Clinical applications of C-reactive protein in pediatrics. Pediatr Infect Dis J. 1997; 16 (8): 735-46; quiz 746-7.
4) Silvestre JP, Coelho LM, Povoa PM. Impact of fulminant hepatic failure in C-reactive protein? J Crit Care. 2010; 25 (4): 657.e7-12.
6) Póvoa P, Coelho L, Almeida E, et al. C-reactive protein as a marker of infection in critically ill patients. Clin Microbiol Infect. 2005; 11 (2): 101-8.
7) Póvoa P, Coelho L, Almeida E, et al. Early identification of intensive care unit-acquired infections with daily monitoring of C-reactive protein: a prospective observational study. Crit Care. 2006; 10 (2): R63.
9) Zhang Z, Ni H. C-reactive protein as a predictor of mortality in critically ill patients: a meta-analysis and systematic review. Anaesth Intensive Care. 2011; 39 (5): 854-61.
10) Lobo SM, Lobo FR, Bota DP, et al. C-reactive protein levels correlate with mortality and organ failure in critically ill patients. Chest. 2003; 123 (6): 2043-9.
11) Reny JL, Vuagnat A, Ract C, et al. Diagnosis and follow-up of infections in intensive care patients: value of C-reactive protein compared with other clinical and biological variables. Crit Care Med. 2002; 30 (3): 529-35.
12) Schmit X, Vincent JL. The time course of blood C-reactive protein concentrations in relation to the response to initial antimicrobial therapy in patients with sepsis. Infection. 2008; 36 (3): 213-9.

<CRPとプロカルシトニンに関する研究>
5) Ugarte H, Silva E, Mercan D, et al. Procalcitonin used as a marker of infection in the intensive care unit. Crit Care Med. 1999; 27 (3): 498-504.

8) Simon L, Gauvin F, Amre DK, et al. Serum procalcitonin and C-reactive protein levels as markers of bacterial infection: a systematic review and meta-analysis. Clin Infect Dis. 2004; 39 (2): 206-17.

＜プロカルシトニンに関する研究＞

13) Davies J. Procalcitonin. J Clin Pathol. 2015; 68 (9): 675-9.

14) Linscheid P, Seboek D, Schaer DJ, et al. Expression and secretion of procalcitonin and calcitonin gene-related peptide by adherent monocytes and macrophage-activated adipocytes. Crit Care Med. 2004; 8: 1715-24.

15) Henriquez-Camacho C, Losa J. Biomarkers of sepsis. Biomed Res Int. 2014; 2014: 547818.

17) Wacker C, Prkno A, Brunkhorst FM, et al. Procalcitonin as a diagnostic marker for sepsis: a systematic review and meta-analysis. Lancet Infect Dis. 2013; 13 (5): 426-35.

18) Anand D, Das S, Bhargava S, et al. Procalcitonin as a rapid diagnostic biomarker to differentiate between culture-negative bacterial sepsis and systemic inflammatory response syndrome: a prospective, observational, cohort study. J Crit Care. 2015; 30 (1): 218.e7-12.

19) Schuetz P, Chiappa V, Briel M, et al. Procalcitonin algorithms for antibiotic therapy decisions: a systematic review of randomized controlled trials and recommendations for clinical algorithms. Arch Intern Med. 2011; 171 (15): 1322-31.

20) Sridharan P, Chamberlain RS. The efficacy of procalcitonin as a biomarker in the management of sepsis: slaying dragons or tilting atwindmills? Surg Infect (Larchmt). 2013; 14 (6): 489-511.

22) Christ-Crain M, Müller B. Procalcitonin in bacterial infections--hype, hope, more or less? Swiss Med Wkly. 2005; 135 (31-32): 451-60.

＜敗血症診断マーカーのレビュー＞

16) Fan SL, Miller NS, Lee J, et al. Diagnosing sepsis - The role of laboratory medicine. Clin Chim Acta. 2016; 460: 203-10.

21) Faix JD. Biomarkers of sepsis. Crit Rev Clin Lab Sci. 2013; 50 (1): 23-36.

＜ESR の発見について＞

23) Grzybowski A, Sak JJ. Who discovered the erythrocyte sedimentation rate? J Rheumatol. 2011; 38 (7): 1521-2; author reply 1523.

＜フィブリノーゲンのレビュー＞

24) Kamath S, Lip GY. Fibrinogen: biochemistry, epidemiology and determinants. QJM. 2003; 96 (10): 711-29.

＜ESR の修飾因子＞

25) Jurado RL. Why shouldn't we determine the erythrocyte sedimentation rate? Clin Infect Dis. 2001; 33 (4): 548-9.

＜CRP と ESR の乖離＞

26) Feldman M, Aziz B, Kang GN, et al. C-reactive protein and erythrocyte sedi-

mentation rate discordance: frequency and causes in adults. Transl Res. 2013; 161 (1): 37-43.

＜骨髄炎再発予測のための ESR と CRP の使用＞

27) Lin Z, Vasudevan A, Tambyah PA. Use of erythrocyte sedimentation rate and C-reactive protein to predict osteomyelitis recurrence. J Orthop Surg (Hong Kong). 2016; 24 (1): 77-83.

＜ESR が低下しないことは治療失敗と関連している＞

28) Crosby LA, Powell DA. The potential value of the sedimentation rate in monitoring treatment outcome in puncture-wound-related Pseudomonas osteomyelitis. Clin Orthop Relat Res. 1984; (188): 168-72.

＜血球について＞

29) 福井次矢, 黒川　清. ハリソン内科学, 第 3 版. 東京: メディカルサイエンス・インターナショナル; 2009. p.388-97.

＜急性熱性疾患における細菌性と非細菌性を鑑別するためのバイオマーカーのレビュー＞

30) Kapasi AJ, Dittrich S, González IJ, et al. Host Biomarkers for Distinguishing Bacterial from Non-Bacterial Causes of Acute Febrile Illness: A Comprehensive Review. PLoS One. 2016; 11 (8): e0160278.

＜白血球増多・減少症について＞

31) Coates TD. Approach to the patient with neutrophilia. UP-TO-DATE.

32) Berliner N. Approach to the adult with unexplained neutropenia. UP-TO-DATE.

33) Berliner N. Approach to the adult with lymphocytosis or lymphocytopenia. UP-TO-DATE.

34) Weller PF. Approach to the patient with unexplained eosinophilia. UP-TO-DATE.

＜桿状核球は菌血症の独立した危険因子となる＞

35) Seigel TA, Cocchi MN, Salciccioli J, et al. Inadequacy of temperature and white blood cell count in predicting bacteremia in patients with suspected infection. J Emerg Med. 2012; 42 (3): 254-9.

36) Drees M, Kanapathippillai N, Zubrow MT. Bandemia with normal white blood cell counts associated with infection. Am J Med. 2012; 125 (11): 1124.e9-1124.e15.

＜好中球数・リンパ球比は菌血症の予測因子となる＞

37) de Jager CP, van Wijk PT, Mathoera RB, et al. Lymphocytopenia and neutrophil-lymphocyte count ratio predict bacteremia better than conventional infection markers in an emergency care unit. Crit Care. 2010; 14 (5): R192.

＜CDI のレビュー＞

38) Leffler DA, Lamont JT. Clostridium difficile infection. N Engl J Med. 2015; 372 (16): 1539-48.

＜胆管炎の診断基準と重症度, TG13＞

39) Kiriyama S, Takada T, Strasberg SM, et al; Tokyo Guidelines Revision Com-

mittee. New diagnostic criteria and severity assessment of acute cholangitis in revised Tokyo Guidelines. J Hepatobiliary Pancreat Sci. 2012; 19 (5): 548-56.

<胆嚢炎の診断基準と重症度, TG13>

40) Yokoe M, Takada T, Strasberg SM, et al; Tokyo Guidelines Revision Committee. New diagnostic criteria and severity assessment of acute cholecystitis in revised Tokyo Guidelines. J Hepatobiliary Pancreat Sci. 2012; 19 (5): 578-85.

<IDSA の発熱性好中球減少症のガイドライン>

41) Freifeld AG, Bow EJ, Sepkowitz KA, et al; Infectious Diseases Society of America. Clinical practice guideline for the use of antimicrobial agents in neutropenic patients with cancer: 2010 update by the infectious diseases society of america. Clin Infect Dis. 2011; 52 (4): e56-93.

<日本呼吸器病学会の市中肺炎診療ガイドライン>

42) 日本呼吸器学会市中肺炎診療ガイドライン作成委員会, 編. 成人市中肺炎診療ガイドライン. 東京: 日本呼吸器学会; 2007.

<日本の成人市中肺炎診療ガイドラインの基準を用いた時の非定型肺炎の鑑別>

43) Ishida T, Miyashita N, Nakahama C. Clinical differentiation of atypical pneumonia using Japanese guidelines. Respirology. 2007; 12 (1): 104-10.

<トシリズマブ投与中では感染症があっても CRP が上昇しない>

44) Bari SF, Khan A, Lawson T. C reactive protein may not be reliable as a marker of severe bacterial infection in patients receiving tocilizumab. BMJ Case Rep. 2013; 2013.

<結核は細菌性肺炎より CRP が低い>

45) Choi CM, Kang CI, Jeung WK, et al. Role of the C-reactive protein for the diagnosis of TB among military personnel in South Korea. Int J Tuberc Lung Dis. 2007; 11 (2): 233-6.

46) 伊藤邦彦, 吉山 崇, 和田雅子, 他. 肺結核診断における炎症反応測定の意義. 結核. 2004; 79 (4): 309-11.

⑪術後患者の発熱の診断アプローチ

発症時期と病因を主軸に考える

- ▶術後の発熱は通常ワークアップを必要とすることなく，2～3日で自然に解熱する．
- ▶術後の発熱の診断アプローチは，①発症時期と②感染症か？ それとも非感染症かでアプローチして，それから各疾患を検討していく．
- ▶感染を疑い検査を行うならば見逃しを少なくするために，①血液培養，②胸部X線写真，③尿検査・培養を提出する．
- ▶手術の種類によって異なった発熱の原因がある．

　施設によって頻度はさまざまと思いますが，当院（静岡県立静岡がんセンター）での感染症コンサルテーションの半分以上（もっとかも）は外科医からの紹介で，最も多い紹介理由は，「手術後の発熱」です．ですので，少なくとも当院の感染症内科医にとって術後の発熱のマネージメント能力は必須といえます．

　大きな手術の後には，たいていの患者さんで発熱を認めますが，原因は何か？ というと，ほとんどが手術そのものによる侵襲で，通常はワークアップを要することなく数日で自然に解熱します．順調な経過を辿っているケースでは，そもそも外科医が困っていないので，多くの場合は感染症内科医が関わることがありません（もちろん例外はありますが）．そのため，コンサルテーションになる患者さんはおおかた natural course を外れてしまった症例になります．

　術後患者さんの発熱は，感染症だけではなく非感染症もあるため鑑別が広く，麻酔や鎮痛薬などの影響で所見がわかりにくいことから診断が時に困難です．さ

らに，周術期に使用される薬剤や輸血，体内のドレーン，血管内留置カテーテル，人工呼吸器などなど…多くの因子が関与し事態を複雑化しています．

しかし！　手術後の発熱は大体が手術および処置に関連しており，よく遭遇する疾患は決まっています．術後の自然経過を知り，所見を大切にして，正しいアプローチ法で考えることができれば，海のものとも山のものともわからない？市中の患者さんの発熱の原因を考えるよりははるかに簡単なのです．

本項では，「術後患者さんの発熱の診断アプローチ」と，「各手術毎にみられる発熱の原因」について解説していきます．

【総論】

▶1. 術後の発熱の定義

術後の発熱は，手術後の体温≧38℃で定義されますが[1]，熱が38℃だろうが，39℃であろうが，発熱の程度は原因とはほとんど関連がありません．高熱＝（イコール）感染症ではありませんし，逆に軽度の発熱でも感染症を除外することはできないのです．

Memo
発熱の程度は原因による？

Cunhaは[54]，術後に体温が41.1℃となることはまれであるものの，認めた際には①悪性高熱症，②視床下部の体温調節障害，③薬剤熱の可能性があることと述べています．ただし，参考文献はCunha自身の論文によるもので信頼性は？　です．Cunhaの論文の参考文献を調べるとCunhaに辿り着く…一部の感染症内科医はこれを「Cunhaスパイラル」と呼んでいます．

▶2. 術後の発熱の疫学

「発熱」は術後期間において最もよく見られる症候の一つです．定義と患者群の違いによって報告に差がありますが，術後24時間において最大約6割，術後期間全体では最大約9割の患者さんで発熱を認めます[1,2]．

▶3. 術後患者の発熱の自然経過

手術侵襲によりIL-6などの炎症性サイトカインが放出されることで発熱が生じます[1,2]．術後1日目の発熱患者さんの80％は，24時間以内に自然に解熱し

ます[2]．手術侵襲が大きいほど，発熱がみられやすくなりますが，一方で腹腔鏡下胆嚢摘出術やオフポンプによる冠動脈バイパス手術など組織への侵襲が低い手術の場合は発熱が生じにくいとされています[3,4]．また，患者さんの遺伝的素因も，手術侵襲に対するサイトカインの放出に影響を及ぼすことが知られています[1]．

発熱は通常2～3日で自然に解熱しますが，まれに重症の頭部外傷や脳外科の術後では発熱が遷延する場合があります[1,2]．

▶4．術後患者の発熱の原因と診断アプローチ

一見，複雑に見える術後患者さんの発熱ですが，

①発症時期を主軸にして　②感染症か？　それとも非感染症か？

でアプローチして，それから各疾患を検討していくことで診断に辿り着くことができます．これが術後患者さんの発熱の原因を考える上での"肝（キモ）"になります．

▶5．術後の発熱の発症時期

発熱の発症時期によって原因となりやすいものが知られていますので，まずは発熱の時期を以下の4つに分けて考えます．

①手術～術後48時間　　　③術後1～4週
②術後2～7日　　　　　④術後1か月以上

48時間以内の発熱は感染症によるものはまれで，術後から日数が経過するにつれて感染症の頻度が高くなっていきます[5]．

▶6．感染症か？　それとも非感染症か？

原因はさまざまですが，よく見られる原因は限られています　表11-1 [6]．もちろん，表11-1 以外の原因も見られますが比較的まれです．なお，無気肺が術後早期の発熱の原因と考えられていたことがありますが，最近の研究で否定されています[7]．ですので，「ムム…これは無気肺が原因の発熱だね（ドヤァ）！」なんて言わないでください．他の熱源を見逃している可能性がありますよ．

▶7．術後患者の発熱のワークアップ

術後48時間以降にみられる発熱は，病歴や所見に基づいて発熱のワークアップを行います（ただし，術後48時間以内でも発熱以外のバイタルサインに異常

表11-1	術後の発熱の原因

感染症

SSI[1], 肺炎（人工呼吸器関連/誤嚥性肺炎）, 尿路感染（通常 CAUTI[2]）, CRBSI[3],
抗菌薬関連下痢症, 副鼻腔炎, 唾液腺炎, 腹腔内膿瘍, 髄膜炎, 無石性胆嚢炎,
輸血関連ウイルス感染症, デバイス感染（整形デバイス, 血管内デバイスなど）,
骨髄炎, 感染性心内膜炎

非感染症

感染のない手術部位の炎症: 血腫, 縫合反応
血栓症: 深部静脈血栓症, 肺塞栓症（血栓 or 脂肪塞栓）
炎症性: 結晶誘発性関節炎（痛風/偽痛風）, 膵炎
血管: 脳梗塞/脳出血, くも膜下出血, 心筋梗塞, 腸管虚血/梗塞
その他: 薬剤性, 薬物/アルコール離脱, 輸血副作用, 移植拒絶, 甲状腺機能亢進症,
副腎不全, 腫瘍熱

[1] SSI: surgical site infection（手術部位感染症）
[2] CAUTI: catheter-associated urinary tract infection（カテーテル関連尿路感染症）
[3] CRBSI: catheter-related blood stream infection（カテーテル関連血流感染症）
（Weed HG, et al. Postoperative fever. UpToDate. 2017[6] より一部改変）

がある場合はワークアップが必要です）. 人工呼吸器や鎮静のために病歴が直接
聴取できないことがあるため, バイタルサイン・身体診察はもちろんのこと（③
章 感染症診療におけるバイタルサインと身体診察参照）, 看護記録を含むカル
テからの情報, 手術記録などもフル活用して情報を引き出します.

特に以下の情報は術後患者さんの発熱の診断において重要なポイントです[1].

① 発熱の発症時期
② 術前の経過
③ 手術について（緊急手術？ 予定手術？ 術式は？ 術中の合併症は？）
④ 術後経過
⑤ 既往歴と現在のプロブレム
⑥ デバイス（デバイスの種類は？ 挿入時期は？）
⑦ 創部の状態（発赤は？ 熱感は？ 圧痛は？ 膿の排出は？）
⑧ ドレーン（性状は？ 量は？）
⑨ 喀痰の量と質, 吸引の回数
⑩ 下痢の量と質, 回数

必要な検査は, 鑑別に基づいて決定されますが, 見逃しを少なくするために,

① 血液培養
② 胸部 X 線写真
③ 尿検査・培養

は，最低限提出しておくと良いでしょう．

【各論】

それでは，術後の発熱を①発症時期と②病因（感染症か？非感染症か？）で分類してそれぞれを見ていきましょう 表11-2 [1,6]．

手術〜術後 48 時間の発熱

手術後 48 時間以内の発熱の多くは手術の影響と考えられますが[5]，血圧や呼吸回数，SpO_2 など体温以外のバイタルサインに変化がある場合には注意が必要です．術後縫合不全（major leak）による腹腔内感染症，挿管または抜管に伴う肺炎は術後早期から発症し，バイタルサインの異常をきたすことがあります．まれではありますが，この時期に黄色ブドウ球菌による**トキシックショック症候群（TSS）**や[8]，A 群レンサ球菌と *Clostridium perfringens* による**壊死性軟部組織感染症**をきたす可能性があります[5]．

なお，消化管穿孔による二次性腹膜炎，虫垂炎穿孔による腹腔内膿瘍などのように術前から存在していた感染症が原因となることがしばしばあります．

バイタルサインに異常がある場合の非感染性の原因には，肺塞栓症や心筋梗塞などが鑑別に挙がります．

[感染症]
　①術後縫合不全（major leak）
　②肺炎
　③TSS
　④壊死性軟部組織感染症（A 群レンサ球菌，*Clostridium perfringens*）
　⑤術前から存在していた感染症

[非感染症]
　①手術侵襲
　②併存症

バセドウ病や褐色細胞腫などの基礎疾患が，外科的侵襲を契機として増悪し，発熱の原因となる可能性があります．

　③薬剤熱

非感染性の発熱の原因としてよく見られますが，通常発熱が遷延して初めて気づかれるためこの時期に診断されることはまれです．次項で解説します．

表11-2 術後日数と病因別にみた主な発熱の原因

分類	術後の発熱のタイミング			
	手術〜48時間	2〜7日	1〜4週	1か月以上
感染症	術後縫合不全 　（major leak） 肺炎（誤嚥性肺炎） トキシックショック症候群 壊死性軟部組織感染症 　（A群レンサ球菌, *Clostridium perfringens*） 術前から存在していた感染症	尿路感染症 肺炎（VAP[*1]/誤嚥性肺炎） 静脈炎/血栓性静脈炎, CRBSI[*3] 表層のSSI[*2] 無石性胆嚢炎	尿路感染症 肺炎（VAP[*1]/誤嚥性肺炎） CRBSI CDI[*4] SSI 　（表層・深部, 人工物関連） 副鼻腔炎 唾液腺炎	SSI（人工物関連） 輸血関連ウイルス感染症（ウイルス性肝炎, HIV） 骨髄炎 　（整形外科術後） 遅延性蜂窩織炎 　（手術後のリンパ浮腫による） 感染性心内膜炎 リンパ嚢胞感染 　（骨盤内リンパ節郭清後）
非感染症				
併存症	甲状腺機能亢進症 褐色細胞腫	痛風/偽痛風 甲状腺機能亢進症 副腎不全		
炎症性	縫合反応	縫合反応 膵炎 無菌性髄膜炎 　（脳外科術後）		
手術による合併症	血腫 漿液腫			
血管	心筋梗塞 脳梗塞/脳出血 脂肪塞栓 虚血による組織の壊死	心筋梗塞 深部静脈血栓症/肺塞栓 脂肪塞栓	深部静脈血栓症/肺塞栓	
免疫	手術侵襲 輸血副作用			
中毒性	薬剤熱 アルコール離脱 悪性高熱症	薬剤熱 アルコール離脱	薬剤熱	

[*1] VAP: ventilator associated pneumonia（人工呼吸器関連肺炎）
[*2] SSI: surgical site infection（手術部位感染症）
[*3] CRBSI: catheter-related blood stream infection（カテーテル関連血流感染症）
[*4] CDI: *Clostridium difficile* infection（クロストリジウム・ディフィシル感染症）

（文献 1,6 より一部改変）

④悪性高熱症

悪性高熱症は，主に麻酔科医によって気づかれます．素因のある患者さんにおいて特定の麻酔薬（例：吸入麻酔薬，サクシニルコリン）を使用することで急激な体温上昇，頻脈，筋硬直，呼吸性・代謝性アシドーシスを呈します．

⑤手術による合併症

血腫（hematoma），漿液腫（seroma）などの手術の合併症が，早期にみられ，術後の発熱の原因となることがあります．異物や縫合糸に対する急性炎症反応もこの時期に見られます[1]．

⑥輸血の副作用

輸血関連の合併症はいずれも非常にまれですが，重篤なものが多く，不必要な輸血は避けるべきです．この時期の発熱の原因となる輸血の副作用には，主に急性溶血性輸血副作用（acute hemolytic transfusion reaction：AHTR），発熱性非溶血性輸血副作用（febrile non hemolytic transfusion reaction：FNHTR），輸血関連急性肺障害（transfusion related acute lung injury：TRALI），輸血製剤の細菌汚染があります[10-12] 表11-3 .

AHTR は，ABO 不適合輸血が原因のほとんどで，輸血直後から輸血後 24 時間以内に血管内溶血を呈します．発熱やヘモグロビン尿などの溶血に伴う症状や所見を認めます．

輸血製剤の細菌汚染は，初流血除去と保存前白血球除去の導入後，日本において赤血球輸血では報告がありませんが，血小板輸血において散見されます．輸血用血液に細菌が混入する経路としては，不適切な皮膚消毒，皮膚毛嚢を貫いた採血，無症候の菌血症状態にある献血者からの採血，バッグの破損，二次製剤調製工程などが考えられています．発熱は，通常輸血後 4 時間以内に見られます．

TRALI は，血液製剤中の白血球抗体と白血球の抗原抗体反応により補体が活性

表11-3 発熱を認める輸血副作用

	発熱の発現時間	その他の症状	頻度
AHTR[1]	50〜100 mL の赤血球製剤の輸血後	悪寒，呼吸困難，低血圧，頻脈，輸血部位の疼痛，背部痛，血尿	1：76,000
輸血製剤の細菌汚染	赤血球製剤では 10〜15 mL の輸血後に，血小板製剤では輸血中から終了後数時間以降	悪寒，頻脈，血圧低下，嘔気・嘔吐	0.02%（血小板製剤）
TRALI[2]	輸血中もしくは輸血後 6 時間以内	呼吸困難，頻呼吸，頻脈，低血圧	1：10,000
FNHTR[3]	輸血終了近く，輸血終了後数時間以内	悪寒，頭痛，嘔気	0.1〜1.0%

[1] AHTR: acute hemolytic transfusion reaction, 急性溶血性輸血副作用
[2] TRALI: transfusion related acute lung injury, 輸血関連急性肺障害
[3] FNHTR: febrile non hemolytic transfusion reaction, 発熱性非溶血性輸血副作用

（文献 11,12 より）

化され，好中球の凝集と肺の毛細血管の透過性の亢進が起こると推測されています．日本では，全製剤の貯血前に白血球除去が実施されているため，発症する可能性は低いと考えられます．症状は，低酸素血症，両肺野の浸潤影を伴う，急性呼吸困難で，輸血中または**輸血後 6 時間以内**に発生します．

　FNHTR は，白血球抗体，血小板抗体などの抗体による抗原抗体反応および血液製剤バッグ内で産生されたサイトカインなどが原因として考えられています．赤血球輸血よりも血小板輸血でしばしばみられ，**輸血後 4 時間以内**に発症します．現在，日本ではすべての製剤が貯血前白血球除去製剤となっており，FNHTR の原因の大部分に対して対策が取られています．そのため，輸血早期の発熱は，まず ABO 不適合輸血による AHTR や輸血製剤による細菌感染症の初発症状である可能性を考慮します．FNHTR の診断はあくまでも除外診断になります．

⑦心血管合併症

心筋梗塞，脂肪塞栓，脳卒中，手術部位の虚血性壊死が原因で発熱することがあります[1]．

⑧アルコール離脱症状

アルコール飲酒歴のある患者さんでは，考慮する必要があります．長期間の飲酒歴のある重度のアルコール依存症では中止後すぐに早期離脱症状（不安，興奮，手足の振戦，脈拍・血圧上昇など）が見られる可能性があります．また，中止後 48〜96 時間では振戦せん妄（意識障害，興奮，交感神経過敏，幻視など）が起こります[1]．

術後 2〜7 日の発熱

　術後 48 時間を過ぎると感染の頻度が高くなっていきます．この時期の発熱は，手術関連の感染症よりも**一般的な院内感染症**が多い時期です．まれにインフルエンザウイルスなどのウイルスが潜伏期を経て発症することもあります．

[感染症]

①尿路感染症（特に膀胱留置カテーテル関連尿路感染症）

周術期に挿入された膀胱留置カテーテルによる尿路感染症（catheter-associated urinary tract infection：CAUTI）がよく見られます[5]．CAUTI の最大のリスクはカテーテル留置期間であるため，可能であれば早期の抜去が望まれます　表11-4　[13]．手術の種類では泌尿器科手術がリスクとなります[1]．

②肺炎（人工呼吸器関連肺炎/誤嚥性肺炎）

人工呼吸器関連肺炎（ventilator-associated pneumonia：VAP）は人工呼

表11-4 膀胱留置カテーテル関連尿路感染症のリスク因子

カテーテル挿入期間	Odds Ratio
1〜4日	1
5〜9日	1.6
10日以上	3.3

(van der Kooi TI, et al. Intensive Care Med. 2007; 33 (2): 271-8)[13]

吸開始48時間以上経過後に発症する肺炎と定義されています[14]．人工呼吸管理をしている患者さんではVAPを鑑別に挙げなくてはなりません．

人工呼吸器管理期間とVAPの成立には密接な関係があります．VAPの発生率は最初の5日間で3%/日，5〜10日目で2%/日，10日以降で1%/日となり，VAPの約半数が人工呼吸器管理最初の4日間で発症します[15,16]．また，管理期間が長くなるとそれだけVAPを発症しやすくなります．

胃や頭頸部の手術による解剖学的異常や鎮静を行っている患者さんであれば，**誤嚥性肺炎**を考えます．胃管挿入，術後の嘔吐，うつ病や咽頭反射が強い患者さんも，発症リスクと考えられています[1]．

③**静脈炎/血栓性静脈炎**

④**血管内カテーテル関連血流感染症**

末梢静脈カテーテル留置によって**静脈炎**および**血栓性静脈炎**が起きることがあります 図11-1．末梢静脈カテーテル留置も中心静脈カテーテルと同様にカテーテル関連血流感染症の原因となり（catheter-related blood stream infection: CRBSI），また静脈炎/血栓性静脈炎はCRBSIのリスク因子になります[17]．

末梢静脈カテーテルの感染率は，中心静脈カテーテルの感染率と比べると低いものの（0.5/1000カテーテル日 対 2.7/1000カテーテル日）[18]，使用する患者

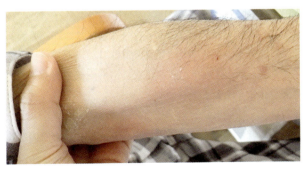

図11-1 末梢静脈カテーテルによる静脈炎

⑪術後患者の発熱の診断アプローチ

数が圧倒的に多いため注意する必要があります.

なお，Safdar らは，中心静脈カテーテル留置中の患者さんにおける何らかの局所炎症所見の感度は 0～3％，特異度は 94～98％と報告しており[19]，所見がなくても血流感染症は否定できません．発熱の原因のワークアップとして，全ての血管内カテーテル留置部位を評価することが大切で，不要であれば抜去します.

⑤手術部位感染症

この時期には表層切開部位の手術部位感染（surgical site infection：SSI）がみられますが，術後の SSI は，7 日以上経過したのちによく見られます[1]．SSI の診断については後述します.

⑥無石性胆嚢炎

無石性胆嚢炎は，急性胆嚢炎の 3.7～14％を占め，その 12～49％は大きな手術や外傷の後に起こります[20]．他にも，熱傷，敗血症，HIV 感染症，免疫抑制，糖尿病など重篤な疾患がリスク因子として知られています[21].

術後の胆嚢炎は，手術およびこれらの基礎疾患によって胆嚢壁の虚血や胆道閉塞をきたし，胆嚢壁の炎症や壊死を起こすことで発症します．手術から発症までは，平均 17.6 日と報告されています[22].

［非感染症］

①薬剤熱

薬剤熱は除外診断です．「注意深く身体診察と検査を行っても熱源がはっきりせず，薬剤の開始で発熱し，中止で解熱する病態」と定義されています[55]．どの時期でも原因になりますが，術後少し経過したこの時期に気づかれはじめます．薬剤熱の発症自体は原因薬剤の投与から 7～10 日で起こります[56].

症状としては発熱のみであることがほとんどで，発熱の割に元気で患者さん自身が発熱を自覚していないことが多いです．時に相対的徐脈を認め[57]（③章 感染症診療におけるバイタルサインと身体診察参照），あれば診断の手がかりになりますが，約 10％程度しか認めません[55].

周術期に投与された全ての薬剤で発熱をきたす可能性がありますが，原因薬剤としては，その使用頻度もあいまって抗菌薬（特にペニシリン，セファロスポリン）が最も多くなります[1,58]．植え込みデバイスに含有された抗菌薬やその他の薬剤が術後の発熱の原因を起こすこともあります[9].

②結晶誘発性関節炎（痛風，偽痛風）

痛風や偽痛風による結晶誘発性関節炎は入院中の患者さんの発熱の原因としてよく見られますが，「手術」は発症のリスク因子の一つです[23,24]．意外にも？きちんと診察しないと見逃されてしまうことがあります（関節もしっかり診察し

ましょう！）．

痛風発作は手術後平均 4.2 日，痛風の既往のある患者さんの 17.2％で発生します[23]．偽痛風に関してはまとまった文献はあまりありませんが，Hirose らは，術後 7 日で発生したと報告しています[25]．

③アルコール離脱症状（振戦せん妄）
アルコール離脱症状のひとつである振戦せん妄は，この時期に見られます．

④術後急性膵炎
術後膵炎はまれですが，膵臓近傍の手術，特に胆道系の手術や胃切除後においてみられることがあります[26,27]．

⑤心血管合併症（心筋梗塞，深部静脈血栓症/肺塞栓症，脂肪塞栓症）
この時期に心筋梗塞や血栓塞栓症がみられることがあります[1]．

 術後 1〜4 週の発熱

この時期になると感染の頻度がさらに高くなります．

術後経過が順調な患者さんのほとんどは，この時期までに既に退院していますので，発熱のために外来を受診することになります．発熱の原因は総じて手術関連の合併症であることが多いですが，一度退院した患者さんでは市中の微生物が関与している可能性を忘れないようにしましょう．

一方，術後に集中治療を要する患者さんでは，多くの薬剤や侵襲的な医療デバイスの影響で，この期間に発熱が見られやすくなります[5]．

［感染症］
① CRBSI
②尿路感染症
③肺炎（VAP/誤嚥性肺炎）
急性期と同様にこれらもよく見られます．

④クロストリジウム・ディフィシル感染症
クロストリジウム・ディフィシル感染症（*Clostridium difficile* infection：CDI）がこの時期に多く見られるため，下痢や腹痛について聴取します．CDI は過去 3 か月以内の抗菌薬が発症のリスクとなりますが[28]，ほとんどの患者さんが抗菌薬曝露から 2 週間以内に CDI を発症します[29]．抗菌薬投与期間が長くなると発症リスクが高くなるため，周術期抗菌薬がだらだらと継続されてしまっているケースでは注意が必要です　図11-2　[30]．

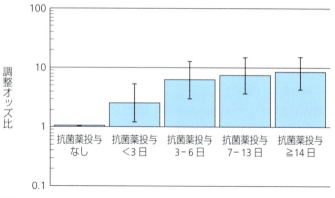

図11-2 CDI 発症と抗菌薬投与期間
(Hensgens MP, et al. J Antimicrob Chemother. 2012；67（3）：742-8)[30]

⑤表層・深部・臓器/体腔の SSI（特に腹部外科手術後）

術後 1〜2 週は SSI が最も多い時期です．

そもそも SSI とは，手術後 30 日以内に発生した手術に関連した感染，人工物の移植を伴う場合は術後 1 年以内に発生したものと定義されています[31]．

SSI はその深達度によって，

| 表層切開部位の SSI | 深部切開部位の SSI | 臓器/体腔の SSI |

に分類されます 図11-3 表11-5 [31]．

表層切開部位の SSI は切開部位およびドレーン刺入部の皮膚・皮下組織の発赤・熱感・疼痛で診断することができますが 図11-4 ，深部切開部位，臓器/体腔の SSI は肉眼的に診断することは困難です．

臓器/体腔の SSI は，手術中の汚染による遺残膿瘍や吻合部の minor leak による膿瘍形成が原因となります．多くの症例では発熱に加えて腹痛や下痢などの症状を伴いますが，鎮痛薬などの影響で痛みや圧痛がマスクされてしまう可能性があります．痛み以外では，嘔気・嘔吐がみられることがあります．術後 24 時間以降の嘔気・嘔吐はまれであるため，出現時には臓器/体腔の SSI を疑います[32]．

創部表面に所見がなく腹膜刺激症状もない場合に，腹痛の原因が腹壁（深部切開部位の SSI）か腹腔内であるかの鑑別に有用な身体診察法として，Carnett 徴候があります[33]．

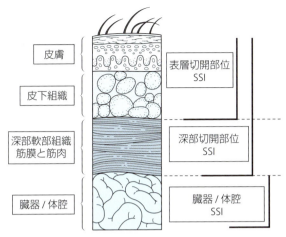

図11-3 SSIの深度による分類
(Mangram AJ, et al. Infect Control Hosp Epidemiol. 1999; 20 (4): 250-78; quiz 279-80)[31]

> 1) 仰臥位で腕をクロスさせて胸に置き
> 2) 最強圧痛点を確認し，同じ力で圧迫
> 3) 頭と肩がわずかに浮く程度に挙上させ，腹部の筋肉を緊張させます

圧痛が減弱するなら腹腔内臓器の疼痛を示唆し，圧痛が増強もしくは不変であれば腹壁性の疼痛を示唆します 図11-5 . Takadaらは[33]，Carnett徴候の陽性尤度比を2.62（95% CI 2.45-2.81），陰性尤度比を0.23（95% CI 0.13-0.41）と報告しています．

他に骨盤内の感染を確認するために重要な身体診察法には，**腸腰筋徴候** 図11-6 や**内閉鎖筋徴候** 図11-7 がありますが，最終判断には，腹部CTが必要となります．直腸診が行える患者さんでは施行しますが，大腸術後では創部の離開の可能性があるため避けましょう．

その他の感染性の原因としては，
⑥ SSI（人工物関連）
⑦ 骨髄炎（特に整形外科手術後）
⑧ 副鼻腔炎（経鼻胃管挿入患者）[34]
⑨ 唾液腺炎（特に高齢者，糖尿病，口腔衛生状態が悪い栄養不良患者）[35]
がみられます．

| 表11-5 | SSI の診断基準 |

○表層切開部位の SSI

手術後 30 日以内に起こった感染で，切開部の皮膚または皮下組織のみであり，さらに少なくとも以下の 1 つが認められる.
1. 切開部の表面から，検査上の確診の有無を問わず，排膿がある
2. 切開創の表層から無菌的に採取された液体または組織の培養から病原菌が分離される
3. 以下の感染の症状や愁訴のうち少なくとも 1 つがある
   ・疼痛または圧痛
   ・限局性腫脹
   ・発赤，発熱
   ・切開部の培養が陰性でも外科医が意図的に皮膚浅層の縫合を開けた場合
4. 外科医または主治医が浅部切開部位の SSI と診断した
以下の状態は SSI とはしない
1. 縫合糸膿瘍（縫合糸の穿通した穴に限局した炎症または浸出）
2. 会陰切開部や新生児の包皮切開層の感染
3. 熱傷の感染
4. 筋膜や筋層に波及した切開部の SSI（深部 SSI を参照）
注：感染した会陰切開, 環状切開部および熱傷には別の特別な基準がある

○深部切開部位の SSI

人工物の埋めこみが行われなかった場合には術後 30 日以内，移植人工物が残された場合には術後 1 年以内に手術に関連して感染が起こり, さらに手術切開部位の深部組織（例えば，筋膜や筋層）を含む.
さらに以下のうちの少なくとも 1 つが認められる
1. 手術部位の器官・体腔からではなく，切開深部からの排膿
2. 深部切開創が自然に離開したか，切開創の培養は陰性であっても次の感染の症状や徴候が少なくともいずれか 1 つがあり，外科医が創を意図的に開放した場合: 38℃以上の発熱，限局した疼痛，圧痛
3. 深部切開創の膿瘍やほかの感染の証拠が, 直接的あるいは再手術や組織病理学, 画像検査で発見される
4. 外科医または主治医が深部の SSI と診断した
注：1. 浅部深部両方に感染が及ぶ場合は深部の SSI として報告
　　2. 切開創からのドレーンされる臓器・体腔の SSI は深部の SSI として報告

○臓器/体腔の SSI

移植人工物が入ってない場合には術後 30 日以内, 移植人工物が残された場合には術後 1 年以内に手術と関連した感染や切開部以外に術中開放操作された（例えば臓器や体腔など）身体のいずれかの部分に感染が生じた場合
さらに次の少なくとも 1 つが認められる
1. 臓器/体腔に入っているドレーンから排膿がある
2. 臓器/体腔から無菌的に採取された液または組織から病原体が分離された
3. 臓器/体腔から膿瘍または他の感染の証拠が直接的な検査や再手術，組織病理学または画像検査で認められる
4. 臓器/体腔感染が外科医または主治医によって診断される

（Mangram AJ, et al. Infect Control Hosp Epidemiol. 1999; 20（4）: 250-78; quiz 279-80）[31]

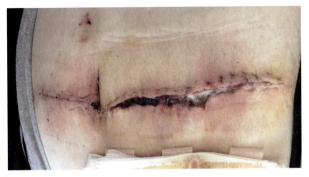

図11-4 表層切開部位の SSI（抜糸後）

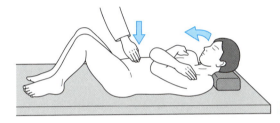

図11-5 Carnett 徴候

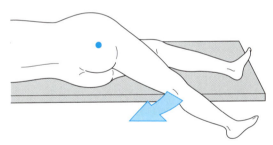

図11-6 腸腰筋徴候
側臥位で大腿を後方へ進展すると下腹部に痛みを生じる.

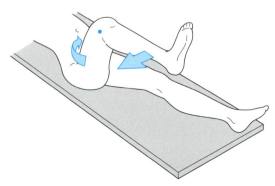

図11-7 内閉鎖筋徴候
股関節と膝関節を 90°屈曲させて内側に回転させると内閉鎖筋が牽引され痛みが生じる.

[非感染症]

感染症以外では，
①深部静脈血栓症と肺塞栓症（長期安静臥床による）
②薬剤熱

を検討します．

 術後 1 か月以上の発熱

術後 1 か月以上の晩期での発熱は，ほとんどが感染症です[1,6]．

[感染症]

①人工物関連の SSI

特に医療デバイスや血管グラフトなどの人工物がある患者さんにおいて，コアグラーゼ陰性ブドウ球菌のような病原性の低い微生物による SSI が遅延性の発熱の原因となる可能性があります．

②輸血関連のウイルス・寄生虫感染症

周術期に輸血歴のある患者さんで考慮します．輸血感染症の原因となる主なウイルスおよび寄生虫を 表11-6 に示します[11]．

表11-6 輸血によって伝播する可能性がある主なウイルス・寄生虫感染症

病原体の分類	病原体
肝炎ウイルス	A 型肝炎ウイルス（HAV） B 型肝炎ウイルス（HBV） C 型肝炎ウイルス（HCV） D 型肝炎ウイルス（HDV） E 型肝炎ウイルス（HEV）
レトロウイルス	成人 T 細胞性白血病ウイルス（HTLV-1） ヒト免疫不全ウイルス-1/2（HIV-1/2）
パルボウイルス	ヒトパルボウイルス B19
ヘルペスウイルス	サイトメガロウイルス（CMV） 水痘・帯状疱疹ウイルス（VZV） Epstein-Barr ウイルス（EBV）
フラビウイルス	ウエストナイルウイルス（WNV）
コロナウイルス	SARS コロナウイルス
スピロヘータ	梅毒トレポネーマ
寄生虫	マラリア トリパノソーマ トキソプラズマ バベシア

（日本輸血・細胞治療学会 輸血療法委員会．輸血副作用対応ガイド．2011）[11]

日赤血液センターではすべての輸血用血液について，血清学的スクリーニング検査〔梅毒血清学的検査，B型肝炎ウイルス検査（HBs抗原，HBs抗体，HBc抗体），C型肝炎ウイルス検査（HCV抗体），HIV検査（HIV-1, 2抗体），HTLV-1抗体検査，ヒトパルボウイルスB19検査〕を実施しており，B型肝炎ウイルス，C型肝炎ウイルス，HIVは核酸増幅検査スクリーニングも実施しています．そのため，輸血感染症はウィンドウ期間に献血された血液が原因となることが多いです．

一部の新興・再興感染症（マラリア，バベシア，シャーガス，A型肝炎ウイルス，変異型クロイツフェルトヤコブ病など）は，問診によってのみ感染リスクを排除しているため，まれにこのような病原体による感染症が起こる可能性があります．日本での最近の輸血感染症の確認例は，B型肝炎が最も多く報告されています（2006年6例，2007年14例，2008年4例，2009年7例）．国内では，変異型クロイツフェルトヤコブ病やウエストナイルウイルス感染症は確認されていません[11]．

③遅延性蜂窩織炎（手術後のリンパ浮腫による）

蜂窩織炎のリスク因子にはさまざまなものが存在しますが，中でもリンパ浮腫は強い関連性があります[36]．こういった蜂窩織炎が起こりやすい手術には，上肢では乳腺領域，下肢では婦人科領域の手術があります．

④感染性心内膜炎（周術期の菌血症による）

周術期の菌血症による感染性心内膜炎が，術後数週もしくは数か月たって発症する可能性があります．

⑤骨髄炎（特に整形外科術後）

【手術別の発熱の原因】

それでは，手術毎によって見られる発熱の原因を見ていきましょう．手術によって検討すべき事項が異なります．

▶1. 腹部手術

腹部手術では，胃切除と直腸前方切除が特に多い術式です．

共通する合併症には**縫合不全**があります．縫合不全部位から漏れてくる微生物は，胃切除では口腔内常在菌が，直腸手術では腸内細菌科と嫌気性菌が中心となります．

直腸手術と異なり，胃切除では**膵液漏**が見られます．胃の手術なのに，なぜ膵液が漏れるのか？　と思われるかもしれませんが，胃がんの手術では膵周囲のリ

ンパ節を郭清するために生じるのです．膵液漏になると，「ワインレッド」と表現されるやや黒みのかかった赤色の液体がドレーンから排液されるようになります．肉眼だけでは判断できないため，「血清アミラーゼ値の3倍以上の排液アミラーゼ値が術後3日以上持続する」際に膵液漏と診断します[37]．膵液漏は，適切にドレナージされていれば自然に治癒していきますが，時に感染や二次的に縫合不全を起こすことがあります．

［感染症］

①腹腔内膿瘍

腹部外科手術に特有の合併症として，腹腔内膿瘍（臓器/体腔のSSI）があります．原因としては，遺残膿瘍，縫合不全，また膵液漏や胆汁漏（胆管空腸吻合時の縫合不全などによる）への感染が原因となります．画像上，血腫と膿瘍の鑑別が時に困難なことがあり，診断および治療目的の穿刺が有用です．

［非感染症］

①膵炎

まれですが，上腹部（特に膵および膵近傍）の手術後の発熱の原因として見られることがあります．

②脾臓門脈血栓症

門脈圧亢進症や血液疾患（骨髄増殖性疾患，溶血性疾患）における脾摘後の合併症の1つとして脾臓門脈血栓症が知られています[38]．脾摘後の発熱の原因となる可能性があり，CTが診断に有用です．

▶2．心臓手術

心臓手術後の発熱は術後早期によく見られ，術後第3病日までは，他に症状・所見がなければ精査は不要です[39]．術後には，胸水が見られますが，穿刺が必要となることはまれです．

［感染症］

①肺炎

肺炎は術後の発熱でよく見られる原因の一つで，患者さんの約6％で発生します．再挿管，低血圧，神経機能障害，3単位以上の輸血がリスクとされています[40]．

②胸骨の創感染と縦隔炎

胸骨正中切開後の患者さんの1〜5％で胸骨の創感染が起こります[1]．術後1週間程度で見られ，術後1か月以上を経過してみられることはまれです[41,42]．胸骨の創感染のリスク因子としては，緊急手術，長時間手術，複雑な手術，肥満，

喫煙者，糖尿病，腎不全，透析が知られています[1].

術後に縦隔炎が見られることがあり，死亡率は14〜47%と高く報告されています[43].創部の感染が明らかでない場合もあります.原因菌としては黄色ブドウ球菌が多く，それ以外の菌はまれです[44].

③感染性心内膜炎

弁置換術後において，菌血症がみられた際には考慮すべきです.

[非感染症]

①心膜切開後症候群

心臓手術後の発熱の重要な非感染性の原因として，心膜切開後症候群があります.自己免疫学的なメカニズムが考えられており，術後の発生率は3〜30%と報告されています[45].開心術後数日から数週で心膜炎を発症し，心タンポナーデや胸痛，倦怠感，乾性咳嗽などが見られます.

▶3. 脳外科手術

[感染症]

①細菌性髄膜炎

脳外科手術後には髄膜炎がしばしば見られます.化学性と感染性髄膜炎を鑑別することが重要ですが，どちらも頭痛や項部硬直を呈するため，鑑別には特に髄液検査が有用です（⑧章　髄膜炎患者の診断アプローチ参照）.

例外もありますが，以下の場合は化学性髄膜炎を疑います[46].

体温＜39.4℃	髄液中糖＞10 mg/dL
髄液中白血球＜7,500/μL	せん妄・けいれん・手術部位の炎症なし

[非感染症]

①化学性髄膜炎

②体温調節障害による発熱

視床下部に影響を及ぼす手術は，体温調節障害を引き起こし，術後の発熱を引き起こす可能性があります[47].

③深部静脈血栓症/肺塞栓症

患者さんは基礎疾患のために術前・術後に運動性が制限されていることが多く，また術後の頭蓋内出血の懸念から予防的抗凝固療法が行われないことがあるため，他の手術よりも深部静脈血栓症/肺塞栓症の頻度が高くなります.

▶4. 血管手術

血管グラフト感染症が原因としてよく見られます.

［感染症］

①血管グラフト感染

腹部大動脈のグラフトで1%以下，下肢のグラフトで2.6%，鼠径部より下のグラフトに限ると6%程度で感染を合併します[48]. 血管グラフト感染は術後すぐに見られることが多いですが，数か月から数年経ってから発症することもあります.

実際にグラフトが感染しているかどうかの判断は困難で，画像所見が明らかでなくとも感染を否定することはできません. なお，大動脈瘤ステントグラフトが留置された患者さんで，発熱，白血球・CRP上昇，グラフト周囲のガス像が認められることが報告されており，post-implantation syndrome と呼ばれています[49,50]. 発熱は，抗菌薬治療なしで，24～48時間で自然に解熱します.

［非感染症］

①塞栓症

動脈瘤からの塞栓症が起こることがあります.

▶5. 婦人科手術

他の手術同様に，術後早期に発熱が見られますが，通常術後1～2日で自然に解熱します. 婦人科手術後の発熱は32～52%と報告されています[51]. 過剰な検査は避けるべきで，患者さんの症状・所見に基づいて繰り返し評価することが重要です.

［感染症］

①尿路感染症
②蜂窩織炎（リンパ浮腫によるものを含む）
③壊死性軟部組織感染症
④膿瘍（表層および深部）
⑤骨盤内血栓性静脈炎

深部膿瘍と骨盤内血栓性静脈炎は，フォーカスがはっきりせず発熱が持続している場合に疑い，CT検査を行います. 腹部手術同様に，液体貯留がみられた場合に，膿瘍，血腫，腹水との鑑別が臨床的に重要です.

⑥遅延性蜂窩織炎（手術後のリンパ浮腫による）
⑦リンパ嚢胞感染

婦人科，泌尿器科，大腸外科領域の悪性腫瘍の手術において骨盤内リンパ節郭清を行うと，リンパ管が切断されることによってリンパ浮腫やリンパ嚢胞を形成することがあります．

　術後のリンパ嚢胞は大部分が症状なく消失していきますが，無症状のままで長時間遺残し，ときに感染を起こすことがあります[52]．**術後数か月から数年経過しての発症**もありえます．典型的な症状としては，発熱と患側の下腹部から鼠径部の痛みで，診断には造影 CT が有用で，辺縁不整で造影効果のある壁肥厚を伴う嚢胞構造として認めます．リンパ嚢胞感染の発生頻度は，骨盤内リンパ節郭清をした症例のうち 1.5％と報告されています[52]．

▶6. 泌尿器科手術

　泌尿器科手術後の発熱において，もっとも重要な原因は尿路感染症です．

[感染症]
　①尿路感染症
　②前立腺膿瘍
　③腎周囲膿瘍

　前立腺膿瘍，腎周囲膿瘍などの深部感染症は発熱と痛みを伴いますが，尿所見がはっきりしないことがあります．感染が下部尿路から Batson の静脈叢を経て腰椎に広がることもあります．

▶7. 整形外科手術

　他の手術と同様に，整形外科手術後も数日の発熱がみられ，自然に解熱します[53]．

[感染症]
　① SSI（異物感染）

[非感染症]
　①血腫
　②深部静脈血栓症

　血腫は感染との鑑別において，穿刺が必要になることがあります．

症例　60歳，男性．高血圧と脂質異常症で近医通院中であった．入院2週間前に直腸がんに対して高位前方切除術を施行．手術は問題なく終了した．術後は順調に経過し，術後7日目に退院した．退院から6日後（手術から13日目）に38.2℃の発熱を自覚し，翌日から下腹部痛を自覚するようになった．様子を見ていたが改善ないため同日当院救急外来を受診した．
【アレルギー歴】なし　【服用歴】アムロジピン（アムロジン®）（5 mg）1錠 分1，プラバスタチン（メバロチン®）10 mg 1錠 分1，大建中湯 3包 分3，クエン酸第一鉄（フェロミア®）50 mg 2錠 分2
【既往歴】直腸がん術後　【生活歴】喫煙・飲酒：なし
【身体所見】全身状態はややぐったりしている．
血圧 130/60 mmHg，脈拍 110回/分，呼吸回数 20回/分，SpO$_2$ 98％（室内気）．
眼瞼結膜に軽度貧血あり，黄疸なし．咽頭発赤なし．頭頸部・胸部・背部に明らかな異常所見なし．
腹部は平坦，軟，創部はきれい，下腹部に圧痛あり，tapping pain なし．

術後患者さんの発熱かぁ．まだ外科ローテしてないからイメージが湧かないなぁ…．

おや，A先生．困った顔してどうしたの？

あ，先生．術後患者さんの発熱なんですが，外科患者さんをまだ担当したことがないので，ちょっと悩んでしまって…．

なるほど．確かに外科患者さんのことを勉強するには一度外科で研修すると良いかもしれないね．とはいえ，目の前に患者さんがいるわけだから，そんな悠長なこと言ってられないね．鑑別は？

術後なので，腹腔内感染症でしょうか？　それとも，肺炎？　あ，尿路感染症も否定できないかな…．

うーん，そんな五月雨方式の鑑別診断だと見逃しがありそうだね（苦笑）

う…．では，どうしたら良いでしょう？

術後の患者さんの考え方はまず，ざっくりと①発症時期と，②感染症か非感染症かで考えると良いよ．

表11-2 を見てごらん.

あ,この表は活用できそうです.発症時期は手術から13日目なので…術後1～4週に入りますね.

そうそう.手術早期は感染症よりも非感染症の方が原因疾患として多いけど,この時期になると発熱の原因の多くが感染症になるんだ.じゃあ,表11-2 を見ながらでいいから,感染症と非感染症の鑑別は？

発熱,腹痛なので,尿路感染,CDI,骨盤内膿瘍でしょうか.非感染症の原因は症状からは合わないと思います.

おー,いいね.あとは,1回退院した患者さんだから 表11-2 以外の市中感染症も一応考えておいた方が良いかな.

あ,そうですね.クリティカルなものであれば,腹部大動脈瘤の切迫破裂,大動脈解離,絞扼性イレウス.コモンなものであれば,細菌性腸炎,急性虫垂炎,憩室炎,虚血性腸炎,前立腺炎を鑑別に挙げます！

さすが,A先生.大分,救急外来も慣れてきたみたいだね.じゃあ,鑑別の上で追加の問診と検査オーダーよろしく.

了解しましたー.ガサガサ….

あ！ A先生,この患者さんには直腸診しなくていいよ.

え？ いつも先生直腸診しろしろって言ってるじゃないですか.

確かにそうなんだけど,この患者さんは最近高位前方切除術を行っているでしょ？ 直腸診をすることで医原性に穿孔させてしまうリスクがあるんだよ.

！（危ないところだった…）

あと,この患者さんの創部はきれいだけど,痛みの局在が腹壁なのか腹腔内なのかの鑑別が必要だよね.Carnett徴候も見ておいてもらえるかな？

…カーネット徴候ですか？

ああ,Carnett徴候っていうのはね,患者さんに仰臥位で寝てもらって,一番痛い部位を圧迫したままで患者さんに頭と肩を少し浮かせてもらうんだ.そうすると腹部の筋肉が緊張するでしょ？ これで痛みが弱くなったら腹腔内,逆に強いか変わらなかったら腹壁性と言われているんだ.

わかりました！

【追加問診・追加診察所見】痛みの onset は急性で，持続痛，我慢できないほどの痛みではないが，徐々に増悪傾向．歩くと響く．
嘔気・嘔吐，下痢はなし．
排尿時痛・頻尿・残尿感・排尿困難感なし．
感染性下痢症の原因となる食事曝露歴なし．
手術当日にセフメタゾールの使用歴あり．
Carnett 徴候陰性
【検査所見】
血液検査：白血球 11,600/μL，ヘモグロビン 12.2 g/dL，MCV 82.0 fl，血小板 24.6 万/μL，AST 17 IU/L，ALT 13 IU/L，総ビリルビン 1.0 mg/dL，尿素窒素 7.6 mg/dL，クレアチニン 0.8 mg/dL，CRP 8.2 mg/dL
尿グラム染色：白血球・細菌を認めず．
腹部エコー：骨盤腔内に液体の貯留を認める．
腹部造影 CT：骨盤腔内の腸管吻合部周囲に液体貯留とガス像を認める．

 あ，骨盤腔内に液体貯留とガス像があります！

 縫合部の minor leak による腹腔内膿瘍が疑われるね．不顕性の minor leak から約 2 週間の経過を経て膿瘍を形成したかな．いずれにせよ，ドレナージが必要だから外科に連絡しよう．

外科の診察後すぐに CT ガイド下で膿瘍の経皮ドレナージ術が施行され，得られた検体のグラム染色では多菌種（polymicrobial pattern）を認めました．血液培養を 2 セット採取の上で，抗菌薬はセフメタゾールを選択し，絶食の上で補液を行い保存的に加療する方針となりました．

 ▶ minor leak による腹腔内膿瘍

【参考文献】

<術後の発熱のレビュー>

1) Nadene C. Postoperative Fevers. Hospital Medicine Clinics. 2012；1（4）：e457-70.

2) House J, Alexandraki I. Postoperative fever. BMJ Best Practice. 2012.

6) Weed HG, Baddour LM. Postoperative fever. UpToDate. 2017.

54) Cunha BA. Fever in the intensive care unit. Intensive Care Med. 1999；25（7）：648-51.

<腹腔鏡下胆嚢摘出術と開腹胆嚢摘出術における術後の発熱の比較>

3) Dauleh MI, Rahman S, Townell NH. Open versus laparoscopic cholecystectomy：a comparison of postoperative temperature. J R Coll Surg Edinb. 1995；40（2）：116-8.

<オフポンプとオンポンプにおける CABG 術後の発熱の比較>

4) Clark JA, Bar-Yosef S, Anderson A, et al. Postoperative hyperthermia following off-pump versus on-pump coronary artery bypass surgery. J Cardiothorac Vasc Anesth. 2005；19（4）：426-9.

<ICU 患者の発熱のガイドライン>

5) O'Grady NP, Barie PS, Bartlett JG, et al. Practice guidelines for evaluating new fever in critically ill adult patients. Task Force of the Society of Critical Care Medicine and the Infectious Diseases Society of America. Clin Infect Dis. 1998；26（5）：1042-59.

<無気肺は発熱の原因になるか？　システマティックレビュー>

7) Mavros MN, Velmahos GC, Falagas ME. Atelectasis as a cause of postoperative fever：where is the clinical evidence? Chest. 2011；140（2）：418-24.

<術後の TSS>

8) Bartlett P, Reingold AL, Graham DR, et al. Toxic shock syndrome associated with surgical wound infections. JAMA. 1982；247（10）：1448-50.

<抗菌薬含有メッシュによる薬剤熱>

9) Cobb WS, Paton BL, Novitsky YW, et al. Intra-abdominal placement of antimicrobial-impregnated mesh is associated with noninfectious fever. Am Surg. 2006；72（12）：1205-8；discussion 1208-9.

<輸血の副作用について>

10) Dasararaju R, Marques MB. Adverse effects of transfusion. Cancer Control. 2015；22（1）：16-25.

11) 日本輸血・細胞治療学会 輸血療法委員会 厚生労働科学研究 医薬品・医療機器等レギュラトリーサイエンス総合研究事業. 輸血副作用対応ガイド. 2011.

12) Osterman JL, Arora S. Blood product transfusions and reactions. Emerg Med Clin North Am. 2014；32（3）：727-38.

<CAUTI のリスク因子>

13) van der Kooi TI, de Boer AS, Manniën J, et al. Incidence and risk factors of de-

vice-associated infections and associated mortality at the intensive care in the Dutch surveillance system. Intensive Care Med. 2007; 33 (2): 271-8.

＜VAP のレビュー＞

14) Chastre J, Fagon JY. Ventilator-associated pneumonia. Am J Respir Crit Care Med. 2002; 165 (7): 867-903.

15) Kalanuria AA, Ziai W, Mirski M. Ventilator-associated pneumonia in the ICU. Crit Care. 2014; 18 (2): 208.

＜ATS の VAP のガイドライン＞

16) American Thoracic Society; Infectious Diseases Society of America. Guidelines for the management of adults with hospital-acquired, ventilator-associated, and healthcare-associated pneumonia. Am J Respir Crit Care Med. 2005; 171 (4): 388-416.

＜末梢静脈炎と血流感染症について＞

17) Zingg W, Pittet D. Peripheral venous catheters: an under-evaluated problem. Int J Antimicrob Agents. 2009; 34 Suppl 4: S38-42.

＜血管内デバイスごとの成人の血流感染症，システマティックレビュー＞

18) Maki DG, Kluger DM, Crnich CJ. The risk of bloodstream infection in adults with different intravascular devices: a systematic review of 200 published prospective studies. Mayo Clin Proc. 2006; 81 (9): 1159-71.

＜中心静脈カテーテル刺入部位に所見がなくても CRBSI は否定できない＞

19) Safdar N, Maki DG. Inflammation at the insertion site is not predictive of catheter-related bloodstream infection with short-term, noncuffed central venous catheters. Crit Care Med. 2002; 30 (12): 2632-5.

＜無石性胆嚢炎について＞

20) Higuchi R, Takada T, Strasberg SM, et al; Tokyo Guideline Revision Committee. TG13 miscellaneous etiology of cholangitis and cholecystitis. J Hepatobiliary Pancreat Sci. 2013; 20 (1): 97-105. doi: 10.1007/s00534-012-0565-z.

21) Sifri CD, Madoff LC. Infections of the Liver and Biliary System (Liver Abscess, Cholangitis, Cholecystitis) . Mandell, Douglas, and Bennett's Principles and Practice of Infectious Diseases, Updated Edition. Elsevier; 2015. p.77, 960-8. e3.

22) Liu FL, Li H, Wang XF, et al. Acute acalculous cholecystitis immediately after gastric operation: case report and literatures review. World J Gastroenterol. 2014; 20 (30): 10642-50.

＜術後の痛風の特徴＞

23) Kang EH, Lee EY, Lee YJ. Clinical features and risk factors of postsurgical gout. Ann Rheum Dis. 2008; 67 (9): 1271-5.

＜偽痛風のレビュー＞

24) Rosenthal AK, Ryan LM. Calcium Pyrophosphate Deposition Disease. N Engl J Med. 2016; 374 (26): 2575-84.

<術後の偽痛風の症例報告>

25) Hirose CB, Wright RW. Calcium pyrophosphate dihydrate deposition disease (pseudogout) after total knee arthroplasty. J Arthroplasty. 2007; 22 (2): 273-6.

<術後の急性膵炎>

26) White MT, Morgan A, Hopton D. Postoperative pancreatitis. A study of seventy cases. Am J Surg. 1970; 120 (2): 132-7.

27) Thompson JS, Bragg LE, Hodgson PE, et al. Postoperative pancreatitis. Surg Gynecol Obstet. 1988; 167 (5): 377-80.

<SHEA/IDSA 成人の CDI ガイドライン>

28) Cohen SH, Gerding DN, Johnson S, et al; Society for Healthcare Epidemiology of America; Infectious DiseasesSociety of America. Clinical practice guidelines for Clostridium difficile infection in adults: 2010 update by the society for healthcare epidemiology of America (SHEA) and the infectious diseases society of America (IDSA). Infect Control Hosp Epidemiol. 2010; 31 (5): 431-55.

<CDI の前向き研究>

29) Olson MM, Shanholtzer CJ, Lee JT Jr, et al. Ten years of prospective Clostridium difficile-associated disease surveillance and treatment at the Minneapolis VA Medical Center, 1982-1991. Infect Control Hosp Epidemiol. 1994; 15 (6): 371-81.

<抗菌薬投与後の CDI のリスク>

30) Hensgens MP, Goorhuis A, Dekkers OM, et al. Time interval of increased risk for Clostridium difficile infection after exposure to antibiotics. J Antimicrob Chemother. 2012; 67 (3): 742-8.

<CDC の SSI ガイドライン>

31) Mangram AJ, Horan TC, Pearson ML, et al. Guideline for prevention of surgical site infection, 1999. Hospital Infection Control Practices Advisory Committee. Infect Control Hosp Epidemiol. 1999; 20 (4): 250-78; quiz 279-80.

<外科の Cope. 名著です>

32) William Silen, 小関一英, 監訳. 急性腹症の早期診断 第2版. メディカル・サイエンス・インターナショナル; 2010.

<Carnett 徴候について>

33) Takada T, Ikusaka M, Ohira Y, et al. Diagnostic usefulness of Carnett's test in psychogenic abdominal pain. Intern Med. 2011; 50 (3): 213-7.

<経鼻胃管は副鼻腔炎のリスクとなる>

34) Desmond P, Raman R, Idikula J. Effect of nasogastric tubes on the nose and maxillary sinus. Crit Care Med. 1991; 19 (4): 509-11.

<急性化膿性唾液腺炎のレビュー>

35) Raad II, Sabbagh MF, Caranasos GJ. Acute bacterial sialadenitis: a study of 29 cases and review. Rev Infect Dis. 1990; 12 (4): 591-601.

＜リンパ浮腫における蜂窩織炎のレビュー＞

36) Firas Al-Niaimi, Neil Cox. Cellulitis and lymphiedema: a vicious cycle. J Lymphoedema. 2009; 4 (2): 38-42.

＜膵液漏の定義＞

37) Bassi C, Dervenis C, Butturini G, et al; International Study Group on Pancreatic Fistula Definition. Postoperative pancreatic fistula: an international study group (ISGPF) definition. Surgery. 2005; 138 (1): 8-13.

＜脾摘後の脾臓門脈血栓症＞

38) Romano F, Caprotti R, Conti M, et al. Thrombosis of the splenoportal axis after splenectomy. Langenbecks Arch Surg. 2006 Sep; 391 (5): 483-8.

＜心臓手術後の発熱＞

39) Pien F, Ho PW, Fergusson DJ. Fever and infection after cardiac operation. Ann Thorac Surg. 1982; 33 (4): 382-4.

＜心臓手術後患者における輸血と感染症＞

40) Leal-Noval SR, Rincõn-Ferrari MD, García-Curiel A, et al. Transfusion of blood components and postoperative infection in patients undergoing cardiac surgery. Chest. 2001; 119 (5): 1461-8.

＜術後の縦隔炎＞

41) Fariñas MC, Gald Peralta F, Bernal JM, et al. Suppurative mediastinitis after open-heart surgery: a case-control study covering a seven-year period in Santander, Spain. Clin Infect Dis. 1995; 20 (2): 272-9.

42) Bor DH, Rose RM, Modlin JF, et al. Mediastinitis after cardiovascular surgery. Rev Infect Dis. 1983; 5 (5): 885-97.

43) El Oakley RM, Wright JE. Postoperative mediastinitis: classification and management. Ann Thorac Surg. 1996; 61 (3): 1030-6.

44) Fowler VG Jr, Kaye KS, Simel DL, et al. Staphylococcus aureus bacteremia after median sternotomy: clinical utility of blood culture results in the identification of postoperative mediastinitis. Circulation. 2003; 108 (1): 73-8. Epub 2003 Jun 23.

＜心臓手術後症候群＞

45) Bucekova E, Simkova I, Hulman M. Postpericardiotomy syndrome - post-cardiac injury syndrome. Bratisl Lek Listy. 2012; 113 (8): 481-5.

＜化学性髄膜炎と細菌性髄膜炎の髄液所見を比較した研究＞

46) Forgacs P, Geyer CA, Freidberg SR. Characterization of chemical meningitis after neurological surgery. Clin Infect Dis. 2001; 32 (2): 179-85.

＜視床下部に影響を及ぼす手術は術後の発熱が遷延する＞

47) Chatzisotiriou AS, Selviaridis PK, Kontopoulos VA, et al. Delayed persistent hyperthermia after resection of a craniopharyngioma. Pediatr Neurosurg. 2004; 40 (4): 196-202.

＜人工血管感染症のレビュー＞

48) Young MH, Upchurch GR Jr, Malani PN. Vascular graft infections. Infect Dis

Clin North Am. 2012; 26 (1): 41-56.

＜Post-implantation syndrome について＞

49) Voûte MT, Bastos Gonçalves FM, van de Luijtgaarden KM, et al. Stent graft composition plays a material role in the postimplantation syndrome. J Vasc Surg. 2012; 56 (6): 1503-9.

50) Blum U, Voshage G, Lammer J, et al. Endoluminal stent-grafts for infrarenal abdominal aortic aneurysms. N Engl J Med. 1997; 336 (1): 13-20.

＜婦人科手術後の発熱＞

51) Schwandt A, Andrews SJ, Fanning J. Prospective analysis of a fever evaluation algorithm after major gynecologic surgery. Am J Obstet Gynecol. 2001; 184 (6): 1066-7.

＜リンパ嚢胞感染のケースシリーズ＞

52) Kawamura I, Hirashima Y, Tsukahara M, et al. Microbiology of pelvic lymphocyst infection after lymphadenectomy for malignant gynecologic tumors. Surg Infect (Larchmt). 2015; 16 (3): 244-6.

＜膝関節術後の発熱＞

53) Ghosh S, Charity RM, Haidar SG, et al. Pyrexia following total knee replacement. Knee. 2006; 13 (4): 324-7.

＜薬剤熱の症例集積研究＞

55) Mackowiak PA, LeMaistre CF. Drug fever: a critical appraisal of conventional concepts. An analysis of 51 episodes in two Dallas hospitals and 97 episodes reported in the English literature. Ann Intern Med. 1987; 106 (5): 728-33.

＜薬剤熱のレビュー＞

56) Patel RA, Gallagher JC. Drug fever. Pharmacotherapy. 2010; 30 (1): 57-69.

58) Johnson DH. Drug fever. Infect Dis Clin North Am. 1996; 10 (1): 85-91.

＜相対的徐脈＞

57) Cunha BA. The diagnostic significance of relative bradycardia in infectious disease. Clin Microbiol Infect. 2000; 6 (12): 633-4.

⑫ 他科との連携が必要な皮膚軟部組織感染症

壊死性軟部組織感染症を見逃がさない

- ▶ 壊死性軟部組織感染症はまれだが死亡率が高く，早期診断と早期の外科的デブリードマンが必要．
- ▶ 丹毒・蜂窩織炎に似た皮膚所見を呈する疾患は多く，皮膚所見のみでは鑑別できない．
- ▶ 丹毒・蜂窩織炎において，リンパ浮腫は最大のリスク因子．
- ▶ 蜂窩織炎を疑った際には曝露歴を聴取する．
- ▶ 壊死性軟部組織感染症を疑う所見には，ⅰ）所見に合致しない重度の痛み，ⅱ）初期の抗菌薬治療に反応しない，ⅲ）皮膚病変を越えて皮下組織を硬い木のように触知する，ⅳ）意識変容を伴う発熱・血圧低下，ⅴ）皮膚の紅斑所見を超えた浮腫や圧痛所見，ⅵ）捻髪音，組織にガスを含む所見，ⅶ）皮膚壊死・出血斑がある．
- ▶ 壊死性軟部組織感染症がいつ発生しても対応できるように，普段から医療者間で共有しておく．

さて，今回は皮膚軟部組織感染症のお話です．みなさん…と，いってもさまざまだと思いますので，うーん，例えば研修医の先生がよく入院で受け持つ感染症って何が多いでしょうか？

肺炎，尿路感染症，うんうん，そうですよね．あとは…そうです．蜂窩織炎です．

蜂窩織炎は，米国における感染症入院の約10％を占めていて，日本でもよく

⑫ 他科との連携が必要な皮膚軟部組織感染症

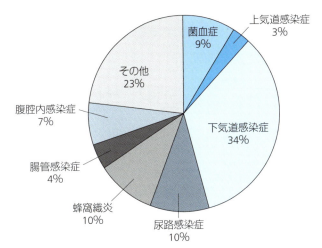

図12-1 米国における1998年〜2006年における感染症入院の割合
(Christensen KL, et al. Clin Infect Dis. 2009; 49 (7): 1025-35)[1]

遭遇する感染症のひとつです 図12-1 [1]．足が腫れて発熱した…こんなプレゼンテーションで患者さんが来院されます．でも，全例が蜂窩織炎ではありません．丹毒や皮下膿瘍かもしれませんし，深部静脈血栓症かもしれません．あと，壊死性軟部組織感染症（necrotizing soft tissue infections: NSTI）の存在を絶対に忘れてはいけません．

　壊死性軟部組織感染症は，まれな疾患ではありますが死亡率が高く，早期診断と早期の外科的デブリードマンが必要な疾患です．しかし，発症早期には診断が難しく，疑わなければ診断することができません．

　また，これらの疾患は**原則として皮膚所見だけで鑑別することができません**．

　壊死性軟部組織感染症はクリティカルな疾患であり，感染症内科医にはきちんと診断もしくは疑うスキルが要求されます．本項では，丹毒・蜂窩織炎と他科との連携が必要になる壊死性軟部組織感染症の鑑別ポイントを中心に解説していきます．

 丹毒と蜂窩織炎

　丹毒と蜂窩織炎は共に皮膚のバリアが破綻して細菌が侵入することによって発症する皮膚軟部組織感染症です．丹毒という用語は顔面の蜂窩織炎もしくは蜂窩織炎と同じ意味で使われることもありますが，一般的には"表在性のリンパ管を含む真皮上層の感染症"を指します[2]．一方で，蜂窩織炎は"真皮深層・皮下脂

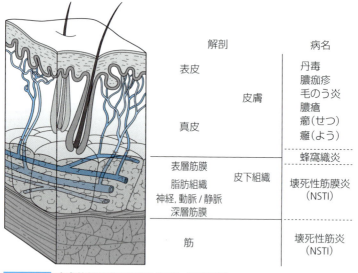

図12-2 皮膚軟部組織の解剖と丹毒・蜂窩織炎
(Green RJ, et al. Chest. 1996; 110 (1): 219-29)[3]

肪組織の感染症"を意味します[2]．丹毒も蜂窩織炎も皮膚の感染症ですが，感染症を起こしている皮膚の深さが異なります 図12-2 [3]．

> **Memo 1**
>
> **Millian's ear sign**
>
> 耳介組織には真皮深層がないために，蜂窩織炎は解剖学的に発症することはありません．そのため耳に所見がある場合は丹毒と診断できます．これは Millian's ear sign 図12-3 と呼ばれます．

1）疫学

丹毒は典型的には小児や高齢者に多く，顔面に好発する疾患として知られています[4]．しかし，最近では 70～80％で下肢を侵し，5～20％が顔面でみられたという報告もあり，実際に顔面以外でもよくみられます[5]．

蜂窩織炎は，中年男性に多くみられ，下肢に好発します[7]．

2）原因微生物

一般的に丹毒はβ溶血性レンサ球菌[4,6]，蜂窩織炎はβ溶血性レンサ球菌と黄色ブドウ球菌が原因であることが多いです[8]．ただし，丹毒および蜂窩織炎は後

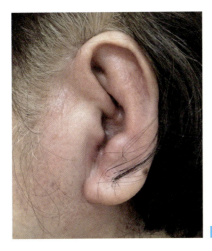

図12-3 Milian's ear sign

述するように各種培養の陽性率が低いために原因微生物についてはまだよくわかっていないことも多いのです.

Memo 2
β溶血性レンサ球菌とは

レンサ球菌はその溶血性により，α溶血，β溶血，γ溶血と3つに分類されます．そしてさらに細かく血清学的にA群，B群，…と分けられます．

ヒトの感染症において特に重要なβ溶血性レンサ球菌は，*Streptococcus pyogenes*（A群溶血性レンサ球菌：GAS），*Streptococcus agalactiae*（B群溶血性レンサ球菌：GBS），そして*Streptococcus dysgalactiae* subsp. *equisimilis*（C, G群溶血性レンサ球菌：SDSE）の3菌種です．

最近では市中獲得型MRSA（community-acquired MRSA：CA-MRSA）や多剤耐性グラム陰性桿菌が問題になっていますが，ほとんどの症例でこれらの関与はありません．そのため，これらをカバーしなくても治療アウトカムは変わりません（たいていはセファゾリン，もしくはセファレキシンで十分です）[9]．

なお，膿疱，膿瘍，排膿があれば，黄色ブドウ球菌によるものを疑います（なくても否定はできませんが）[4,8]．MRSAに関しては，もともと保菌がわかっている場合や，長期療養施設入院中などのハイリスク患者さんでは考慮すべきです．

3）臨床的特徴

蜂窩織炎と丹毒の鑑別ポイントについてを 表12-1 にまとめます[1,8,10]．

| 表12-1 | 丹毒と蜂窩織炎の違い |

	丹毒	蜂窩織炎
原因微生物	β溶血性レンサ球菌	β溶血性レンサ球菌 黄色ブドウ球菌
解剖	真皮上層	真皮深層・皮下脂肪組織
好発部位	下肢・顔面	下肢
好発年齢	幼児，高齢者	中年，高齢者
境界	周囲との境界が明瞭	周囲との境界が不明瞭
進行	急性（数時間の単位）	急性（数日の単位）
膿形成	なし	伴うこともある

（文献 1,8,10 を参考に作成）

　蜂窩織炎は，局所の症状が数日の単位で悪化し，発熱・悪寒といった全身症状が目立たないことがありますが，丹毒は蜂窩織炎よりも急性の経過（数時間の単位）で進行し，全身症状を伴いやすいです．皮膚所見に関しては，より深い部位に炎症の局在のある蜂窩織炎では境界が不明瞭で，浅い部位の丹毒では，病変部位が盛り上がりはっきりした境界を認めます[8,10]．

　菌は皮膚バリアが破綻した部位から侵入して感染を起こしますが，侵入門戸がはっきりしないこともあります（特に丹毒）．まれではありますが，血行性に蜂窩織炎をきたしたり，皮下膿瘍や骨髄炎からの直接波及で蜂窩織炎をきたすことがあります[4]．

4）リスク因子　〜菌の侵入門戸を探そう〜

　蜂窩織炎・丹毒のリスク因子を 表12-2 に示します[8]．

| 表12-2 | 蜂窩織炎・丹毒のリスク因子 |

	関連するリスク因子
全身性	年齢，肥満，ホームレス
局所性	バリア障害（例：創部，潰瘍，外傷），足趾の感染症，浮腫（例：リンパ浮腫），蜂窩織炎の既往，静脈還流不全，皮膚の乾燥，皮膚炎，伏在静脈切除の既往，乳房温存手術の既往

（Raff AB, et al. JAMA. 2016; 316 (3): 325-37）[8]

　蜂窩織炎患者さんの77％に菌の侵入門戸があったことが報告されており，そのうち50％が表在性の真菌症で，足白癬・爪白癬が多く見られます[7]．他にも外傷や潰瘍などがリスク因子となります．目を引く発赤部位だけでなく，靴下を脱がせて趾間部位をチェックするなど侵入門戸となる部位が隠れていないかをくまなく診察することが大切です（ひいては再発の予防にもなります）．

なお，浮腫，特に**リンパ浮腫**は最大のリスク因子の一つで，残存するリンパ浮腫は再発のリスク因子にもなります[4]．さらに，リンパ浮腫がある患者さんでは菌血症を起こしやすい特徴があります[11]．これらは傷害されたリンパ流において細菌が増殖しやすく，また早期に血流に移行しやすいためと考えられています．

5）検査

①培養検査

2014年の米国感染症学会の皮膚軟部組織感染症のガイドラインでは，ルーチンでの血液培養，針吸引，パンチ生検は不要としています[2]．これは各種培養の陽性率が低いためですが（血液培養≦5％，針吸引≦5％～約40％，パンチ生検20～30％），高熱や低血圧といった重篤な全身症状がある場合や，特殊な状況（浸水損傷，動物咬傷，好中球減少，細胞性免疫不全など）がある場合には血液培養が推奨されます[2,8] 表12-3 ．

表12-3 **蜂窩織炎のまれな原因**

曝露	微生物
淡水曝露	*Aeromonas hydrophia*
海水曝露	*Vibrio vulinificus*
食肉業	*Erysipelothyrix rhusiopathiae*
ネコ・イヌ咬傷	*Capnocytophaga canimorsus* *Pasteurella multocida*
ネズミ咬傷	*Streptobacillus moniliformis*

（Raff AB, et al. JAMA. 2016；316（3）：325-37[8]）を元に作成）

なお，皮膚スワブの培養は皮膚の常在菌を検出するだけですが，膿の培養は参考にすべきです[2,8]．

Memo 3

針吸引による微生物の特定

蜂窩織炎でのルーチンでの針吸引は通常不要ですが，免疫不全患者さんや，特別な曝露および初回治療に失敗した場合には考慮すべきです[2]．

針吸引は以下の手順で実施します[12]．

21ゲージ針を用いて，

1）蜂窩織炎の中央部（炎症が強い所）と辺縁との2か所を穿刺

2）最初は空の注射器で引く

3）引けない場合は0.5 mLの生食を注入してから吸引

②下肢の超音波検査

下肢の超音波検査は，外観ではっきりしない膿瘍を検出するのに有用です．蜂窩織炎患者さんの膿瘍検出のための超音波検査のシステマティックレビューから[13]，超音波検査に比べ外観だけでは膿瘍検出に限界があることがわかっています．膿瘍があれば，抗菌薬治療だけでなく"ドレナージ"が必要になるため，蜂窩織炎患者さんの診療では積極的に超音波検査を活用すべきです．

なお，蜂窩織炎患者さんにおいて，深部静脈血栓症（DVT）の除外のために超音波検査が行われることがありますが，蜂窩織炎におけるDVTの発生率は低く，患肢と対側で発生率も変わらないため，DVT検出目的のルーチンでの超音波検査は不要と考えられます[14]．ただし，臨床的に疑いが強い場合や，急性期の深部静脈血栓症の皮膚所見は蜂窩織炎に似るため蜂窩織炎との鑑別に迷う症例では検討しましょう．

6) 特殊なタイプの蜂窩織炎

部位もしくは解剖学的異常によって原因となる微生物が異なります 表12-4 [4]．また，特殊な曝露がある場合には，まれな微生物を考慮しなければなりません 表12-3 [8]．例えば，ネコやイヌ咬傷歴のある蜂窩織炎では，*Pasteurella multocida* を，淡水への曝露は *Aeromonas hydrophia* を，そして基礎に肝硬変があり海水曝露がある患者さんでは *Vibrio vulinificus* を考慮すべきです．

淡水・海水曝露，動物咬傷（イヌ・ネコ・ネズミなど），職業歴（食肉業，ペットショップ勤務など）といった曝露の有無は，初診時に必ず問診しておきましょう．

7) 鑑別診断

丹毒・蜂窩織炎に似た皮膚所見を呈する疾患は多く 表12-5 [10]，原則，皮膚所見だけでは鑑別することはできません．鑑別を要する疾患の中でも特に壊死性軟部組織感染症は致死率が高く，早期に発見し治療することが重要ですが，発症早期には蜂窩織炎と皮膚所見が似るためやはり見た目だけでは鑑別することは困難です[15]．

壊死性軟部組織感染症を見逃さない

壊死性筋膜炎（necrotizing fasciitis）は，最近では**壊死性軟部組織感染症**（NSTI）という呼称で呼ばれます．壊死性筋膜炎の"筋膜炎"という用語からmuscular fascia（筋膜）の病変と誤解されがちですが，実際には superficial fascia（皮下組織）に最もよく病変を形成します[2]．そのため，壊死性筋膜炎と

表12-4 部位もしくは解剖学的異常による蜂窩織炎の原因菌

	部位	原因微生物
眼窩周囲蜂窩織炎	眼窩周囲	黄色ブドウ球菌，肺炎球菌，A群レンサ球菌
頬部蜂窩織炎	頬	インフルエンザ桿菌b型
ピアス部の蜂窩織炎	耳，鼻，臍	黄色ブドウ球菌，A群レンサ球菌
腋窩リンパ節切除＋乳腺切除後	同側の上肢	非A群β溶血性レンサ球菌
冠動脈バイパス術のための大伏在静脈切除後	同側の下肢	A群もしくは非A群β溶血性レンサ球菌
骨盤手術後・放射線治療後	外陰，鼠径，下肢	B群・G群レンサ球菌
脂肪吸引後	大腿部，腹壁	A群レンサ球菌，ペプトストレプトコッカス
術直後の創部感染	腹部，頬部，臀部	A群レンサ球菌
違法薬剤の注射（麻薬注射）	四肢，頸部	黄色ブドウ球菌，A群・C群・F群・G群レンサ球菌
肛門周囲の蜂窩織炎	会陰	A群レンサ球菌

(Pasternack MS, et al. Mandell, Douglas, and Bennett's Principles and Practice of Infectious Diseases, Updated Edition. Elsevier；2015. p.95. 1194-215. e3)[4]

表12-5 蜂窩織炎と鑑別を要する疾患

重篤な感染症
壊死性軟部組織感染症，トキシックショック症候群，ガス壊疽

その他の感染症
皮膚潰瘍，遊走性紅斑（ライム病），帯状疱疹，化膿性関節炎，感染性滑液包炎，骨髄炎

非感染症
接触性皮膚炎，痛風発作，薬疹，血管炎，虫刺され，深部静脈血栓症，壊疽性膿皮症，Sweet症候群，川崎病，好酸球性蜂窩織炎（Wells症候群），がん性類丹毒症

(Swartz MN. N Engl J Med. 2004；350（9）：904-12[10] より一部改変)

いう用語は混乱を招くために，NSTIという用語が推奨されるようになったのです[15]．

1）疫学

　NSTIは50～60代の男性に多く（男女比1.3：1），小児ではまれです[16]．まれな疾患で，米国においては年間500～1500症例が発生しており[3]，Ellisらの研究ではNSTIの発生率は0.04症例/人年と報告されています[6]．

> **Memo 4**
> **人年法とは**
> 1人1年間の観察を1単位（1人年）として分母とする方法です．

2）リスク因子

　NSTI は通常免疫不全者において見られることが多く，少なくとも NSTI 患者さんの 2/3 が糖尿病，末梢血管疾患，慢性肝疾患や悪性腫瘍といった背景にもっています[16]．他にも違法静注薬剤の使用，肥満などがリスクとして知られています[15]．

　一方，NSTI の 20％以上では病因がはっきりしません．こういったリスクがない健常者における NSTI はたいてい A 群レンサ球菌が原因です（後述する Type 2）[15]．

3）NSTI の分類と原因微生物

　NSTI は原因微生物によって大きく 2 群に分類されます（Type 1，Type 2）表12-6 [4,10,16]．

　Type 1 は，偏性嫌気性菌と通性嫌気性菌（レンサ球菌や腸内細菌など）の混合感染で，基礎疾患（糖尿病，末梢動脈疾患，免疫不全，手術歴など）がある患者さんに発生します．一方，Type 2 は，主に A 群レンサ球菌による単一菌感染で，健常者にも発症します．Type 2 の約半数に劇症型溶血性レンサ球菌感染症を合併します（Streptococcal toxic shock syndrome：STSS）[4]．

　なおガス壊疽は，*Clostridium perfringens* や，それ以外の菌（*Peptostreptococcus* spp., *Bacteriodes* spp., *E. coli*, *Klebsiella* spp. など）によるガス産生性の筋肉壊死として知られていますが，基本的に病態と治療は NSTI と同様です[16]．

4）臨床的特徴と診断のポイント

　現時点では早期発見のための優れたマーカーやスコアリングが存在しないため，まず臨床症状と所見から強く疑うことが大切です．深部組織に炎症が及んでいることを示す所見としては，

> ⅰ）所見に合致しない重度の痛み
> ⅱ）初期の抗菌薬治療に反応しない
> ⅲ）皮膚病変を越えて皮下組織を硬い木のように触知する
> ⅳ）意識変容を伴う発熱・血圧低下

表12-6 NSTIの分類

	原因微生物	臨床的特徴	予後
Type1 (66%)	【偏性嫌気性菌】 ・*Bacteroides* spp. ・*Peptostreptococcus* spp. ・*Clostridium* spp. 【通性嫌気性菌】 ・A群以外のレンサ球菌 ・*E. coli* ・*Klebsiella* spp. ・*Enterobacter* spp. ・*Proteuse* spp. 【偏性好気性菌】 ・*Pseudomonas* spp.	・偏性嫌気性菌を中心とした混合感染が主 ・糖尿病，末梢動脈疾患，免疫不全，手術歴などがリスク ・好発部位は腹壁，会陰部，鼠径部など ・相対的に緩徐に進行 ・診断の遅れのため手術までの平均時間は100時間以上	・併存症による ・死亡率: 7〜30%
Type2 (33%)	・A群レンサ球菌 ・黄色ブドウ球菌	・A群レンサ球菌が主 ・健常者にも起こる ・好発部位は下肢 ・非常に進行が早い	・死亡率はSTSS[※1]による. ・死亡率 30〜40%
Type3	*Vibrio* spp.	・シーフード汚染 ・流行に関連	・死亡率: 30〜40%
Type4	真菌; *Candida* spp.	・重症の免疫不全患者では考慮	・死亡率: 40〜60%
Type5	MRSA	・市中獲得性	・死亡率: 最大15%

[※1]STSS: 劇症型溶血性レンサ球菌（Streptococcal toxic shock syndrome: STSS）

（文献4,10,16より）

> **v） 皮膚の紅斑所見を超えた浮腫や圧痛所見**
> **vi） 捻髪音，組織にガスを含む所見**
> **vii） 皮膚壊死・出血斑**

が挙げられます[2]．これらの所見の特異性は高いものの，感度が低く，10〜40%のNSTI患者さんでしかみられません[3]．ただし，初診時に所見がわかりづらくても，特にA群レンサ球菌もしくはクロストリジウム属では進行が早いため，短い時間経過で所見が揃います（いかに早期で発見するかが大切です）表12-7[17]．

なお，補助診断ツールとして，血液生化学検査データからなるLRINEC（Laboratory Risk Indicator for Necrotizing Fasciitis）スコア 表12-8 が提唱されています[18]．5点以下がlow risk，8点以上がhigh riskとなります．しかし，LRINECスコアの研究に関して，診断の不正確性，データ欠損，外的妥当性がないなどの批判的も意見もあり，現状では早期診断に応用するには有効性が低く，あくまでも補助診断としての使用に留めるべきと考えられます[19]．

表12-7 壊死性軟部組織感染症の病期

Stage Ⅰ（早期）	Stage Ⅱ（中期）	Stage Ⅲ（晩期）
皮膚所見を超えた圧痛 発赤，腫脹，熱感	水疱形成 皮膚の波動・硬結	血性水疱形成 皮膚知覚低下 握雪感 皮膚壊死（黒色変化，壊疽）

(Wong CH, et al. Curr Opin Infect Dis. 2005；18（2）：101-6)[17]

表12-8 LRINEC スコア

	点数
CRP≧15 mg/dL	4
WBC 15,000～25,000/μL WBC>25,000/μL	1 2
Hb 11.0～13.5 g/dL Hb<11.0 g/dL	1 2
Na<135 mEq/L	2
Cr>1.6 mg/dL	2
血糖>180 mg/dL	1

(Wong CH, et al. Crit Care Med. 2004；32（7）：1535-41)[18]

　NSTI の診断の決め手は切開部位の所見です[15]．典型的には皮膚を切開すると，汚臭を伴い，"皿洗いの汚水（dishwater）" と表現される濁った液が観察されます．また壊死した皮下組織に出血は認められず，皮下は指で容易に剥離されます（finger test）．

Memo 5

Finger test 図12-4 [16]

　Finger test とは，NSTI が疑われる部位に局麻下で 2cm ほど深筋膜まで切開を入れ，浅筋膜のレベルで探索を行います．この時，指で組織が抵抗なくはがれれば "finger test" 陽性です．

5）画像検査

　画像検査は有用ですが，検査のために診断が遅れてはいけません．診断の gold standard はあくまでも切開部位の所見です．単純 X 線写真は皮下のガスを検出するのに有用ですが感度は高くありません．CT は他の原因の感染症（特に膿瘍）を検出するのに有用です．CT，MRI における NSTI に特徴的な所見と

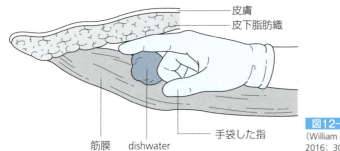

図12-4 **Finger test**
(William D. Orthop Trauma. 2016; 30 (3): 223-31)[16]

（皮膚／皮下脂肪織／筋膜／dishwater／手袋した指）

しては造影効果のある（なくともよいです）筋膜層の肥厚が報告されています[15]．

6）培養検査

Misleading を避けるために，創部表面からではなく，必ず深部の感染組織を培養に提出します[2]．

7）他科との連携

NSTI は，その重症度と高い死亡率から，外科医もしくは皮膚科医・形成外科医・整形外科医と協力して迅速な診断と外科的デブリードマンが必要となります．NSTI がいつ発生しても対応できるように，普段から自施設の医療者間で共有しておくことが大切です（デブリードマンを何科がやるかは施設によって異なっていることが多いです）．

症例　40 歳男性．生来健康．来院前日の朝より左下腿の激烈な痛みを自覚した．痛みが強く歩けないため，救急車を要請し，当院救急外来を受診した．
【アレルギー歴】なし　【服用歴】なし　【既往歴】なし
【生活歴】飲酒・喫煙：なし
【身体所見】意識清明．血圧 130/86 mmHg，脈拍 118 回/分，呼吸回数 22 回/分，体温 38.1℃，SpO_2 98％（室内気）．
左下腿外側：10 cm 程度の範囲で紅斑・圧痛あり　図12-5．

　あれ，A 先生今日も当直だったの？

⑫ 他科との連携が必要な皮膚軟部組織感染症

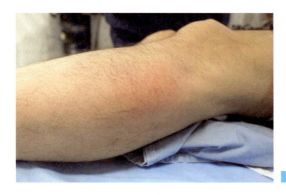

図12-5 左下腿外側

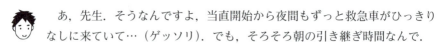
あ，先生．そうなんですよ，当直開始から夜間もずっと救急車がひっきりなしに来ていて…（ゲッソリ）．でも，そろそろ朝の引き継ぎ時間なんで．

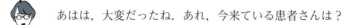
あはは，大変だったね．あれ，今来ている患者さんは？

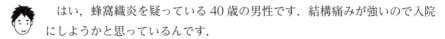
はい，蜂窩織炎を疑っている40歳の男性です．結構痛みが強いので入院にしようかと思っているんです．

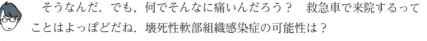
そうなんだ．でも，何でそんなに痛いんだろう？　救急車で来院するってことはよっぽどだね．壊死性軟部組織感染症の可能性は？

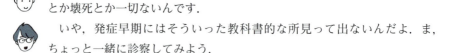
うーん…ない…と思います．ほんのちょっと，赤いだけなんですよ．水疱とか壊死とか一切ないんです．

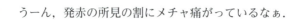
いや，発症早期にはそういった教科書的な所見って出ないんだよ．ま，ちょっと一緒に診察してみよう．

患者　いたた…．

うーん，発赤の所見の割にメチャ痛がっているなぁ．

【追加問診・診察所見】
- 職業は会社員．
- 淡水・海水曝露，動物咬傷などはなし．
- 発赤していない部位にも著明な圧痛あり．

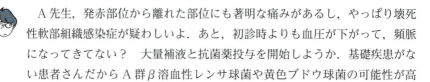
　A先生，発赤部位から離れた部位にも著明な痛みがあるし，やっぱり壊死性軟部組織感染症が疑わしいよ．あと，初診時よりも血圧が下がって，頻脈になってきてない？　大量補液と抗菌薬投与を開始しようか．基礎疾患がない患者さんだからA群β溶血性レンサ球菌や黄色ブドウ球菌の可能性が高

いけど，血培とったら，すぐにピペラシリン・タゾバクタムとバンコマイシン，あとクリンダマイシンを開始しよう．すぐに外科に連絡して来てもらおう！

 は，はい！　すぐに連絡します（ひょえー）！！

外科医　確かに壊死性軟部組織感染症が疑わしいですね…．ちょっと，小切開してみますね．
　…ん，筋膜が容易に剥離できますね．先生，これはすぐにデブリードマンした方がいいです！

　その後，すぐに左下肢の緊急デブリードマンが行われ，術後はICU管理となりました．翌日の左下肢の皮膚所見では，壊死と出血斑が明らかになり 図12-6，後日血液培養と創部の培養から *Streptococcus pyogenes* が検出されました．

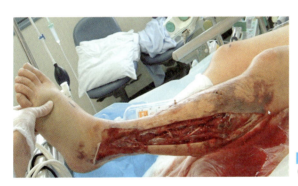

図12-6　左下腿外側
（デブリードマン後翌日）

 Streptococcus pyogenes による壊死性軟部組織感染症

【参考文献】

＜米国における1998年～2006年における感染症入院＞
1) Christensen KL, Holman RC, Steiner CA, et al. Infectious disease hospitalizations in the United States. Clin Infect Dis. 2009; 49 (7): 1025-35.

＜IDSAの皮膚軟部組織感染症のガイドライン2014＞
2) Stevens DL, Bisno AL, Chambers HF, et al. Practice guidelines for the diagnosis and management of skin and soft tissue infections: 2014 update by the infec-

tious diseases society of America. Clin Infect Dis. 2014; 59 (2): 147-59.

＜壊死性軟部組織感染症のレビュー＞

3) Green RJ, Dafoe DC, Raffin TA. Necrotizing fasciitis. Chest. 1996; 110 (1): 219-29.

15) Anaya DA, Dellinger EP. Necrotizing soft-tissue infection: diagnosis and management. Clin Infect Dis. 2007; 44 (5): 705-10.

16) William D. Harrison, Birender Kapoor. Necrotizing soft tissue infection: principles of diagnosis and management. Orthop Trauma. 2016; 30 (3): 223-31.

17) Wong CH, Wang YS. The diagnosis of necrotizing fasciitis. Curr Opin Infect Dis. 2005; 18 (2): 101-6.

＜Mandell の皮膚軟部組織感染症＞

4) Pasternack MS, Swartz MN. Cellulitis, Necrotizing Fasciitis, and Subcutaneous Tissue Infections. Mandell, Douglas, and Bennett's Principles and Practice of Infectious Diseases, Updated Edition. Elsevier; 2015. p.95. 1194-215.e3.

＜丹毒の疫学＞

5) Jorup-Rönström C. Epidemiological, bacteriological and complicating features of erysipelas. Scand J Infect Dis. 1986; 18 (6): 519-24.

6) Eriksson B, Jorup-Rönström C, Karkkonen K, et al. Erysipelas: clinical and bacteriologic spectrum and serological aspects. Clin Infect Dis. 1996; 23 (5): 1091-8.

＜蜂窩織炎の疫学＞

7) Ellis Simonsen SM, van Orman ER, Hatch BE, et al. Cellulitis incidence in a defined population. Epidemiol Infect. 2006; 134 (2): 293-9.

＜蜂窩織炎のレビュー＞

8) Raff AB, Kroshinsky D. Cellulitis: A Review. JAMA. 2016; 316 (3): 325-37.

10) Swartz MN. Clinical practice. Cellulitis. N Engl J Med. 2004; 350 (9): 904-12.

＜蜂窩織炎に対するセファレキシン＋ST 合剤とセファレキシン単剤の比較＞

9) Pallin DJ, Binder WD, Allen MB, et al. Clinical trial: comparative effectiveness of cephalexin plus trimethoprim-sulfamethoxazole versuscephalexin alone for treatment of uncomplicated cellulitis: a randomized controlled trial. Clin Infect Dis. 2013; 56 (12): 1754-62.

＜リンパ浮腫患者の蜂窩織炎のケースシリーズ＞

11) Woo PC, Lum PN, Wong SS, et al. Cellulitis complicating lymphoedema. Eur J Clin Microbiol Infect Dis. 2000; 19 (4): 294-7.

＜蜂窩織炎の針吸引について＞

12) Newell PM, Norden CW. Value of needle aspiration in bacteriologic diagnosis of cellulitis in adults. J Clin Microbiol. 1988; 26 (3): 401-4.

＜蜂窩織炎患者の膿瘍検出のための超音波検査のシステマティックレビュー＞

13) Alsaawi A, Alrajhi K, Alshehri A, et al. Ultrasonography for the diagnosis of patients with clinically suspected skin and soft tissue infections: a systematic review of the literature. Eur J Emerg Med. 2017; 24 (3): 162-9.

＜蜂窩織炎患者の DVT の合併率＞

14) Gunderson CG, Chang JJ. Overuse of compression ultrasound for patients with lower extremity cellulitis. Thromb Res. 2014; 134 (4): 846-50.

＜LRINEC スコア＞

18) Wong CH, Khin LW, Heng KS, et al. The LRINEC (Laboratory Risk Indicator for Necrotizing Fasciitis) score: a tool for distinguishing necrotizing fasciitis from other soft tissue infections. Crit Care Med. 2004; 32 (7): 1535-41.

＜LRINEC スコアに対する批判＞

19) Barie PS. The laboratory risk indicator for necrotizing fasciitis (LRINEC) score: useful tool or paralysis by analysis? Crit Care Med. 2004; 32 (7): 1618-9.

⑬感染症内科医が併診すべき菌血症

黄色ブドウ球菌菌血症とカンジダ血症

▶ 黄色ブドウ球菌菌血症とカンジダ血症は感染症内科へコンサルテーションすることで予後が改善する．

　病院によっても違うと思うのですが，当院の感染症内科医の日常業務はだいたいが感染症コンサルテーション中心で，その他にワクチン業務，院内感染症対策，そして外来なんかをやっています．でも，院内では僕らが普段何をやっているのかは意外と知られてなかったりします（意外ではないですね…）．まあ，よくテレビドラマ化されるのはもっぱら華やかな外科医が中心で，それに比べると感染症内科医は日陰の存在です．おそらく，感染症内科医が主人公のテレビドラマは今後もないでしょう（地味だし）．院内ですらマイナーな存在なので，一般の人たちには当然ながら知られていません．ですので，院外で「何科のお医者さんですか？」と聞かれ感染症内科医ですと答えると，「へぇ…．」と，ほぼほぼ微妙な雰囲気になることは避けられないのです（なので，僕は脳外科医ですと答えたりしています．ごめんなさい）．

　でも，感染症内科医が役に立つときって結構あるのです．僕らが，その存在意義をアピールするのによく例を出すのが，

①黄色ブドウ球菌菌血症　②カンジダ血症

の2つです．この2つは感染症内科にコンサルテーションをすると患者さんの予後が改善する菌血症として知られています．これらは共にマネジメントが

少々複雑です．なので，黄色ブドウ球菌とカンジダが血液培養から検出されたら，僕らは積極的に患者さんを併診させてもらっています．「そんなの自分でマネジメントできるぜ．感染症内科の助けはいらねー」とおっしゃる先生は大丈夫です…多分．でも，みんながみんなそうではないので，原則併診なのです（これはもう，院内のルールとして決めてしまったほうが良いのではないかと思います）．急性腎障害（acute kidney injury：AKI），心筋梗塞，うっ血性心不全，COPD（chronic obstructive pulmonary disease，慢性閉塞性肺疾患）といった多くの病態の管理とアウトカムに関して専門家の存在価値が確立していますが[1]，これらの菌血症における感染症内科医の存在価値も同様です．感染症内科医は地味だが，役に立つ…のです．

本項では，黄色ブドウ球菌菌血症とカンジダ症のマネジメントを中心に解説していきます．

黄色ブドウ球菌菌血症

▶1. 疫学

黄色ブドウ球菌は院内の血流感染症の20％を占めています[2]．黄色ブドウ球菌菌血症（*Staphylococcus aureus* bacteremia：SAB）の死亡率は20〜30％と非常に高く，黄色ブドウ球菌による感染性心内膜炎の死亡率はさらに19〜65％と高くなります[3]．SABは合併症率も高く，大規模前向き研究において症例の約3割で1か所以上の遠隔病変（関節，腎臓，脳，骨，肝臓，脾臓，脊椎）を認めています[4]．SABの原因としては，血管内カテーテル関連感染症，皮膚軟部組織感染症，呼吸器感染症，骨・関節感染症が多く，原因不明のものが約1/3を占めています 表13-1 [1]．

▶2. 臨床的アプローチ

通常診療と異なり，感染症内科では**検査室での血液培養陽性報告時点**から患者さんの診療に携わることが多いです．SABの診療で大切なことは，詳細な病歴聴取，身体診察，心臓超音波検査，関連した部位の画像検査です．

1）病歴聴取と身体診察

病歴と身体診察は，特に**SABの感染巣が明らかでない時**に重要で，人工物の有無や皮膚軟部組織感染症の既往などを注意深く確認します．前述の通り，SABでは約3割の症例で遠隔病変を認めるため，敗血症性塞栓による症状・所見が

表13-1 黄色ブドウ球菌菌血症の原因疾患

原因	頻度
血管内カテーテル関連	16%
皮膚軟部組織	16%
呼吸器	15%
骨・関節	10%
膿瘍	5%
心内膜炎	5%
尿路	7%
その他の部位	9%
不明	36%
塞栓性脳卒中	2%

(Bai AD, et al. Clin Infect Dis. 2015; 60 (10): 1451-61)[1]

ないかも確認します 表13-2 [4]. 塞栓による症状・所見が入院後に遅れて出現することもあるため，初診時の評価が重要です．感染巣と遠隔病変の有無をきちんと評価することで，ドレナージおよび抗菌薬選択を含む治療とその治療期間が決まります．例えば，中枢神経病変がある場合には，セファゾリンは中枢神経への移行性が不良であり避けるべきです．また，化膿性脊椎炎を合併していれば最低6週間の長期治療が必要になります[5].

表13-2 敗血症性塞栓による症状・所見

症状・所見	
遷延する発熱・盗汗	感染性心内膜炎
頭痛・神経学的所見	感染性塞栓
眼底所見（Roth 斑），眼瞼結膜の点状出血，Janeway 病変，Osler 結節，Splinter hemorrhage	感染性塞栓・感染性心内膜炎
過剰心音・心雑音	感染性心内膜炎
腰背部痛・脊柱の叩打痛	化膿性脊椎炎，硬膜外膿瘍
CVA 叩打痛	腎膿瘍，腎梗塞
左季肋部痛	脾梗塞
関節痛・関節炎	化膿性関節炎
Psoas sign（腸腰筋徴候） 図13-1	腸腰筋膿瘍
運動障害・感覚障害・膀胱直腸障害	硬膜外膿瘍

(Fowler VG Jr, et al. Arch Intern Med. 2003; 163 (17): 2066-72[4] を元に作成)

2）黄色ブドウ球菌菌血症の診療バンドル

バンドルとは，束や，ひとまとめという意味ですが，臨床におけるバンドルとはエビデンスレベルの高いケアを複数ピックアップしてグループ化したものです．例えば人工呼吸器管理や敗血症に対してバンドルが作成され運用されていますが，SAB においても診療バンドル（clinical bundle）があります　表13-3 [6]．

表13-3　黄色ブドウ球菌菌血症の診療バンドル

① 血液培養の陰性化確認
② 早期の感染巣コントロール
③ 心臓超音波検査
④ 適切な抗菌薬治療
⑤ バンコマイシンの TDM
⑥ 治療期間を感染症の合併症にあわせて決める

(López-Cortés LE, et al；REIPI/SAB group. Clin Infect Dis. 2013；57（9）：1225-33)[6]

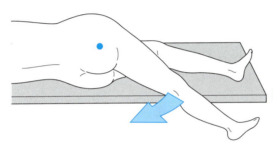

図13-1　Psoas sign
図のような体勢で病変側の股関節の過伸展をすると疼痛が生じる（→陽性）．

①血液培養の陰性化確認

治療期間の決定のために，治療開始後 2〜4 日以内に血液培養を再検します．

②早期の感染巣コントロール

2 時間以内に，疑い例を含めてカテーテルを抜去もしくは膿瘍のドレナージを実施します．

③心臓超音波検査の実施

持続菌血症，Janeway 病変，Osler 結節，眼瞼出血斑や血管炎症状，Roth 斑などの全身感染症状を示唆する所見，感染初期 3 日に抜去されていない永久的な体内人工物の存在，透析といった背景を持つ患者さんでは心臓超音波検査が推奨されます．感染性心内膜炎の疑いが強い症例においては，より検出力に優れた経食道心臓超音波検査（transesophageal echocardiography：TEE）が勧められますが，TEE は侵襲的な検査であるため全ての施設で実施することが困難です．Holland らの報告では，1）永久心臓デバイスがないこと，2）初回の血液

培養から 4 日以内に陰性化していること，3）血液透析患者さんでないこと，4）院内のブドウ球菌菌血症，5）感染の 2 次病変がないこと，6）感染性心内膜炎の臨床的特徴がないこと，の 6 つの条件がそろえば，陰性的中率（NPV）93〜100％で，感染性心内膜炎のリスクが低く，経胸壁心エコー検査で（transthoracic echocardiography：TTE）の実施で十分であると報告しています[7]．

④適切な抗菌薬治療

MSSA（methicillin-sensitive *Staphylococcus aureus*）にはセファゾリン，MRSA（methicillin-resistant *Staphylococcus aureus*）にはバンコマイシンを投与します．

⑤バンコマイシンの TDM（therapeutic drug monitoring, 治療薬物モニタリング）

バンコマイシン使用時には TDM を行い，トラフ値を参考にして投与量を調整します．3 日以上バンコマイシンを使用する場合はトラフ値 15〜20 mg/L を目標にします．

⑥治療期間を感染症の合併症にあわせて決める

それぞれの血液培養の陰性化から，合併症のない菌血症では最低 14 日間，合併症があれば最低 28 日間を目安にします．

▶3. 感染症内科コンサルテーションの影響

SAB のマネジメントはバンドル内に含まれる各項目のケアが重要です．原則，バンドルに準ずる形でマネジメントを行うと良いでしょう．感染症内科医が不在の病院であっても，このバンドル通りにマネジメントを行えば患者さんの予後の改善に繋げることができます[6]．とはいえ，**SAB は感染症内科医が併診するのが基本**と心得ましょう．

847 人の黄色ブドウ球菌菌血症の感染症内科へのコンサルテーションによる影響を調べた研究では[1]，コンサルテーションが**ケアの質の向上と院内死亡率の低下**（hazard ratio 0.72）と関連していました．コンサルテーションには，相談を受けた後に直接ベッドサイドへ行って診察するベッドサイドコンサルテーションと，電話のみのコンサルテーションがありますが，Forsblom ら[8]は**ベッドサイドコンサルテーションの死亡率が有意に低かった**ことを報告しています（7 日死亡率 odds ratio 0.09，28 日死亡率 odds ratio 0.27）．

たとえ忙しくても，コンサルテーションを受けたらなるべく電話で済まさずに，ベッドサイドまで行き，直接病歴を聴取し，診察することが大切です（②章　感染症診療における臨床推論と問診，③章　感染症診療におけるバイタルサインと

身体診察を参照).

カンジダ血症

カンジダ血症とは血液からカンジダが検出されることです.

▶1. 疫学

カンジダ血症は，米国における院内血流感染症の約1割を占めています[2]. カンジダ血症の死亡率は黄色ブドウ球菌と同様に高く，30〜50%と報告されています[9]. ヒトへ感染を起こすカンジダは最低でも15種あり，90%以上が *Candida albicans*, *C. glabrata*, *C. tropicalis*, *C. parapsilosis*, *C. krusei* の5種です 表13-4 [10]. カンジダ血症全体では，*C. albicans* によるものが多いのですが，近年 non-*albicans* によるものが増加傾向です[11,12]. 日本の報告では，*C. albicans*＞＞*C. parapsilosis*＞*C. glabrata*＞*C. tropicalis*＞*C. krusei* であったとされています 図13-2 [12]. non-*albicans* によるカンジダ血症では，フルコナゾールの耐性化が治療選択上問題となっています. また，カンジダ血症の治療では，キャンディン系が主軸に使用されていますが，*C. parapsilosis* では耐性の可能性があり，抗真菌薬の選択は菌種にあわせなければなりません.

表13-4 カンジダの種類と関連する病態・リスク因子

Candida spp.	関連する病態とリスク因子
C. albicans	全ての患者（新生児，小児，成人）
C. glabrata	糖尿病 がん 血液悪性腫瘍/造血幹細胞移植患者 アゾールの予防内服 高齢
C. parapsilosis	カテーテル関連 新生児 ICU患者
C. krusei	アゾールの予防内服 血液悪性腫瘍/造血幹細胞移植患者 ステロイド使用
C. tropicalis	血液悪性腫瘍患者 ステロイド使用

(Antinori S, et al. Eur J Intern Med. 2016; 34: 21-8)[10]

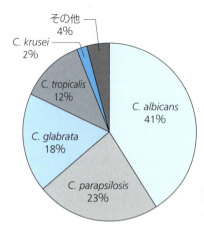

図13-2 カンジダ血症の頻度
(Takakura S, et al. J Antimicrob Chemother. 2004; 53 (2): 283-9)[12]

▶2. 発症機序

カンジダが血流へアクセスするためには3つの機序が知られています.

①消化管粘膜　②血管内カテーテル　③局所感染症

①消化管粘膜

カンジダは正常の腸管内に存在しています. 好中球減少患者さんやICU患者さんにおいて, 消化管粘膜バリアの破綻から血流へ侵入するメカニズムが考えられています.

②血管内カテーテル

特に中心静脈カテーテルはカンジダ血症の重要な侵入門戸の一つです. さらに完全静脈栄養 (total parenteral nutrition: TPN) を行っていることはカンジダ血症のリスクを上昇させます.

③局所感染

局所感染からの血流への侵入はまれですが, 尿管閉塞に伴う上行性のカンジダ尿路感染症ではカンジダ血症を起こす可能性があります.

▶3. リスク因子

カンジダ血症の発症には**カンジダの保菌**に加えて, **リスク因子の存在**が必要です. ただしリスク因子があってカンジダを保菌していたとしても, ほとんどの患者さんではカンジダ血症を発症しません. リスク因子としては, ICU入室と免疫抑制が一番のリスク因子として知られています 表13-5 [13].

表13-5	侵襲性カンジダ症のリスク因子
医原性/院内	
保菌	
広域抗菌薬治療	
中心静脈カテーテル	
完全静脈栄養（total parenteral nutrition：TPN）	
消化管・心臓手術	
長期入院	
ICU 入室	
熱傷	
早産	
免疫抑制	
好中球減少	
ステロイド治療	
HIV 感染	
糖尿病	

(Spellberg BJ, Clin Infect Dis. 2006；42（2）：244-51)[13]

▶4. 臨床的アプローチ

　カンジダが血液培養から検出された際には，通常 contamination となること が少ないため[14]，速やかに感染巣を検索する必要があります．カンジダ血症で は皮疹が見られることがありますが，他に特異的な症状や所見はありません．リ スク因子があって抗菌薬治療に反応しない発熱患者さんをみた時にはカンジダ血 症の存在を考慮する必要があります．

　カンジダ血症は血液培養で確定診断されることがほとんどですが，血清診断で は β-D グルカンが陽性となります．決してカンジダに特異的な検査ではなく他 の真菌症においても陽性となります（ただし，クリプトコッカス症と接合菌症で は陰性となります）[10]．また，カンジダマンナン抗原も補助診断として使用可能 ですが，偽陰性が生じやすいカンジダ種（特に *C. parapsilosis* や *C. krusei*） があるので注意を要します[15]．

　カンジダ血症は，侵襲性カンジダ症において最もよく見られる臨床像のひとつ ですが，深部のカンジダ感染症の血液培養陽性率は必ずしも高くありません．深 部のカンジダ感染症はまれですが，腹腔内感染，心内膜炎，骨髄炎，慢性播種性 カンジダ症（肝脾膿瘍），髄膜炎などがあります[10]．そのため，カンジダ血症を みた際には SAB と同様に，感染巣の検索と遠隔病変のチェックを行う必要があ ります．

1）カンジダ心内膜炎と眼内炎

　カンジダ心内膜炎は，全ての感染性心内膜炎の 2％未満でみられます[16]．人

工弁や短期留置型中心静脈カテーテルはカンジダ心内膜炎のリスク因子として知られています[10]．これらのリスク因子や持続菌血症などがあれば，心内膜炎を疑ってTTE，TEEを含む心臓超音波検査を実施すべきです．しかし，これらがなく臨床的に心内膜炎が疑われていなかったカンジダ血症の30％で心内膜炎が見つかったという報告があります[17]．そのため，カンジダ血症の際には，少なくともルーチンにTTEは行ったほうが良いと考えられます．

カンジダ眼内炎は，カンジダ血症患者さんの**16％**と比較的高い頻度でみられ，時に重篤となり，視力を失う可能性があります[18] 図13-3．そのため，カンジダ血症を呈する患者さんでは，**抗真菌薬治療の開始から1週間以内に眼科を受診させなければなりません．**

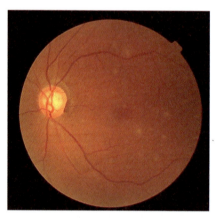

図13-3 カンジダ眼内炎

2) カンジダ血症のバンドル

SAB同様，カンジダ血症においても診療バンドルがあります 表13-6 [19]．バンドルを遵守することによって，治療成績や予後が改善することが報告されています．また，前述の通り，カンジダ血症では眼内炎の合併率が高いため眼科的精査が必要です．エキノキャンディンは眼内への移行が不良のため，眼内炎があれば他剤への変更を検討します．

▶5. 感染症内科コンサルテーションの影響

カンジダ血症のバンドルは有用ですが，普及率は十分ではありません[19]．SAB同様にマネジメントが少々複雑なため，カンジダ血症も**感染症内科併診**が基本です．

Takakuraらのカンジダ血症における感染症内科へのコンサルテーションの影

表13-6 カンジダ血症のバンドル

実施時期	バンドルの項目
治療開始時	1. カンジダ血症を診断後24時間以内に中心静脈カテーテルを抜去
	2. 適切な抗真菌薬の初期選択
	3. 適切な抗真菌薬の投与量
治療開始後	4. 眼科的精査
	5. 血液培養陰性化確認
	6. 治療開始3〜5日目における臨床効果を評価し，抗真菌薬変更を検討
	7. 適切な第二選択薬の選択
	8. 血液培養陰性化かつ臨床症状改善から最低2週間治療（臓器カンジダ症の合併ではより長期）
	9. 経口剤へのstep-down

(Takesue Y, et al. J Antimicrob Chemother. 2015; 70(2): 587-93)[19]

響を調べた研究では[20]，コンサルテーションによって30日生存率が高く，適切なマネジメント（適切な抗真菌薬治療と早期の中心静脈カテーテルの抜去）がされました．また，がん患者さんの *C. glabrata* 菌血症の研究でも，感染症内科へのコンサルテーションが適切な治療と予後の改善に関係しています[21]．

50歳男性．膵臓がんの化学療法目的に入院．一昨日，38℃の発熱がありピペラシリン・タゾバクタムの投与が開始されている．

細菌検査技師 外科病棟のAさんですが，一昨日の中心静脈カテーテルと末梢血の血液培養から黄色ブドウ球菌が検出されています．カテーテル血の方が3時間早いですね．

ありがとうございます．W先生，ちょっとカルテを開いてみてくれる？

はい．えーと，膵臓がんで膵頭十二指腸切除術後の患者さんみたいです．一昨日の夕から発熱があって，ピペラシリン・タゾバクタムが始まっていますね．

ありがとう．中心静脈カテーテルはまだ留置されてる？

…抜去の記載がないので…おそらく．

そっか，カテーテル関連血流感染症っぽいね．とりあえず主治医に連絡してみるわ．…もしもし，感染症内科の伊東ですが今お時間よろしいですか？ 病棟のＡさんなのですが，黄色ブドウ球菌が血液培養から検出されているみたいなので感染症内科も一緒に併診させていただいてもよろしいですか？ …はい，ありがとうございます．よろしくお願いいたします．

先生，いつも塩対応※なのに，自分からコンサルテーション取りにいくって，何か変なものでも食べたんですか？

※塩対応：アイドルの握手会などにおける素っ気ない対応を指す表現

いやいや W 先生，僕いつも塩対応じゃないから．

ふーん，そうですかねー．で，何でなんですか？

ああ，この患者さんは黄色ブドウ球菌菌血症でしょ？ 黄色ブドウ球菌菌血症とカンジダ血症は感染症内科にコンサルテーションすると予後が改善することが知られているので，当院では原則併診させてもらうルールになっているんだ．黄色ブドウ球菌菌血症もカンジダ血症も死亡率が結構高くて，マネジメントもちょっと複雑なんだよ． 表13-3 表13-4 をみてごらん．

なるほど．

ほら，実際にこの患者さんもカテーテルが抜去されていないし，抗菌薬もピペラシリン・タゾバクタムだから，バンコマイシンへの変更もしくは追加が必要だよね．

確かにそうですね．

あと，黄色ブドウ球菌菌血症は合併症率も高いから，カテーテル関連血流感染症以外にも病変がないか確認する必要もある．

黄色ブドウ球菌の菌血症って怖いですね．

そうそう．だから，がっつり併診させてもらったほうが良いんだよ．もちろん，電話で済まさずに直接ベッドサイドにいくことが大事だからね．

診察の結果，明らかな遠隔病変は認めませんでした．同日，中心静脈カテーテルは抜去していただき，抗菌薬はバンコマイシンに変更しました．後日，黄色ブドウ球菌は MRSA と判明しました．

診断 ▶ 黄色ブドウ球菌による中心静脈カテーテル関連血流感染症

【参考文献】

＜黄色ブドウ球菌菌血症における感染症コンサルテーションの影響＞

1) Bai AD, Showler A, Burry L, et al. Impact of infectious disease consultation on quality of care, mortality, and length of stay in Staphylococcus aureus bacteremia: results from a large multicenter cohort study. Clin Infect Dis. 2015; 60 (10): 1451-61.

＜米国における院内血流感染症のサーベイランス研究＞

2) Wisplinghoff H, Bischoff T, Tallent SM, et al. Nosocomial bloodstream infections in US hospitals: analysis of 24,179 cases from a prospective nationwide surveillance study. Clin Infect Dis. 2004; 39 (3): 309-17.

＜SAB における心臓超音波検査の基準＞

3) Palraj BR, Baddour LM, Hess EP, et al. Predicting Risk of Endocarditis Using a Clinical Tool (PREDICT): scoring system to guide use of echocardiography in the management of Staphylococcus aureus bacteremia. Clin Infect Dis. 2015; 61 (1): 18-28.

＜SAB における合併症率＞

4) Fowler VG Jr, Olsen MK, Corey GR, et al. Clinical identifiers of complicated Staphylococcus aureus bacteremia. Arch Intern Med. 2003; 163 (17): 2066-72.

＜化膿性脊椎炎の治療期間＞

5) Bernard L, Dinh A, Ghout I, et al; Duration of Treatment for Spondylodiscitis (DTS) study group. Antibiotic treatment for 6 weeks versus 12 weeks in patients with pyogenic vertebral osteomyelitis: an open-label, non-inferiority, randomised, controlled trial. Lancet. 2015; 385 (9971): 875-82.

＜黄色ブドウ球菌菌血症の診療バンドル＞

6) López-Cortés LE, Del Toro MD, Gálvez-Acebal J, et al; REIPI/SAB group. Impact of an evidence-based bundle intervention in the quality-of-care management and outcome of Staphylococcus aureus bacteremia. Clin Infect Dis. 2013; 57 (9): 1225-33.

＜SAB の臨床的マネジメントのレビュー＞

7) Holland TL, Arnold C, Fowler VG Jr. Clinical management of Staphylococcus aureus bacteremia: a review. JAMA. 2014; 312 (13): 1330-41.

＜電話コンサルテーションよりもベッドサイドコンサルテーションの方が患者の予後が良い＞

8) Forsblom E, Ruotsalainen E, Ollgren J, et al. Telephone consultation cannot replace bedside infectious disease consultation in the management of Staphylococcus aureus Bacteremia. Clin Infect Dis. 2013; 56 (4): 527-35.

＜感染症コンサルテーションによってカンジダによる CRBSI の予後が改善＞

9) Takakura S, Fujihara N, Saito T, et al. Improved clinical outcome of patients with Candida bloodstream infections through direct consultation by infectious diseases physicians in a Japanese university hospital. Infect Control Hosp Epidemiol. 2006; 27 (9): 964-8. Epub 2006 Aug 14.

＜カンジダ血症のレビュー＞

10) Antinori S, Milazzo L, Sollima S, et al. Candidemia and invasive candidiasis in adults: A narrative review. Eur J Intern Med. 2016; 34: 21-8.

＜カンジダ血症の疫学＞

11) Horn DL, Neofytos D, Anaissie EJ, et al. Epidemiology and outcomes of candidemia in 2019 patients: data from the prospective antifungal therapy alliance registry. Clin Infect Dis. 2009; 48 (12): 1695-703.

12) Takakura S, Fujihara N, Saito T, et al. National surveillance of species distribution in blood isolates of Candida species in Japan and their susceptibility to six antifungal agents including voriconazole and micafungin. J Antimicrob Chemother. 2004; 53 (2): 283-9.

＜播種性カンジダ症の治療戦略＞

13) Spellberg BJ, Filler SG, Edwards JE Jr. Current treatment strategies for disseminated candidiasis. Clin Infect Dis. 2006; 42 (2): 244-51.

＜血液培養の研究＞

14) Weinstein MP, Towns ML, Quartey SM, et al. The clinical significance of positive blood cultures in the 1990s: a prospective comprehensive evaluation of the microbiology, epidemiology, and outcome of bacteremia and fungemia in adults. Clin Infect Dis. 1997; 24 (4): 584-602.

＜カンジダマンナン抗原の診断性能＞

15) Mikulska M, Calandra T, Sanguinetti M, et al; Third European Conference on Infections in Leukemia Group. The use of mannan antigen and anti-mannan antibodies in the diagnosis of invasive candidiasis: recommendations from the Third European Conference on Infections in Leukemia. Crit Care. 2010; 14 (6): R222.

＜カンジダ心内膜炎の診断・治療＞

16) Lefort A, Chartier L, Sendid B, et al; French Mycosis Study Group. Diagnosis, management and outcome of Candida endocarditis. Clin Microbiol Infect. 2012; 18 (4): E99-E109.

＜カンジダ血症患者における心内膜炎の検索＞

17) Fernández-Cruz A, Cruz Menárguez M, Muñoz P, et al; GAME Study Group (Grupo de Apoyo al Manejo de la Endocarditis). The search for endocarditis in patients with candidemia: a systematic recommendation for echocardiography? A prospective cohort. Eur J Clin Microbiol Infect Dis. 2015; 34 (8): 1543-9.

＜2016 年の IDSA のカンジダ症のガイドライン＞

18) Pappas PG, Kauffman CA, Andes DR, et al. Clinical Practice Guideline for the

Management of Candidiasis: 2016 Update by the Infectious Diseases Society of America. Clin Infect Dis. 2016; 62 (4): e1-50.

＜カンジダ血症の診療バンドル＞

19) Takesue Y, Ueda T, Mikamo H, et al; ACTIONs Project. Management bundles for candidaemia: the impact of compliance on clinical outcomes. J Antimicrob Chemother. 2015; 70 (2): 587-93.

＜カンジダ血症における感染症内科へのコンサルテーションの影響を調べた研究＞

20) Takakura S, Fujihara N, Saito T, et al. Improved clinical outcome of patients with Candida bloodstream infections through direct consultation by infectious diseases physicians in a Japanese university hospital. Infect Control Hosp Epidemiol. 2006; 27 (9): 964-8. Epub 2006 Aug 14.

＜がん患者の *C. glabrata* 菌血症における感染症内科へのコンサルテーションの影響＞

21) Farmakiotis D, Kyvernitakis A, Tarrand JJ, et al. Early initiation of appropriate treatment is associated with increased survival in cancer patients with Candida glabrata fungaemia: a potential benefit from infectious disease consultation. Clin Microbiol Infect. 2015; 21 (1): 79-86.

⑭下痢症患者の診断アプローチ

たかが下痢, されど下痢

- ▶下痢症の診断は除外診断が重要.
- ▶診断アプローチはまず, 脱水の評価・補正を行い, 腸管外病変から考える.
- ▶細菌性腸炎における抗菌薬治療の適応は限られる.
- ▶便培養の適応も限られる.
- ▶下痢症は, 1) 持続期間, 2) 医療セッティング, 3) 感染部位, 4) メカニズムで分類することができる.
- ▶急性下痢症の原因のほとんどがウイルス.
- ▶旅行者下痢症の原因のほとんどが細菌.
- ▶CDIは院内下痢症の原因の20%以下. ほとんどは薬剤, 経管栄養, 基礎疾患による.
- ▶下痢症の期間が長くなるほど, 感染の関与は低くなる (ただし慢性感染症を起こす微生物が原因のこともある).

　下痢の診断って本当に難しいですよね. え？　そんなことないって！？　いやいや, 下痢を侮ることなかれです. たかが下痢, されど下痢なのですっ！
　さて, そもそも下痢は1日に3回以上の軟便または水様便 (もしくは患者さんにとって普段よりも頻回である場合) と定義されています[1].
　市中の下痢症のほとんどがウイルス性胃腸炎であり, 特別な治療を必要とすることなく, 多くが1週間以内に自然に治癒していきます (self-limited). 冬場の外来には特に下痢を呈する患者さんが多く来院しますが, 急性下痢症の原因の多くがウイルス性胃腸炎です. ウイルス性胃腸炎の頻度が高いことと, self-lim-

itedなことから，下痢を呈する患者さんは軽くみられてしまいがちです．

しかし！　下痢をきたす疾患は非常に多く，腸管外の病変および全身疾患でも下痢をきたすため，その鑑別は多岐にわたります．

「下痢＝（イコール）腸炎」ではないのです．

下痢をきたす疾患の中にはトキシックショック症候群（toxic shock syndrome）やアナフィラキシーショックなどの重篤な疾患も含まれます．下痢症は診断における落とし穴が非常に多く，誤診されやすい症候の一つです．そのため，安易に胃腸炎という病名を付けることは厳に慎むべきで，診断は除外に除外を重ねた結果行われるべきです（**除外診断が重要です**）．

本項では，下痢症患者さんの診断アプローチについて解説していきます．

【総論】

下痢症患者の診断アプローチ

下痢症患者さんの診療フローチャートを 図14-1 に示します[1,2]．最初のステップとしては，原因にかかわらず「脱水の評価と補正」を行い，その上で診断を進めていきます．腸管病変を考える前に，必ず腸管以外の疾患の除外を行います 表14-1 [3]．胃腸炎という病名は，腸管以外の疾患を否定できるまでラベリングしてはいけません．

市中および旅行者下痢症のほとんどが特別な検査を行うことなく対症療法のみで改善するため，抗菌薬治療を必要とする症例は限られます 表14-2 [2]．個々の症例の重症度を把握し，抗菌薬治療の必要性を判断することが大切です．重篤な市中の下痢症における経験的抗菌薬治療は，罹病期間を平均で1〜2日短縮させる可能性があります[4-6]．しかし一方で，サルモネラ腸炎で菌の排出期間を長引かせたり，腸管出血性大腸菌による腸炎で溶血性尿毒症症候群（HUS）のリスクを高めることが指摘されています[7]．ただ，初診時にすぐに便培養結果を知ることができないというジレンマがあるため，以下の場合に限って経験的抗菌薬治療を検討します[1,8-10]．

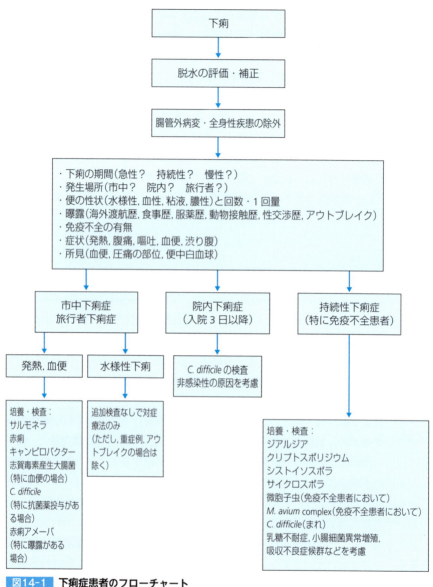

図14-1 下痢症患者のフローチャート
(文献 1, 2 より改変)

表14-1　急性胃腸炎症状を呈する腸管外病変/全身性疾患

感染症

骨盤内・後腹膜：骨盤炎症性疾患（pelvic inflammatory disease：PID），骨盤内膿瘍，
　腸腰筋膿瘍，穿孔性虫垂炎
胆道系感染症
肺炎（特に非定型肺炎）
敗血症一般：黄色ブドウ球菌，レンサ球菌，TSS などのトキシン関連疾患
その他：小児中耳炎

非感染症

血管系：心筋梗塞，肺塞栓，解離性大動脈瘤，腸間膜動静脈血栓塞栓症，くも膜下出血
悪性腫瘍：膵臓がん，肺がんリンパ管転移
消化器系疾患：膵炎
内分泌・代謝疾患：糖尿病性腎不全，尿毒症，副腎不全，甲状腺クリーゼ，
　　　　　　　　　ホルモン分泌腫瘍など
　その他：妊娠，緑内障

（青木　眞. レジデントのための感染症診療マニュアル第3版. 医学書院；2015. p.685）[3]

表14-2　抗菌薬が必要な細菌性腸炎

抗菌薬の有用性	病原微生物
中等度から重症の患者で RCT において抗菌薬の有用性が証明されている	赤痢，腸管侵入性大腸菌（EIEC），毒素原生大腸菌，*Vibrio cholerae*，エロモナス，プレシオモナス
重症もしくは持続性，菌血症，免疫不全や合併症リスクが高い患者で RCT において中等度の抗菌薬の有用性が証明されている	*Campylobacter jejuni*
RCT において抗菌薬の有用性が明らかではない. 微生物の排出を遷延させる. 抗菌薬は特定の状況においてのみ使用される.	非チフス・サルモネラ
RCT といくつかの研究において抗菌薬の有用性が明らかではない（特に小児）. HUS などの合併症リスクを増加せる可能性がある.	腸管出血性大腸菌

（LaRocque RC, et al. Mandell, Douglas, and Bennett's Principles and Practice of Infectious Diseases, Updated Edition. Elsevier；2015. p.98, 1238-47.e2）[2]

- 血圧の低下，悪寒戦慄など菌血症が疑われる場合
- 重度の下痢による脱水やショック状態などで入院加療が必要な場合
- 菌血症のリスクが高い場合
  （CD4 陽性リンパ球数が低値の HIV 感染症，ステロイド・免疫抑制剤投与中などの細胞性免疫不全者）
- 合併症のリスクが高い場合（50 歳以上，人工血管・人工弁・人工関節など）
- 旅行者下痢症（症状や状況によっては治療を考慮する場合もある）

具体的な経験的抗菌薬治療の選択には，詳細な病歴聴取と身体診察によって原因微生物を推定する努力が必要です．

 下痢症の分類

下痢症は，1）持続期間，2）医療セッティング，3）感染部位，4）メカニズムで分類することができます．いずれの分類も下痢症の鑑別を考える上で有用です．

1）持続期間による分類

下痢症は持続期間によって，以下のように分類されます[1]．

①**急性下痢症**（acute diarrhea）≦14日
②**持続性下痢**（persistent diarrhea）＞14日
③**慢性下痢症**（chronic diarrhea）＞30日

急性下痢症のほとんどは感染性下痢症ですが，持続期間が長くなるほど非感染性の原因が多くなります　表14-3 [11-13]．

表14-3 下痢症の持続期間とその特徴

	持続期間	特徴
急性下痢症	≦14日	ウイルス＞細菌感染が主
持続性下痢症	＞14日	原虫，寄生虫感染が主
慢性下痢症	＞30日	非感染症：薬剤性，過敏性腸症候群，機能性下痢症，炎症性腸疾患，顕微鏡的大腸炎，吸収不良症候群などが主

（文献 11-13 より）

2）医療セッティングによる分類

下痢症を医療セッティングによって以下の3つに分類することもできます．

①**市中下痢症**
②**旅行者下痢症**：旅行中もしくは旅行から帰国して10日以内に発症する1日3回以上の無形便
③**院内下痢症**：入院後少なくとも72時間以上経過してから発症した下痢症[14]．

3）感染部位による分類

感染部位からは以下の3つに分類することができます．

①大腸型　②小腸型　③穿通型

感染部位によって症状・所見そして原因となる微生物が異なります 表14-4 [15].

表14-4 小腸型・大腸型・穿通型の特徴と病原微生物

	小腸型	大腸型	穿通型
機序	非炎症性(エンテロトキシン,上皮吸着・表面的な浸潤)	炎症性(侵襲性, 細胞毒素)	穿通による
部位	上部小腸	大腸	下部小腸
便	水様便便中白血球なし	血便便中に多核白血球	便中に単核球
随伴症状	嘔気・嘔吐	渋り腹, 下腹部痛, 発熱	発熱, 敗血症症状
原因微生物	【ウイルス】ロタウイルスノロウイルス【細菌】*Vibrio cholera*毒素原生大腸菌（ETEC）腸管病原性大腸菌（EPEC）腸管凝集性大腸菌（EAEC）*Clostridium perfringens**Bacillus cereus**Staphylococcus aureus*【原虫】*Giardia lamblia*（ランブル鞭毛虫）*Cryptosporidium parvum**Cyclospora cayetanensis*Microsporidia	【細菌】赤痢菌腸管侵入性大腸菌（EIEC）腸管出血性大腸菌（EHEC）*Salmonella enteritidis**Vibrio parahaemolyti-cus**Clostrisium difficile**Campylobacter jejuni**Entamoeba histolytica*	【細菌】*Salmonella typhi**Yersinia entero-colitica**Campylobacter fetus*

(Steiner TS, et al. Mandell, Douglas, and Bennett's Principles and Practice of Infectious Diseases, 7th edition. Elsevier：2009. p.1343[15] より一部改変)

　大腸型は，微生物や毒素により腸管粘膜が破壊される病態が基礎にあり，粘液便，渋り腹，便中白血球，腹痛，発熱などを認めます．原因微生物の代表例には赤痢菌，サルモネラ菌があります．

　一方，小腸型は，微生物やその毒素による小腸からの分泌物の増加が原因であり基本的には組織破壊を伴わないので大腸型に認めるような粘血便や発熱はないかあっても軽度です．このグループの代表にはコレラ菌やウイルス性腸炎があります．

　さらに，大腸型，小腸型にも分類できない消化器症状よりも発熱，敗血症といった全身症状が目立つ病型を穿通型と分類することがあります [15]．穿通型には，

チフスや *Yersinia enterocolitica* があります．

4）メカニズムによる分類

下痢症は発症メカニズムによって，以下のように分類することもできます．

> ①浸透圧性下痢　　③分泌性下痢
> ②滲出性下痢　　　④腸管運動異常による下痢

この分類は，特に感染性か非感染性かを判断するのに有用で，鑑別を念頭においた問診と診察が必要になります　表14-5　[16]．

表14-5　下痢症のメカニズムによる分類

		病態	原因
浸透圧性下痢		腸管内浸透圧の増加→体液の腸管内移行→下痢	乳糖不耐症，マグネシウム，ソルビトール，ラクツロース，ガストログラフィンなど
滲出性下痢		腸管粘膜の損傷→滲出性の亢進→腸管内溶液の増加→下痢	急性胃腸炎，炎症性腸疾患，好酸球性胃腸症，顕微鏡的大腸炎
分泌性下痢		Cl⁻チャネル刺激→水分分泌亢進→腸管内溶液の増加→下痢	内因性：アセチルコリン，ヒスタミン，セロトニン，プロスタグランジン，VIP，ガストリン，グルカゴン，セクレチン 外因性：コレラ毒素，大腸菌毒素，*Clostridium difficile* 毒素
腸管運動異常による下痢	亢進	腸内容物通過時間の短縮→吸収低下→下痢	甲状腺機能亢進症，過敏性腸症候群，胃・小腸・大腸切除，迷走神経切除，緩下剤
	減弱	小腸内細菌増殖→脂肪・水吸収障害→下痢	糖尿病，強皮症，甲状腺機能低下症，アミロイドーシス，盲係蹄症候群

（須河恭敬，他．診断と治療．2013；101（2）：205-10）[16]

下痢症患者の問診

下痢症患者さんの問診は，"脱水の評価"と"原因検索"のために行います　図14-1　．病歴から原因微生物を推定し，さらなるワークアップをすすめ経験的抗菌薬治療の手がかりにします．

1）脱水の評価

フローチャートの通りで，まずは原因にかかわらず"脱水の評価"を行います．具体的には，下痢の頻度と量，そして飲水可能かどうかを聴取します．

2) 原因検索

原因検索のための病歴聴取には以下のポイントがあります.

①症状の持続期間（本当に急性？）
②発生場所（市中？　院内？　旅行者？）
③便の性状（水様性，血性，粘液，膿性）と回数・1回量
④曝露〔海外渡航歴，食事歴，服薬歴（抗菌薬を含む），動物接触歴，
　性交渉歴，アウトブレイク〕
⑤免疫不全の有無
⑥症状（発熱，腹痛，嘔気・嘔吐，血便，渋り腹）

①症状の持続期間（本当に急性？）

一般的に急性下痢症は発症のタイミングがはっきりしています.「前日までは問題なかったのですが，今日から突然下痢になったんです」といったような急な変化で，早い段階で病院を受診します.　一方，持続性・慢性下痢性の発症は不明確で，ある程度の期間が経ってから改善しないことを理由に受診する傾向があります.

②発生場所（市中？　院内？　旅行者？）

発生場所によっても鑑別は大きく異なります.原因が感染症であるのであれば，周囲に同症状の人がいないかも確認します.

③便の性状　⑥症状

原因検索のために，小腸型か大腸型かを意識することが大切です　表14-4 .
オーバーラップもありますが，概ね

小腸型　≒　ウイルス性
大腸型　≒　細菌性

で，抗菌薬治療の必要性を検討するのに役立ちます.　前述の通り，大腸型の特徴としては，発熱，腹痛，血便，粘液便，渋り腹を認めます.　一方，小腸型では，血便，粘液便，発熱はないかあっても軽度で，下痢は水様で量は多い傾向にあります.　なお，血性下痢で腹痛を認める場合には，感染症以外にも虚血性大腸炎や炎症性腸疾患といった非感染症疾患も考慮しなければなりません.

④曝露

曝露には海外渡航歴，食事歴，服薬歴，動物との接触歴，性交渉歴，アウトブレイクが含まれます.

④-1　海外渡航歴

海外渡航歴（特に途上国）の有無によって，その後の鑑別診断が大きく異なるため，必ず聴取するようにします．渡航歴はあり・なしだけではなく，「**渡航地・潜伏期・曝露歴**」の3つの要素を意識して問診を行うことが大切です（②章 感染症診療における臨床推論と問診，下記の旅行者下痢症を参照）．

④-2　食事歴

食中毒（foodborne illness）は，微生物（細菌，ウイルス，寄生虫）や化学物質・自然毒などを含む食事摂取に関連する疾患で，一般的に消化管症状を伴います[17]．忘れがちですが，**食中毒を疑った際には，疑いであってもただちに最寄りの保健所へ届け出る必要があります**（食品衛生法第58条）．

食事歴は，「**いつ・どこで・なにを**」食べたかを聴取します．

微生物によっては長い潜伏期を持つものがあるため，食事歴は1週間前まで遡って聴取します．おいおい，そんなに覚えてるわけないよ…と思われるかもしれません（ごもっともです）．確かに，私なんぞは昨日食べたものすら出てきません（トホホ）ので，1週間遡って何を食べたか言ってもらうのは患者さんにとっても難しいことだと思います．ですので，具体的に原因となるリスクの高い食事（焼き鳥，焼肉，生卵，魚介類など）の有無や外食歴・屋台歴を聞くと良いでしょう．それでも，原因の食事を特定することはしばしば困難ですが，あれば曝露後の発症時間（潜伏期）とあわせて診断の手がかりとなります[10]．

食中毒は細菌，ウイルス，まれですが寄生虫（原虫）が原因となります 表14-6 表14-7 表14-8 [17]．細菌によるものは感染型と毒素型に分類されています．一般的に，毒素型の方が感染型よりも潜伏期が短い傾向があります（例：食後6時間以内に発症した場合は毒素型の黄色ブドウ球菌，セレウス菌を疑います）．ただし，ボツリヌス菌（12〜72時間）や腸管出血性大腸菌（1〜8日）は毒素型にもかかわらず，比較的長い潜伏期を持っており例外もあります．

④-3　服薬歴

服用歴は，抗菌薬（過去3か月以内）[18]，下剤の服用，制酸剤（特にPPI）などの服用がないかを確認します．

④-4　動物との接触歴

動物との接触歴も特定の感染症と関連しています．例えば家禽，カメとの接触はサルモネラ感染症を示唆します．

④-5　性交渉歴

性交渉歴は，特に男性同性愛者（men who have sex with men：MSM）において重要です．MSMでは，肛門性交もしくは口-肛門性交によって，細菌と

表14-6　感染型細菌性食中毒

微生物	潜伏期	症状と所見	症状の持続期間	関連する食事歴
Campylobacter jejuni	2〜5日	下痢，疝痛，発熱，嘔吐下痢はしばしば血性	2〜10日	食肉（鳥刺し，生レバーなど）生乳，汚染水
Listeria monocytogenes	9〜48時間（胃腸炎症候群）2〜6週（侵襲性疾患）	発熱，筋痛，嘔気，下痢妊婦は軽症のインフルエンザ症状を呈し，早産・死産をきたす可能性がある．高齢者もしくは免疫不全患者では菌血症や髄膜炎をきたす可能性がある．	幅がある	ナチュラルチーズ，生乳，生ハム，肉や魚のパテ，スモークサーモン
サルモネラ（非チフス）	1〜3日	下痢，発熱，腹部疝痛，嘔吐	4〜7日	鶏肉，生卵，家禽・カメ・イグアナなどのペット
Vibrio parahaemolyticus（腸炎ビブリオ）	2〜48時間	水様性下痢，腹部疝痛，嘔気・嘔吐	2〜5日	魚・貝などの魚介類の生食
Vibrio vulnificus	1〜7日	嘔吐，下痢，腹痛，菌血症，創部感染一般的に免疫不全や慢性肝疾患において見られる（水疱性病変を伴う）	2〜8日肝疾患・免疫不全患者では致死的となる	特に牡蠣などの生の貝汚染された魚介類創の海水曝露
Yersinia enterocolitica Y. pseudotuberculosis（腸炎エルシニア）	24〜48時間	若年成人においては虫垂炎様症状（下痢，嘔吐，発熱，腹痛）*Y. pseudotuberculosis*では猩紅熱をきたすこともある	1〜3週	食肉，生乳，汚染水

（MMWR Recomm Rep. 2001；50（RR-2）：1-69[17]）より一部改変）

寄生虫（特に赤痢菌，ランブル鞭毛虫，赤痢アメーバ）の伝播のリスクを増大させます．MSM における急性下痢症が，性感染症による直腸炎の症状のひとつとして見られることもあります．

④-6　アウトブレイク

CDI やノロウイルスなどは施設内で流行することがあり，疑った際には周囲の発生状況を確認します．

⑤免疫不全の有無

免疫不全患者さんにおいては，通常みられる微生物に加えて，寄生虫やサイトメガロウイルスといったまれな微生物の感染リスクが高くなります．HIV 感染

表14-7　毒素型細菌性食中毒

微生物	潜伏期	症状と所見	症状の持続期間	関連する食事歴
Bacillus cereus（下痢型毒素）	10〜16時間	腹部疝痛，水様性下痢，嘔気	24〜18時間	肉，シチュー，グレイビーソース，バニラソース
Bacillus cereus（嘔吐型毒素）	1〜6時間	突然発症の重度の嘔気・嘔吐下痢は見られることもある	24時間	不適切に冷蔵・調理された炒飯，肉
Clostridium botulinum（ボツリヌス中毒毒素）	12〜72時間	嘔吐，下痢，視力障害，複視，嚥下障害，筋力低下呼吸不全をきたし死亡することもある	幅がある（数日〜数か月）	いずし，真空パック製品，ソーセージ
Clostridium perfringens（ウェルシュ菌毒素）	8〜16時間	水様性下痢，嘔気，腹部疝痛発熱はまれ	24〜48時間	給食施設，仕出し弁当，旅館などカレー，スープ，肉団子，チャーシュー，野菜の煮物（特に肉の入ったもの）等
腸管出血性大腸菌（EHEC）	1〜8日	重症の下痢（しばしば血性）腹痛，嘔吐通常微熱もしくは発熱なし<4歳で見られることが多い	5〜10日	牛肉，生乳，ジュース生のフルーツ・野菜サラミ，サラダのドレッシング汚染水
毒素原生大腸菌（ETEC）	1〜3日	水様性下痢，腹部疝痛時々嘔吐が見られる	3〜7日	ヒトの便に汚染された水・食事
Shigella spp.	24〜48時間	腹部疝痛，発熱，下痢粘血便を呈する可能性がある．	4〜7日	便に汚染された食事もしくは水ヒト-ヒト感染し，糞口伝播
黄色ブドウ球菌	1〜6時間	突然発症の重症の嘔気・嘔吐腹部疝痛下痢と発熱は見られることもある	24〜48時間	おにぎり，弁当，かまぼこ乳製品
Vibrio cholera	24〜72時間	多量の水様性下痢と嘔吐（重症の脱水を引き起こし数時間で死亡する可能性もある）	3〜7日	汚染された水・魚・貝・屋台の食事

（MMWR Recomm Rep. 2001; 50（RR-2）: 1-69[17]より一部改変）

表14-8 ウイルス性・寄生虫性食中毒

微生物	潜伏期	症状と所見	症状の持続期間	関連する食事・曝露歴
ウイルス性食中毒				
A型肝炎	30日 (平均15〜50日)	下痢, 暗色尿, 黄疸, インフルエンザ症状	幅がある (2週〜3か月)	便に汚染された食品, 輸入生鮮魚介類, 牡蠣などの二枚貝, 井戸水など
ノロウイルス	24〜48時間	嘔気・嘔吐, 多量の水様性下痢 発熱はまれ	24〜60時間	牡蠣などの二枚貝, 食品取扱者の手, 病院・施設内における感染者の吐物・糞便
ロタウイルス	1〜3日	嘔吐, 水様性下痢, 微熱 一過性の乳糖不耐症 乳児・小児・高齢者・免疫不全患者では高リスク	4〜8日	便に汚染された食事 ヒト-ヒト感染し, 糞口伝播
寄生虫性食中毒				
Cryptosporidium pavum (クリプトスポリジウム)	7日 (平均2〜28日)	疝痛, 腹痛, 水様性下痢 発熱と嘔吐は見られることもある また再発することもある	数日〜数週	汚染された水道・レクリエーション水・野菜・フルーツ, 生乳
Cyclospora cayetanensis (サイクロスポラ)	1〜11日	倦怠感, 長引く下痢 しばしば再発する	数週〜数か月	輸入ベリー, 汚染された水・レタス
Entamoeba histolytica (赤痢アメーバ)	2〜3日から1〜4週	血性下痢, 腸蠕動の亢進 (赤痢様), 下腹部痛	数か月	糞口感染 汚染された水・食品
Giardia lamblia (ランブル鞭毛虫)	1〜4週	急性・慢性の下痢 鼓腸, 腹部膨満	数週	汚染された水・食品 ヒト-ヒト感染し, 糞口伝播

(MMWR Recomm Rep. 2001；50 (RR-2)：1-69[17] より一部改変)

症においては, アメーバ赤痢, 細菌性赤痢 (特にMSM) も原因となります. CD4リンパ球の少ない症例 (50〜100/μL未満) においてはサイトメガロウイルス腸炎の合併にも注意が必要です.

　重度の好中球減少患者さん (好中球<500/μL) では, 発熱と腹痛を伴う下痢を呈する好中球減少性腸炎がみられることがあります (①章　感染症診療の基本的アプローチ参照).

下痢症患者の身体診察

身体診察は，下痢の原因究明には役立つことは多くはありませんが，脱水の評価と合併症の有無を評価するのに重要です．

まずはバイタルサインを確認し，全身状態，脱水の程度を評価します（③章 感染症診療におけるバイタルサインと身体診察参照）．口腔内の乾燥と舌の縦皺は感度が比較的高く，腋窩の乾燥や凹んだ眼窩は特異度が高い身体所見となります 表14-9 [19]．

表14-9 脱水の所見

	異常所見の定義	感度	特異度	陽性尤度比	陰性尤度比
起立性低血圧	脈拍数増加＞30回/分	43%	75%	1.7	0.8
	起立性低血圧（収縮期血圧低下＞20 mmHg）	29%	81%	1.5	0.9
皮膚・眼・粘膜	腋窩の乾燥	50%	82%	2.8	0.6
	口腔と鼻腔の粘膜乾燥	85%	58%	2.0	0.3
	舌の乾燥	59%	73%	2.1	0.6
	舌の縦皺	85%	58%	2.0	0.3
	窪んだ眼窩	62%	82%	3.4	0.5
神経症状	意識混濁	57%	73%	2.1	0.6
	上肢・下肢の筋力低下	43%	82%	2.3	0.7
	はっきりしないまたは表現性のない会話	56%	82%	3.1	0.5
CRT	年齢・性別に応じた正常上限値以上	34%	95%	6.9	0.7

（McGee S, et al. JAMA. 1999; 281 (11): 1022-9）[19]

Memo 1
Capillary refill time（毛細血管再充満時間，CRT）[19]

CRTは心臓と同じ高さにした患者さんの中指を5秒間圧迫し，指に正常な色調が戻るまでの時間を測定することで定義されます．正常上限値は，小児と成人男性では2秒，成人女性では3秒，高齢者では4秒ですが，解釈には注意が必要で，その性能は疑問視されています．

腹部の診察では，腹部膨満，叩打痛，圧痛，板状硬，tapping painを含めた腸閉塞・腹膜炎を示唆する所見がないか評価します．また，圧痛の部位が原因微

生物を推定するのに参考になる場合があり，右下腹部痛（回盲部炎）ではキャンピロバクター，サルモネラ，エルシニアを考えます[20]．

下痢症患者の検査

急性下痢症を呈するほとんどの患者さんにおいてルーチンでの検査は不要で，必要時にオーダーします．

1）採血

脱水がひどい場合には，電解質異常と腎機能障害を確認します．血算は原因の鑑別には役に立ちませんが，溶血性尿毒症症候群（血小板減少），C. difficile 感染（白血球上昇）の評価に有用です．血液培養は，悪寒戦慄や，高熱もしくは全身状態が不良である場合に採取すべきです．

2）便培養

ほとんどの急性下痢症患者さんでは，便培養をルーチンに提出せず，まず数日経過観察することが推奨されます．一方で，便培養の適応としては下記が提案されています[11]．

- 血便
- 重度の脱水
- 炎症性疾患の存在
- 症状が3〜7日程度持続
- 免疫不全患者
- 旅行者下痢症
- 医療関連感染が疑われる（公衆疫学的な問題）

微生物によって，検出できる培地が異なるため，検査室にはあらかじめ疑っている微生物を伝える必要があります．

一般的に細菌は持続的に排出されるため，便培養の陰性は偽陰性ではありません．そのため，陰性の際の便培養の再検は通常不要です．一方で，虫卵および寄生虫はしばしば間欠的にしか排出されないため，複数回の検査を行います．

3）EIA 法によるトキシン A/B，GDH 抗原の検出

CDI を疑った際には EIA 法による C. difficile 抗原（glutamate dehydrogenase: GDH）とトキシン A/B の検出を行います（C.DIFF QUIK CHEK コンプリート®）図14-2．GDH は C. difficile 自体の存在を，トキシンはトキシン産生の有無を評価します 表14-10 [21]．

4）グラム染色

便をグラム染色することで，便中白血球と，キャンピロバクターを検出することができます．便中白血球は，大腸粘膜の炎症を示唆し，細菌性腸炎や炎症性腸

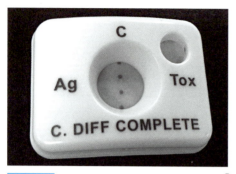

図14-2 C. DIFF QUIK CHEK コンプリート®

表14-10 CDI の検査

	感度	特異度
GDH（EIA 法）	88～92%	89～93%
トキシン A/B 法（EIA 法）	73～87%	97～98%

(Bagdasarian N, et al. JAMA. 2015; 313 (4): 398-408)[21]

疾患の可能性を考えます．細菌性腸炎における便中白血球の特異度は高いものの(96.0%)，感度が低いため(30.8%)なくても否定することはできません[22]．

　グラム染色では，グラム陰性のらせん桿菌を呈するキャンピロバクターを鏡検することができます．検者のスキルに大きく依存しますが，キャンピロバクターの存在は感度89%，特異度99.7%と報告されており，見つければ確定することができます[23]．

5）その他

　ほとんどの症例においては，上記検査で十分なことが多いですが，診断が明らかではない慢性下痢症では甲状腺機能，赤沈，総蛋白，アルブミン，便潜血を確認しておきます．また，下部消化管内視鏡検査と内視鏡下の粘膜生検も検討します．

【各論】

 急性下痢症

　急性下痢症のほとんどが感染性ですが，症状は軽度もしくは一過性であり多くの患者さんは医療施設を受診しません．

　細菌・ウイルス・原虫が原因となりますが 表14-11 [24]，ほとんどがウイルス

表14-11 急性下痢症の原因微生物

細菌性
サルモネラ
赤痢菌
キャンピロバクター
腸管出血性大腸菌 (EHEC) O157
Clostridium difficile
など

ウイルス
ノロウイルス
ロタウイルス
アデノウイルス
アストロウイルス
など

原虫
クリプトスポリジウム
ジアルジア
シクロスポラ
赤痢アメーバ
など

(Musher DM, et al. N Engl J Med. 2004; 351 (23): 2417-27[24]) より一部改変)

表14-12 平成27年度の食中毒の統計

病原微生物	頻度
細菌	
サルモネラ	8.4%
ブドウ球菌	2.7%
腸炎ビブリオ	1.0%
腸管出血性大腸菌	0.7%
その他の病原性大腸菌	2.0%
Clostridium perfringens	2.4%
Bacillus cereus	0.4%
その他の細菌	0.07%
ウイルス	
ノロウイルス	65.5%
その他のウイルス	1.1%
寄生虫	
クドア	0.7%
アニサキス	0.6%
化学物質	0.2%
自然毒	1.0%
その他	0.01%
不明	2.6%

(厚生労働省食中毒統計資料. http://www.mhlw. go.jp/stf/seisakunitsuite/bunya/kenkou_iryou/ shokuhin/syokuchu/04.html)

性で，便培養も 1.5～5.6％しか陽性となりません[1]．国内での正確な統計はありませんが，平成27年度の厚生労働省による食中毒の統計を参照すると，ウイルスに次いで，細菌ではキャンピロバクターとサルモネラが続きます 表14-12 [25]．しかし，重症の下痢症ではほとんどが細菌性で，市中の重症下痢症患者さんの研究では87％の症例で細菌が同定されています[5]．

　頻度は少ないものの，原虫も下痢症の原因となるため，特定の曝露がある場合には考慮する必要があります．下痢症の持続期間が長くなるほど（持続性もしくは慢性），非感染性の原因が多くなります．

Memo 2
細菌性腸炎の腸管外合併症

原因がはっきりとわかっていないものもありますが，細菌性腸炎の腸管外合併症として 表14-13 のような疾患が知られています[26]．

表14-13 細菌性腸炎の合併症

合併症	関連する細菌
菌血症	サルモネラ，*Campylobacter fetus*
溶血性尿毒症症候群	腸管出血性大腸菌（EHEC）
ギランバレー症候群	*Campylobacter jejuni*
反応性関節炎・虹彩炎	キャンピロバクター，サルモネラ，*Shigella flexneri*，エルシニア
感染後過敏性腸症候群	キャンピロバクターが最も重要だが，ほとんどの細菌で起こる可能性あり

（DuPont HL. N Engl J Med. 2009; 361 (16): 1560-9）[26]

旅行者下痢症

海外渡航者の帰国後の受診理由で発熱とともに頻度の高いものが"下痢症"です．

1）疫学

渡航先によっても異なりますが，20〜50％の旅行者に下痢が見られます[27]．リスクの高い地域を下記に示します 図14-3 [28]．

①高リスク（〜40％）：ラテンアメリカ，アフリカ，東南アジア
②中等度リスク（8〜15％）：中国，ロシア，中東，カリブ諸島，南アフリカ，南アメリカ（最南端），タイ
③低リスク（＜4％）：アメリカ，北欧，日本，オーストラリア，ニュージーランド

2）原因微生物

旅行者下痢症では細菌，ウイルス，寄生虫が原因となります．原因微生物が同定されるのは40〜60％の患者さんのみですが，これらのなかで約85％は細菌性です[27]．ウイルスが主因であった市中下痢症と大きく異なります．

原因微生物は渡航先と季節によっても異なりますが，世界的に**毒素原性大腸菌（ETEC）**が最もよく見られます 表14-14 [27]．ETEC以外では，サルモネラ，キャ

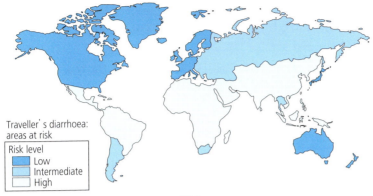

図14-3 旅行者下痢症のハイリスク地域
(DuPont HL. Aliment Pharmacol Ther. 2008; 27 (9): 741-51)[28]

表14-14 渡航先別の原因微生物

	アジア	ラテンアメリカ	アフリカ
細菌性			
毒素原性大腸菌（ETEC）	6〜37%	17〜70%	8〜42%
その他の大腸菌	3〜4%	7〜22%	2〜9%
Campylobacter jejuni	9〜39%	1〜5%	1〜28%
Salmonella spp.	1〜33%	1〜16%	4〜25%
Shigella spp.	0〜17%	2〜30%	0〜9%
Plesiomonas shigelloides	3〜13%	0〜6%	3〜5%
Aeromonas spp.	1〜57%	1〜5%	0〜9%
ウイルス性			
ロタウイルス	1〜8%	0〜6%	0〜36%
寄生虫			
Entamoeba histolytica	5〜11%	<1%	2〜9%
Giardia lambia	1〜12%	1〜2%	0〜1%
Cryptosporidium spp.	1〜5%	<1%	2%
Cyclospora cayetanensis	1〜5%？	<1%？	<1%？
同定困難	10〜56%	24〜62%	15〜53%

(Al-Abri SS, et al. Lancet Infect Dis. 2005; 5 (6): 349-60)[27]

ンピロバクター，赤痢によるものが比較的多いです．また，腸管凝集性大腸菌（EAEC）や腸管侵入性大腸菌（EIEC）も原因として認識されるようになってきています．

ウイルスでは，ロタウイルスによるものが原因として最も多いのですが，ノロ

ウイルスもまた旅行者下痢症の原因となります[29].

旅行者下痢症の原因として，原虫の頻度は高くありませんが，クリプトスポリジウム，ミクロスポリジア，イソスポラ，ランブル鞭毛虫，サイクロスポラもみられます[30]．そのため，下痢症が長引く際には，原虫などの検索を行う必要があります．

3）旅行中のリスク因子

旅行者下痢症のリスクに関与する因子として以下のものが知られています．

①渡航先

渡航先が開発途上国の場合，衛生環境が悪いことが多く，旅行者下痢症のリスクが高くなります 図14-3 ．

②季節・気候

夏季と亜熱帯地域はリスク因子として知られています[27]．

③渡航期間

渡航期間が長いほど，リスクのある環境に曝露される期間が長くなるため，発症リスクが高くなります．

④宿泊施設

素泊まり，B&B[31]，個人旅行[32] がリスク因子として知られています．これらは，衛生状態，食事，食事の場所を反映していると考えられます．安価な宿泊施設のほうが衛生状態が悪い傾向にありますが，必ずしも高いホテルが安全とは言えません[27]．また，クルーズ船での旅行は，食べ物・水，胃腸炎による下痢症のアウトブレイクのリスクとして知られています[27]．

⑤旅行形態

バックパッカーはビジネス旅行者に比べると，約2倍下痢の発症リスクが高くなります[33]．

⑥食事

食事によっては危険と考えられているものもありますが，どういった食事を避けるかに関しては明確なものはありません．

⑦旅行者側の因子

外的因子だけでなく，**旅行者側の因子**も重要です．

機序は不明ですが，**O型の血液型**は，細菌性赤痢，ノロウイルス，重症のコレラに罹患しやすいことが知られています[27]．

胃の摘出術やプロトンポンプ阻害薬などの制酸剤を内服していると，胃酸による殺菌効果の低下により，サルモネラやキャンピロバクターなどの酸感受性の微生物の感染リスクが上昇します[32]．

年齢（＜6歳未満）もリスク因子となります[34]．

HIV 感染症，AIDS，ステロイド使用，免疫抑制薬，IgA 欠損症といった免疫不全は旅行者下痢症のリスクが高くなります．特に CD4 リンパ球低値の患者さんは原虫感染症（例：クリプトスポリジウム，ミクロスポリジア，イソスポラなど）とサルモネラ菌血症に罹患しやすくなります[27]．

4）臨床症状

旅行者下痢症は，旅行の**最初の 1 週間**で最も発症しやすく，到着後 2 日目，3 日目がピークとなります．その後時間とともに徐々に罹患率が減少します[34,35]．旅行者下痢症も，通常の市中の下痢症と同様にほとんどが特別な治療を要することなく自然に軽快します．

旅行者下痢症の症状は原因微生物に基づきますが，症状から原因を推定することは困難です．ただし，頻度の多い毒素原性大腸菌による下痢症の典型例では下痢は水様性で量が多く，腹部の疝痛，嘔気，倦怠感が先行します[34]．また，鼓腸やげっぷなどの上部消化管症状はランブル鞭毛虫の可能性があります．一方，便意の切迫，血性下痢，疝痛は，キャンピロバクターや細菌性赤痢においてよく見られます．

症状は 1〜7 日持続し，約 10％の症例が 1 週間以上，5％が 2 週間以上，1％が 30 日以上持続します[36]．下痢のため，約 20％の患者さんが 1〜2 日床上安静となり，40％の患者さんが旅行先での活動が制限され，1％が病院への入院が必要となります[27]．滞在期間が長いと下痢を繰り返す可能性もあります．

院内下痢症

入院患者さんの下痢はよくみられる症候の一つで，入院中に **12〜32％**の患者さんが下痢を経験します[14]．

入院中の下痢と言えば，*Clostridium difficile* 感染症（CDI）と思われがちです．しかし，患者背景にもよりますが CDI によるものはだいたい 20％以下に過ぎず，薬剤，経管栄養，基礎疾患が原因であることの方が多いです 表14-15[14]．

院内下痢症は，入院後少なくとも 72 時間以上経過してから発症した下痢症と定義されています．入院第 3 病日以降に市中下痢症の原因となるウイルス，細菌，寄生虫による頻度が少ないことから臨床的に有用な定義といえます（3 days rule）．

表14-15 高リスク患者における院内の下痢症の原因

	抗菌薬使用患者	集中治療患者	化学療法患者	固形臓器移植	造血幹細胞移植
下痢	5〜25%	≧15〜40%	20〜80%	7〜27%	43〜79%
感染症	10〜30%	10〜30%	≦20%	17〜20%	6〜19%
C. difficile	10〜25%	10〜25%	10〜14%	5〜10%	1〜20%
その他の毒素産生性細菌	1〜8%	1〜8%	不明	不明	不明
ノロウイルスとその他のウイルス	不明	不明	不明	不明	8%
日和見感染症（サイトメガロウイルス）	有意ではない	有意ではない	有意ではない	≦5%	<5%
非感染症	70〜90%	70〜90%	≧80%	80〜83%	81〜94%

(Polage CR, et al. Clin Infect Dis. 2012；55（7）：982–9)[14]

▶ 1. 院内下痢症診断のポイント

　抗菌薬曝露にかかわらず臨床的に明らかな下痢を呈する患者さんでは，まずCDIを除外します．病歴聴取は特に重要で，下痢と関連する薬剤や基礎疾患（炎症性腸疾患など）がないかを確認します．下痢が持続しており，薬剤性やCDIの可能性が低い場合には，

血便の有無　　　免疫状態　　　重症度

を元に他の原因を考えます **図14-4** [14]．

　経腸栄養を行っている場合には高率に下痢をきたすため，製剤や注入スピードが適正であるか評価します．

　移植やHIVといった免疫抑制患者さんでは，市中の細菌や寄生虫が原因となることもあり，入院後72時間以上経過していても便培養や寄生虫検査を考慮しても良いですが，ルーチンに行う必要はありません．移植患者さんではサイトメガロウイルス感染やその他ウイルス感染（ノロウイルス，アデノウイルス，ロタウイルス）を除外すべきです．ただ多くは薬剤やGVHDによるものが原因です．

　血性下痢を呈する患者さんでは，非感染症ですが，虚血性腸炎の除外も大切です．

▶ 2. 原因

　院内下痢症は市中発症の下痢と比べ，感染症による下痢が少ないという特徴があります．CDIは院内発症の下痢症の10〜20%を占め，感染性の原因では最多

⑭ 下痢症患者の診断アプローチ

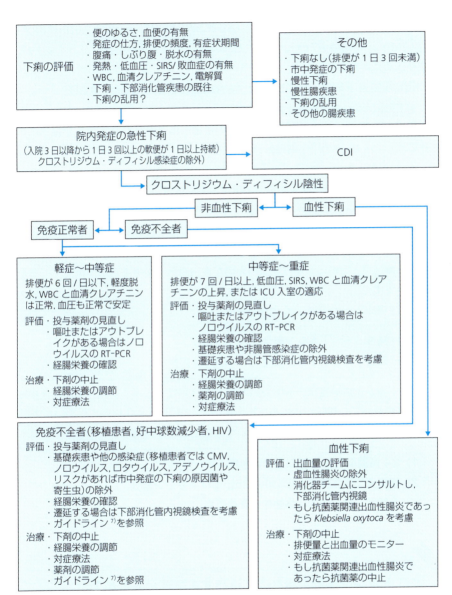

図14-4 院内発症の下痢の評価と治療
(Polage CR, et al. Clin Infect Dis. 2012; 55 (7): 982-9)[14]

を占めます[14].CDI 以外の原因としては,*Klebsiella oxytoca*(出血性腸炎)や *Clostridium perfringens* やノロウイルス(アウトブレイク)がありますが,頻度は高くありません.

1)抗菌薬関連下痢症(antibiotic-associated diarrhea:AAD)

① *Clostridium difficile* 感染症(CDI)

CDI は抗菌薬の使用などにより腸管の正常細菌叢が乱れた状況下で毒素産生性の *C. difficile* が感染・増殖し発症します.

①-1 診断

CDI は症状と検査所見を組み合わせて診断します(再発例も同様です)[18].多くの日本の施設では CDI の診断は,CD トキシンと GDH によって行われています(p.387 参照)[21].海外では,感度・特異度ともに優れたトキシン産生遺伝子の PCR が利用可能ですが,日本では残念ながら検査することができません(日本でも臨床導入されることが決まったので今後は検査できる施設が増えてくるとは思います).

検査の解釈は,以下のようになります.

GDH 陽性 + トキシン陽性 → CDI

GDH 陰性 + トキシン陰性 → CDI は否定

CD トキシンの感度は十分でないため,GDH 陽性+トキシン陰性の際には個々の症例においての判断が必要となります.

以下の臨床所見と検査所見に基づいて診断されます(再発例も同様です)[18].

---

1)24 時間以内に 3 回以上の無形便

2)便検査で毒素性 *C. difficile* 検出,CD トキシン陽性,内視鏡・病理学的に偽膜性腸炎の所見

Memo 3

CD トキシン検査を繰り返し検査する意味があるか?

Aichinger らは[37],EIA 法によるトキシン A/B が初回陰性で 2 回目に陽性となるのは 1346 検体中 25 検体しかない(1.9%)ことを報告しており,検査を繰り返す意義がないことを報告しています.

①-2 CDI の症状

トキシン産生株による CDI の症状は，無症状から劇症型まで幅がありますが，通常，50％以上の保菌患者さんで無症状です．これは，宿主の免疫力のためですが，免疫力が不十分だと腸炎が発症します．

CDI の症状発現は通常，保菌からすぐに始まり，発症までの平均期間は 2～3 日です．粘液便や潜血便が見られますが，黒色便や血便が見られることはまれです．発熱，腹部疝痛，腹部不快感，末梢血の白血球上昇はよくみられる所見ですが，半分以下にしかみられません [18]．関節炎や菌血症といった腸管外症状は非常にまれです．入院患者さんにおいて原因がはっきりしない白血球上昇を見た際には，CDI を考慮すべきです．

Memo 4

C. difficile は菌血症を起こすのか？

腸管外 CDI を調査した研究では [38]，全 CDI の 18,570 症例中 31 症例（0.17％）が腸管外から *C.difficile* が検出され，そのうち 2 例（0.01％）が血流感染でした．*C. difficile* が血液培養から検出されることは非常にまれと言えます．

①-3 CDI のリスク因子

最も重要なリスク因子は抗菌薬の使用です．抗菌薬は経口よりも経静脈投与でよりリスクが高くなります（OR 2.73）[39]．また，ほとんどの CDI 患者さんにおいて 8 週間以内に抗菌薬の使用歴があります [40]．Olson らの報告では [41]，有症状患者さんの 96％が 14 日以内に，100％が 3 か月以内に抗菌薬を服用していました．

アンピシリン，アモキシシリン，セファロスポリン，クリンダマイシン，フルオロキノロンが最も CDI と関連していますが，すべての抗菌薬が CDI を起こします 表14-16 [42]．CDI の治療に使われるメトロニダゾールでさえ原因となります [43]．

他にも，年齢，入院，長期療養施設，環境汚染などがリスクとして知られています [40,42]．

特に年齢が重要で，CDI のアウトブレイク中の感染リスクは，65 歳以上の高齢者群は若年入院患者さんと比較して 10 倍高いと報告されています [44]．

CDI は院内感染が大多数ですが，近年では市中の CDI が増えており，新規症例の最大 1/3 が市中発症という報告もあります [42]．

表14-16 CDIと関連する抗菌薬

よくみられる	まれ
クリンダマイシン アンピシリン アモキシシリン セファロスポリン フルオロキノロン	アミノグリコシド バシトラシン メトロニダゾール テイコプラニン リファンピシン クロラムフェニコール テトラサイクリン カルバペネム ダプトマイシン チゲサイクリン
しばしばみられる	
その他のペニシリン サルファ剤 トリメトプリム ST合剤 マクロライド	

(Leffler DA, et al. N Engl J Med. 2015; 372 (16): 1539-48)[42]

Memo 5

市中発症の CDI

　院内発症の CDI に比べて若年で，明らかな抗菌薬曝露やリスク因子がないことが多く，原因はよくわかっていません[42]．

①-4 重症 CDI

　CDI の死亡率は 5％で，全ての原因による死亡率は 15～20％とされています[42]．CDI の重症度分類は文献によって若干異なります **表14-17** **表14-18** が，白血球数 ≧15,000/μL，低アルブミン血症，急性腎障害（AKI）は独立した危

表14-17 CDI の重症度と関連するリスク

CDI の重症度	臨床像と検査所見	関連するリスク因子
軽症から中等症	感染症の全身症状なし 白血球数<15,000/μL 血清 Cre<ベースラインの 1.5 倍	抗菌薬使用，過去の入院， 長期入院，PPI の使用，化学療法， CKD，経管栄養
重症	感染の全身症状　± 白血球数≧15,000/μL もしくは 血清 Cre≧前値の 1.5 倍	高齢，BI/NAP1/027 株の感染
重症，複雑性	低血圧，イレウス， 中毒性巨大結腸を含む感染症の全身 症状	上記　＋　細菌の手術歴，炎症性 腸疾患，免疫グロブリンの点滴
再発	CDI の治療完了後 8 週間以内の再発	65 歳以上，抗菌薬使用中，併存症， PPI 使用中，初回感染が重症

(Bagdasarian N, et al. JAMA. 2015; 313 (4): 398-408)[21]

表14-18 CDI の重症度

重症度	臨床症状と検査所見
無症候性キャリア	症状・所見なし
軽症	軽度の下痢（3〜5 回/日），無熱，軽度の腹部不快感もしくは圧痛 目立った検査所見なし
中等症	中等度の下痢（非血性），中等度の腹部不快感もしくは圧痛 嘔気（たまに嘔吐），脱水 白血球数>15,000/μL，ベースラインより尿素窒素・Cre の上昇
重症	重症・血性下痢，偽膜性大腸炎，重篤な腹痛，嘔吐，イレウス， 体温>38.9°C 白血球数>20,000/μL，血清アルブミン値，2.5 g/dL， 急性腎障害（AKI）
複雑性	中毒性巨大結腸，腹膜炎，呼吸不全，循環動態が不安定

(Leffler DA, et al. N Engl J Med. 2015；372（16）：1539-48)[42]

険因子として知られています[21,42].

② *Klebsiella oxytoca*

K. oxytoca の病原株は DNA 合成を阻害するトキシンを産生します[45]. *K. oxytoca* は *C. difficile* 陰性の抗菌薬投与後の出血性大腸炎の原因の 50〜80％を占めますが，非血性下痢をきたす抗菌薬関連下痢症の主因ではありません[46,47]. 実際に *C. difficile* 検査で提出された 429 便検体において細胞毒性を有する *K. oxytoca* を認めたのは 2.3％に過ぎず，ルーチンの便培養ではほとんど検出されません[45].

患者さんの多くは，成人で，ペニシリンやその他の抗菌薬投与後に急性発症の腹痛，血性下痢，白血球上昇を認めます[47]. 症状は抗菌薬の中止のみで改善し，*K. oxytoca* を標的とした治療は必要ありません.

便検体から *K. oxytoca* を有意に認めることによって診断されますが，トキシン検査は通常検査することができません.

③ *Clostridium perfringens*

エンテロトキシンを産生する A 型の *C. perfringens* は，食中毒の原因として有名ですが，AAD の原因となることはまれで，*C. perfringens* が原因と考えられる下痢症は 1〜3％に過ぎません[14]. *C. perfringens* による下痢症の症状の中央値は 7 日で，5 人に 1 人が 10 回/日以上の下痢を起こし，メトロニダゾールに反応しました.

K. oxytoca 同様，トキシン検査は通常の検査室では利用できません.

④その他の細菌

黄色ブドウ球菌（特にトキシンを産生するメチシリン耐性株において）は，

AAD の原因としてはいまだに疑問視されていますが，まれに起こすことがあります（0.2～4%）[14].

ブドウ球菌のトキシンも通常の検査室では検査できません.

2）ウイルス性下痢症

ノロウイルスは市中の下痢症の原因の大多数を占めますが，院内ではアウトブレイクの原因として重要です[14]. また，ロタウイルス，アストロウイルス，アデノウイルスは幼児において院内伝播します.

3）免疫不全患者の下痢症

免疫不全患者さんにおける感染性下痢症は症状の持続期間が長く重症となりますが，一方で無症候性キャリアも多くみられます[14]. 移植患者さんでは，*C. difficile* 以外にもサイトメガロウイルスや胃腸ウイルス（ノロウイルス，アデノウイルス，ロタウイルスなど）が重大な合併症を引き起こす可能性があります. また，移植患者さんにおいてノロウイルスは，症状が長引き数か月に及んでウイルスを排出します.

移植後患者さんにおいて，市中で感染した原虫と細菌が入院中に発症することが報告されており，リスク因子がある場合にはこれらも考慮しなければなりません.

Memo 6

modified 3-days rule[48]

入院後 72 時間以上経過してから下痢を発症した場合，通常の感染性腸炎の原因微生物が問題になる可能性は非常に低いため便培養は提出しません. しかしながら，以下の場合は便培養の適応も検討されます.

① 65 歳以上で基礎疾患（肝硬変，末期腎不全，COPD，活動性の炎症性腸疾患など）がある.

② 免疫不全（HIV，白血病，悪性リンパ腫，免疫抑制剤，PSL≧20 mg/日など）がある.

③ 好中球減少症 （<500/μL）

④ 院内でのアウトブレイクが疑われる.

4）薬剤性と経腸栄養

700 以上の薬剤が副作用として下痢を起こし，また経腸栄養患者さんの 15～40%で下痢を認めます[14]. そのため，入院患者さん，特に ICU，移植，がん患者さんにおいては，薬剤と経腸栄養が院内発症の下痢の大半の原因となってい

表14-19 入院患者における下痢を起こす薬剤

薬剤	頻度	非炎症性下痢	炎症性下痢
αグルコシダーゼ阻害薬（アカルボース）	≧20%	○	
抗不整脈薬（ジゴキシン中毒，キニジン）	≦10%	○	
抗菌薬（特にβラクタム薬，クリンダマイシン，フルオロキノロン）	5〜25%	○	○
抗炎症薬（オルサラジン，金製剤，オーラノフィン）	≧20%	○	
抗レトロウイルス薬（ネルフィナビル，ディダノシン）	≧20%	○	
βブロッカー（カルベジロール）	≦12%	○	
コリン作動性薬（ドネペジル，ピリドスチグミン）	10〜20%	○	
コルヒチン	80%	○	
細胞傷害性化学療法薬（イリノテカン，5-FU, capectine）	30〜80%	○	○
免疫抑制剤（ミコフェノール酸，タクロリムス，アザチオプリン）	30〜60%		○
緩下剤（浸透圧性，刺激性）	用量依存	○	○
メトホルミン	≧20%	○	
マグネシウム含有製剤（制酸剤，緩下剤）	用量依存	○	
オクトレオチド	5〜13%	○	
経口補水液（oral electrolyte replacement solutions）	≧20%	○	
低吸収性の糖質（ラクトース，ソルビトール，プロバイオティクス）	用量依存	○	
機能調整薬（メトクロプラミド）	>10%	○	
プロスタグランジン製剤（ミソプロストール）	≧20%	○	
SSRI（セルトラリン）	≧20%		○
チクロピジン	>10%	○	○
チロシンキナーゼ阻害薬	20〜60%	○	○

(Polage CR, et al. Clin Infect Dis. 2012; 55（7）: 982-9)[14]

す.

　薬剤による下痢は，**炎症性**と**非炎症性**のものがあり，腸管自体や腸内細菌叢への影響によって起こります．抗菌薬は薬剤による下痢症の25%ほどの原因を占めていますが，それ以外の薬剤でも下痢を起こすことがよくあります 表14-19 [14]．抗がん剤，免疫抑制薬，緩下剤による医原性下痢などは高頻度にみられます．

　また，経腸栄養は下痢を起こしやすく，持続注入や，製剤の変更で減少することができますが，患者さんの10〜15%では持続して下痢を認めます．

5）その他

　乳糖不耐症，炎症性腸疾患，過敏性腸症候群，糖尿病性腸疾患も院内下痢症の

原因となりますがまれです[14]．特に血管手術や高齢の入院患者さんでは，急性の血性下痢と腹痛を呈する虚血性腸炎が最も重要です．重症患者さんにおいては，下痢と低アルブミン血症が関連していますが，主原因であるか，他の疾患や吸収不良のマーカーであるかはまだはっきりしていません．造血幹細胞移植患者さんにおいては，GVHD が原因で下痢することはよくあります．

慢性下痢症

慢性下痢性は 30 日を超えて持続する下痢症と定義されます．薬剤を含む多くの原因が慢性下痢に関連していますが，ほとんどが非感染症によるものです 表14-20 [13]．

表14-20 慢性下痢症の主な原因

過敏性腸症候群
薬剤性
炎症性腸疾患
吸収不良症候群（乳糖不耐症，慢性膵炎，セリアック病）
内分泌性下痢症
感染性腸炎
（C. difficile，結核，エロモナス，プレシオモナス，キャンピロバクター，ジアルジア，アメーバ，クリプトスポリジウム，ウィップル病，サイクロスポラ）
虚血性腸炎
顕微鏡的大腸炎

(Juckett G, et al. Am Fam Physician. 2011; 84 (10): 1119-26[13] より一部改変)

診断のポイントとしては，下痢のメカニズムからのアプローチが考えやすく 表14-5 ，鑑別においては病歴が大切です．浸透圧性下痢は絶食により下痢の改善を認めますが，分泌性下痢は，絶食にも関わらず日中・夜間も下痢が持続し，量は 1 日 1 L を超えます．

慢性下痢症の原因としては，過敏性腸症候群が最も多いですが，他にも炎症性腸疾患，吸収不良症候群（乳糖不耐症，慢性膵炎，セリアック病），顕微鏡的大腸炎，そして免疫不全患者さんにおける慢性感染症などが原因となります．感染症では，C. difficile，結核，エロモナス，プレシオモナス，キャンピロバクター，ジアルジア，アメーバ，クリプトスポリジウム，ウィップル病，サイクロスポラが慢性下痢症と関連します．これらの診断は，特に旅行歴，免疫不全（HIV 感染症含む），抗菌薬使用，汚染された水の摂取など特別なリスク因子をもつ患者さんにおいて考慮しなければなりません．

Memo 7

顕微鏡的大腸炎

顕微鏡的大腸炎は，出血を伴わない慢性の水様性下痢が特徴です．中年患者さんに多くみられますが，小児でも発症することがあります．顕微鏡的大腸炎は，病理学的にリンパ球性大腸炎（lymphocytic colitis）と表層上皮にリンパ球浸潤を伴わない膠原線維性大腸炎（collagenous colitis）の2つのタイプに分類されます．

発症機序はまだよくわかっていませんが，アスピリン，NSAIDs，PPI，H_2ブロッカーなどの薬剤が原因として報告されています[49]．

診断は粘膜生検によって組織学的になされます．

症例 ①

26歳女性，保育士．生来健康．来院当日の昼から嘔気を自覚していた．その後，下腹部痛と38℃の発熱が出現し，自宅で様子をみていたが改善しなかった．頻回の下痢も認めるようになったため当院救急外来を受診した．職場の保育園では，嘔吐・下痢症が流行している．
【アレルギー歴】なし　【服用歴】なし　【既往歴】なし
【生活歴】喫煙・飲酒なし．
【身体所見】痛みの割に全身状態良好．意識清明．
血圧 98/54 mmHg，脈拍 110 回/分，呼吸数 20 回/分，体温 38.2℃，SpO_2 98％（室内気）．
口腔内は乾燥しており，舌に縦皺あり．腋窩は乾燥している．頭頸部・胸部に明らかな所見なし．腹部は平坦，軟・腸蠕動音減弱，下腹部を主体に圧痛あり，tapping pain あり．四肢に明らかな浮腫なし，皮膚は冷感あり．

今日の救急外来当番も忙しそうだね～．

あ，先生．も～朝から下痢・嘔吐の患者さんばっかりですよ（白目）．今来られている下痢症の患者さんも観察室で点滴してます．

ふーん．ちょっと，カルテ見せて．ふむふむ，む！　バイタルの逆転があるね．確かにしっかり脱水はありそうだけど…．診断は？

えーと，職場での流行もあるということでウイルス性腸炎を考えていました．

えー，でもウイルス性腸炎にしては熱もあって，腹膜刺激症状もあるし，ちょっと診断に無理があるんじゃないかな？

　そ，そう言われれば….

　下痢症患者さんを見たときは，まずは腸管の外から考えることが大事だよ．今回のケースだと，急性虫垂炎の穿孔による腹膜炎や，若年女性ということから産婦人科領域の疾患も鑑別にいれた方がよさそうだね．産婦人科領域では，骨盤内炎症性疾患（PID）や，子宮外妊娠破裂，卵巣嚢腫茎捻転，卵巣・子宮留膿腫とかね．特にPIDは直腸刺激によって下痢が見られることが多いよ．

　この患者さんでは，産婦人科的な問診は一切聞いていませんでした．ちょっと問診と診察を取り直してきます！　その後で必要な検査をオーダーします．

【追加問診】妊娠・分娩歴：なし
月経：28日周期で順，月経期間はだいたい5日，最後の月経は3日前で帯下の量が増え悪臭あり．
最終性交は7日前で性交時痛と性交後出血あり．パートナーは2人．
【追加身体所見】直腸診で圧痛あり．
【検査所見】血液検査：白血球18,600/μL，ヘモグロビン11.2 g/dL，血小板24.7万/μL，AST 10 IU/L，ALT 4 IU/L，総ビリルビン1.0 mg/dL，尿素窒素38.2 mg/dL，クレアチニン1.2 mg/dL，CRP 12.0 mg/dL
尿中hCG：陰性

　なるほど．どう考える？

　PIDの可能性が高そうです．産婦人科の先生にコンサルトしようと思いますが良いでしょうか？

　いいんじゃないかな．じゃあ，早速連絡して診察してもらおう．

　産婦人科医の内診では子宮頸部の可動時痛があり，経腟エコーではダグラス窩に液体貯留がありました．腟分泌部のグラム染色では淋菌を疑わせるグラム陰性双球菌を認め，後日，ダグラス窩の穿刺液と腟分泌液の淋菌とクラミジアのPCRが陽性となり，PIDと確定診断されました．

診断 ▶ 骨盤内炎症性疾患（PID）

症例 ②

糖尿病，高血圧症で近医に通院中であった 82 歳の男性．今回，誤嚥性肺炎で当院に入院し，アンピシリン・スルバクタムを 7 日間投与後，2 日前に点滴を終了している．そろそろ退院を検討していたところ，昨日より 1 日 4 回の水様性下痢が出現した．
【アレルギー歴】なし　【既往歴】高血圧症，糖尿病　【服用歴】アカルボース（グルコバイ®）100 mg 3 錠 分 3，アムロジピン（アムロジン®）2.5 mg 1 錠 分 1，ランソプラゾール（タケプロン®）15 mg 1 錠 分 1
【身体所見】全身状態は良好で意識は清明．
血圧 140/92 mmHg，脈拍 90 回/分，呼吸回数 16 回/分，体温 37.1℃，SpO_2 98%（室内気）．
口腔内・腋窩は湿潤．頭頸部に明らかな所見なし．肺音は両側背部下部にわずかに late inspiratory crackles を聴取．腹部は平坦，軟，圧痛なし，腸蠕動音亢進している．四肢に明らかな浮腫なし，皮膚冷感なし．
【検査所見】血液検査：白血球 12,000/μL，ヘモグロビン 12.2 g/dL，MCV 89.0 fl，血小板 22.7 万/μL，AST 25 IU/L，ALT 27 IU/L，総ビリルビン 1.1 mg/dL，尿素窒素 18.0 mg/dL，クレアチニン 1.1 mg/dL，CRP 2.2 mg/dL

うわぁぁ，退院を検討していたのに下痢が…．

まぁ，よくあることだよ．こういった現象を"ゲリラ"というんだ．

…．

…．で，原因はなんだろう？　そして次にすることは？

うーん…サルモネラ，キャンピロバクター，腸炎ビブリオ…などによる下痢でしょうか？　便培養提出して様子をみてみようと思います．

いやいやいや，この患者さんはずっと絶食中で数日前にトロミ食と内服を開始にしたばかりでしょ？　入院患者さんでは，そんな市中の微生物は通常原因にはならないよ．3 days rule というのがあって，入院後 72 時間以上経過してからの下痢には便培養は原則行わないんだ．

うーん，そうすると…CDI でしょうか？

　お，いいね．この患者さんは抗菌薬曝露もしっかりあるからまず CDI は否定しておきたいよね．他に原因はあるかな？

　薬剤性でしょうか？

　そうそう．入院中の下痢症は CDI 以外にも薬剤，経管栄養，基礎疾患が原因であることが多いんだ．ちなみに，どの薬剤が下痢を起こしそう？

　アカルボースはαグルコシダーゼ阻害薬なんで作用機序的にも怪しそうですね….

　そうだね．あとは，ランソプラゾールのような PPI もよく下痢を起こすよ．そもそもランソプラゾールは何で内服しているのだろう？　潰瘍などの既往が明らかでなければ一旦中止も検討できるんじゃないかな．

　なるほど．薬剤整理を検討しつつ，便の CD トキシンと GDH を検査してみます．

　便の CD トキシンと GDH が共に陽性であり，CDI と診断しました．接触感染予防策を開始し，メトロニダゾールの投与を開始し，ランソプラゾールは中止しました．下痢は数日で改善し，下痢の消失をもって隔離解除としました．

診断 ▶ CDI

【参考文献】

<IDSA の感染性下痢症のガイドライン>
1) Guerrant RL, Van Gilder T, Steiner TS, et al; Infectious Diseases Society of America. Practice guidelines for the management of infectious diarrhea. Clin Infect Dis. 2001; 32 (3): 331-51.

<マンデルの腸管感染症>
2) LaRocque RC, Calderwood SB. Syndromes of Enteric Infection. Mandell, Douglas, and Bennett's Principles and Practice of Infectious Diseases, Updated Edition. Elsevier; 2015. p.98, 1238-47.e2.
15) Steiner TS, et al. Principles and syndromes of enteric infection. Mandell, Douglas, and Bennett's Principles and Practice of Infectious Diseases, 7th edition. Elsevier; 2009. p.1343.

<日本の感染症の教科書のバイブル>

3) 青木　眞. レジデントのための感染症診療マニュアル第3版. 医学書院; 2015. p.685.

<ノルフロキサシンによる急性下痢症のRCT>

4) Wiström J, Jertborn M, Ekwall E, et al. Empiric treatment of acute diarrheal disease with norfloxacin. A randomized, placebo-controlled study. Swedish Study Group. Ann Intern Med. 1992; 117 (3): 202-8.

<シプロキサンによる重症の急性市中下痢症のRCT>

5) Dryden MS, Gabb RJ, Wright SK. Empirical treatment of severe acute community-acquired gastroenteritis with ciprofloxacin. Clin Infect Dis. 1996; 22 (6): 1019-25.

<成人の急性下痢症に対するシプロフロキサシン＋ST合剤のRCT>

6) Goodman LJ, Trenholme GM, Kaplan RL, et al. Empiric antimicrobial therapy of domestically acquired acute diarrhea in urban adults. Arch Intern Med. 1990; 150 (3): 541-6.

<小児の腸管出血性大腸菌O-157感染症に対する抗菌薬投与でHUSリスクが上昇する>

7) Wong CS, Jelacic S, Habeeb RL, et al. The risk of the hemolytic-uremic syndrome after antibiotic treatment of Escherichia coli O157: H7 infections. N Engl J Med. 2000; 342 (26): 1930-6.

<日本感染症学会と化学療法学会による感染症のガイドライン>

8) 大西健児, 相野田祐介, 今村顕史, 他; 一般社団法人日本感染症学会, 公益社団法人日本化学療法学会 JAID/JSC 感染症治療ガイド・ガイドライン作成委員会腸管感染症ワーキンググループ. JAID/JSC 感染症治療ガイドライン2015　腸管感染症. 感染症学雑誌 (0387-5911). 2016; 90 (1): 31-65.

<急性下痢症のレビュー論文>

9) Thielman NM, Guerrant RL. Clinical practice. Acute infectious diarrhea. N Engl J Med. 2004; 350 (1): 38-47.

11) Barr W, Smith A. Acute diarrhea. Am Fam Physician. 2014; 89 (3): 180-9.

24) Musher DM, Musher BL. Contagious acute gastrointestinal infections. N Engl J Med. 2004; 351 (23): 2417-27.

<米国消化器病学会の急性の感染性下痢症のガイドライン>

10) DuPont HL. Guidelines on acute infectious diarrhea in adults. The Practice Parameters Committee of the American College of Gastroenterology. Am J Gastroenterol. 1997; 92 (11): 1962-75.

<持続性下痢症のレビュー>

12) DuPont HL. Persistent Diarrhea: A Clinical Review. JAMA. 2016; 315 (24): 2712-23.

<慢性下痢症のレビュー>

13) Juckett G, Trivedi R. Evaluation of chronic diarrhea. Am Fam Physician. 2011; 84 (10): 1119-26.

<院内下痢症のレビュー>

14) Polage CR, Solnick JV, Cohen SH. Nosocomial diarrhea: evaluation and treat-

ment of causes other than Clostridium difficile. Clin Infect Dis. 2012; 55 (7): 982-9.

＜下痢の病態メカニズム＞

16) 須河恭敬, 山本博幸, 篠村恭久. 下痢の病態メカニズム. 診断と治療. 2013; 101(2): 205-10.

＜食中毒のレビュー＞

17) American Medical Association; Centers for Disease Control and Prevention; Center for Food Safety and Applied Nutrition, Food and Drug Administration; Food Safety and Inspection Service, US Department of Agriculture. Diagnosis and management of foodborne illnesses: a primer for physicians. MMWR Recomm Rep. 2001; 50 (RR-2): 1-69.

＜SHEA/IDSA 成人の CDI ガイドライン＞

18) Cohen SH, Gerding DN, Johnson S, et al; Society for Healthcare Epidemiology of America; Infectious Diseases Society of America. Clinical practice guidelines for Clostridium difficile infection in adults: 2010 update by the society for healthcare epidemiology of America (SHEA) and the infectious diseases society of America (IDSA). Infect Control Hosp Epidemiol. 2010; 31 (5): 431-55.

＜脱水の身体診察のレビュー＞

19) McGee S, Abernethy WB 3rd, Simel DL. The rational clinical examination. Is this patient hypovolemic? JAMA. 1999; 281 (11): 1022-9.

＜虫垂炎と鑑別を要する腸炎＞

20) Puylaert JB, Vermeijden RJ, van der Werf SD, et al. Incidence and sonographic diagnosis of bacterial ileocaecitis masquerading as appendicitis. Lancet. 1989; 2 (8654): 84-6.

＜CDI のレビュー＞

21) Bagdasarian N, Rao K, Malani PN. Diagnosis and treatment of Clostridium difficile in adults: a systematic review. JAMA. 2015; 313 (4): 398-408.

42) Leffler DA, Lamont JT. Clostridium difficile infection. N Engl J Med. 2015; 372 (16): 1539-48.

＜細菌性腸炎の検査性能＞

22) Silletti RP, Lee G, Ailey E. Role of stool screening tests in diagnosis of inflammatory bacterial enteritis and in selection of specimens likely to yield invasive enteric pathogens. J Clin Microbiol. 1996; 34 (5): 1161-5.

＜グラム染色でのキャンピロバクター＞

23) Wang H, Murdoch DR. Detection of Campylobacter species in faecal samples by direct Gram stain microscopy. Pathology. 2004; 36 (4): 343-4.

＜平成 27 年度の食中毒の統計＞

25) 厚生労働省食中毒統計資料.

(http://www.mhlw.go.jp/stf/seisakunitsuite/bunya/kenkou_iryou/shokuhin/syokuchu/04.html)

<細菌性下痢症のレビュー>

26) DuPont HL. Clinical practice. Bacterial diarrhea. N Engl J Med. 2009; 361(16): 1560-9.

<旅行者下痢症のレビュー>

27) Al-Abri SS, Beeching NJ, Nye FJ. Traveller's diarrhoea. Lancet Infect Dis. 2005; 5 (6): 349-60.

28) DuPont HL. Systematic review: prevention of travellers' diarrhoea. Aliment Pharmacol Ther. 2008; 27 (9): 741-51.

34) Barrett J, Brown M. Travellers' diarrhoea. BMJ. 2016; 353: i1937.

35) Hill DR, Beeching NJ. Travelers' diarrhea. Curr Opin Infect Dis. 2010; 23 (5): 481-7.

<ノロウイルスも旅行者下痢症の原因となる>

29) Koo HL, Ajami NJ, Jiang ZD, et al. Noroviruses as a cause of diarrhea in travelers to Guatemala, India, and Mexico. J Clin Microbiol. 2010; 48 (5): 1673-6.

<旅行者下痢症でみられる原虫疾患>

30) Goodgame R. Emerging Causes of Traveler's Diarrhea: Cryptosporidium, Cyclospora, Isospora, and Microsporidia. Curr Infect Dis Rep. 2003; 5 (1): 66-73.

<英国における輸入感染症の前向き研究>

31) Evans MR, Shickle D, Morgan MZ. Travel illness in British package holiday tourists: prospective cohort study. J Infect. 2001; 43 (2): 140-7.

<ドイツ人旅行者における旅行者下痢症のリスク因子>

32) Cobelens FG, Leentvaar-Kuijpers A, Kleijnen J, et al. Incidence and risk factors of diarrhoea in Dutch travellers: consequences for priorities in pre-travel health advice. Trop Med Int Health. 1998; 3 (11): 896-903.

<インドにおける旅行者下痢症のリスク因子>

33) Schindler VM, Jaeger VK, Held L, et al. Travel style is a major risk factor for diarrhoea in India: a prospective cohort study. Clin Microbiol Infect. 2015; 21 (7): 676.e1-4.

<ヨーロッパ人の旅行者下痢症の前向き研究>

36) Pitzurra R, Steffen R, Tschopp A, et al. Diarrhoea in a large prospective cohort of European travellers to resource-limited destinations. BMC Infect Dis. 2010; 10: 231.

<CD トキシン検査を繰り返す意味はあるか？>

37) Aichinger E, Schleck CD, Harmsen WS, et al. Nonutility of repeat laboratory testing for detection of Clostridium difficile by use of PCR or enzyme immunoassay. J Clin Microbiol. 2008; 46 (11): 3795-7.

<CDI の腸管外病変>

38) Mattila E, Arkkila P, Mattila PS, et al. Extraintestinal Clostridium difficile infections. Clin Infect Dis. 2013; 57 (6): e148-53.

<抗菌薬関連下痢症/CDI のリスク因子>

39) Haran JP, Hayward G, Skinner S, et al. Factors influencing the development of antibiotic associated diarrhea in ED patients discharged home: risk of administering IV antibiotics. Am J Emerg Med. 2014; 32 (10): 1195-9.

<*C. difficile* による下痢症の症例対照研究>

40) Gerding DN, Olson MM, Peterson LR, et al. Clostridium difficile-associated diarrhea and colitis in adults. A prospective case-controlled epidemiologic study. Arch Intern Med. 1986; 146 (1): 95-100.

<CDI のサーベイランス研究>

41) Olson MM, Shanholtzer CJ, Lee JT Jr, et al. Ten years of prospective Clostridium difficile-associated disease surveillance and treatment at the Minneapolis VA Medical Center, 1982-1991. Infect Control Hosp Epidemiol. 1994; 15 (6): 371-81.

<メトロニダゾールとバンコマイシン投与後の CDI の症例報告>

43) Bingley PJ, Harding GM. Clostridium difficile colitis following treatment with metronidazole and vancomycin. Postgrad Med J. 1987; 63 (745): 993-4.

<アウトブレイク中の CDI の死亡率に関係するリスク因子について>

44) Pépin J, Valiquette L, Mortality attributable to nosocomial Clostridium difficile-associated disease during an epidemic caused by a hypervirulent strain in Quebec. CMAJ. 2005; 173 (9): 1037-42.

<糞便中の毒素産生性・非産生性 K. oxytoca の保菌率の研究>

45) Smith SA, Campbell SJ, Webster D, et al. A study of the prevalence of cytotoxic and non-cytotoxic Klebsiella oxytoca fecal colonization in two patient populations. Can J Infect Dis Med Microbiol. 2009; 20 (4): e169-72.

<抗菌薬関連下痢症の原因微生物としての K. oxytoca について>

46) Zollner-Schwetz I, Högenauer C, Joainig M, et al. Role of Klebsiella oxytoca in antibiotic-associated diarrhea. Clin Infect Dis. 2008; 47 (9): e74-8.

47) Högenauer C, Langner C, Beubler E, et al. Klebsiella oxytoca as a causative organism of antibiotic-associated hemorrhagic colitis. N Engl J Med. 2006; 355 (23): 2418-26.

<入院患者における便培養の妥当性>

48) Bauer TM, Lalvani A, Fehrenbach J, et al. Derivation and validation of guidelines for stool cultures for enteropathogenic bacteria other than Clostridium difficile in hospitalized adults. JAMA. 2001; 285 (3): 313-9.

<顕微鏡的大腸炎のレビュー>

49) Münch A, Aust D, Bohr J, et al; European Microscopic Colitis Group (EMCG). Microscopic colitis: Current status, present and future challenges: statements of the European Microscopic Colitis Group. J Crohns Colitis. 2012; 6 (9): 932-45.

索 引

あ

亜急性・慢性髄膜炎	238
悪性高熱症	320
アクチノマイセス	121
アシネトバクター	115
アスペルギルス	241
アスペルギルス髄膜炎	241
アミラーゼ	164, 197
アルコール	139
アルコール離脱症状	322, 325
アルゴリズム	40
アレルギー	47
アンチバイオグラム	30
意識障害	69
異常呼吸	72
異物感染	335
陰性尤度比	42, 43
インターフェロンγ	167
院内下痢症	378, 393, 394
インフルエンザ桿菌	4, 116, 125, 231
インフルエンザ桿菌ワクチン	6
ウイルス性下痢症	400
ウイルス性食中毒	385
ウイルス性髄膜炎	233
ウェルシュ菌毒素	384
液性免疫不全	3, 4
壊死性筋膜炎	350
壊死性軟部組織感染症	
	319, 334, 350, 357
嚥下障害	16
炎症性関節疾患	265
炎症性非関節疾患	265
エンテロバクター	117
黄色ブドウ球菌	113, 384
黄色ブドウ球菌菌血症	360, 361
黄色ブドウ球菌菌血の診療バンドル	363
嘔吐型毒素	384
オウム病	53
悪寒戦慄	132
温泉歴	50

か

海外渡航歴	50
化学性髄膜炎	236, 333
仮説演繹法	40, 43, 44
化膿性関節炎	263, 272, 288
化膿性脊椎炎	60
カプノサイトファーガ	119
肝叩打痛	94
管腔の通過障害	16
カンジダ	120
カンジダ眼内炎	368
カンジダ血症	360, 365
カンジダ血症のバンドル	369
カンジダ心内膜炎	367
カンジダマンナン抗原	367
患者背景	2
肝腫大	91, 92
管状呼吸音	87
関節液検査	267, 272
関節穿刺	270
関節リウマチ関連胸水	170
感染型細菌性食中毒	383
感染症診療のロジック	2
感染性心内膜炎	60, 288, 331, 333
気管支音	87, 88
寄生虫性食中毒	385
偽性乳び胸水	170, 171
偽痛風	278, 286, 324
キャンピロバクター	119
吸気・呼気比	73
急性下痢症	378, 388
急性前立腺炎	98
急性溶血性輸血副作用	321
胸骨の創感染	332
胸水検査	161
胸膜中皮腫	171
筋強直	91
クスマウル呼吸	73
グラスゴー・コーマ・スケール	68
グラム陰性桿菌	117, 232
グラム陰性球菌	115

グラム陰性球桿菌	116	好中球減少性腸炎	11
グラム陰性双球菌	115	好中球増多	305
グラム陰性らせん状桿菌	119	高乳酸血症	65
グラム染色	104, 196, 225, 387	項部硬直	214
グラム染色と培養検査	271	肛門周囲膿瘍	11
グラム陽性　大型	120	抗 IL-6 受容体抗体製剤	294
グラム陽性桿菌	114	誤嚥性肺炎	176, 322, 325
グラム陽性球菌	110, 112	呼吸音	87
グラム陽性球菌/塊状形成	113	骨髄炎	327, 331
グラム陽性双球菌	110	骨盤内血栓性静脈炎	334
グラム陽性フィラメント状桿菌	121	コリネバクテリウム	114
クリプトコッカス	120, 238	コレステロール	197
クリプトコッカス髄膜炎	238, 255	語呂合わせ	40, 41
クリプトスポリジウム	385	コンタミネーション	134, 135, 146
クレブシエラ	117	コンタミネーション率	133, 135
クロストリジウム	114		

> ▶ さ

クロストリジウム・		細菌性髄膜炎	228, 333
ディフィシル感染症	325	サイクロスポラ	385
クロルヘキシジン	139	細胞診	163, 197
経胸壁心エコー検査	364	細胞性免疫不全	3, 6
頸静脈怒張	77	寒気	132
経食道心臓超音波検査	363	皿洗いの汚水	354
血液培養	131	サルモネラ	383
結核菌	243	三次性腹膜炎	201
結核性胸膜炎	166, 175	システム I	38, 44
結核性髄膜炎	243	システム II	38, 44
結核性髄膜炎診断スコア	245, 247	指節間関節部の厚み	82
結核性髄膜炎の診断基準	245, 246	持続性下痢	378
結核性腹膜炎	199	市中獲得型 MRSA	347
血管グラフト感染	334	市中下痢症	378
血管雑音	91	シトロバクター	117
血管手術	334	脂肪塞栓症	325
血管内カテーテル関連血流感染症		ジャパン・コーマ・スケール	69
(CRBSI)	145, 323, 325	シャムロス徴候	82
血腫	335	シャント感染	238
結晶	271	縦隔炎	332
結晶誘発性関節炎	278, 324	手術部位感染症	324, 327, 335
血栓性静脈炎	323	術後急性膵炎	325
結膜充血	82, 83	術後髄膜炎	234
血流分布不均衡性ショック	66	術後縫合不全	319
下痢型毒素	384	循環血液量減少性ショック	66
ケルニッヒ徴候	215	静脈炎	323
顕微鏡的大腸炎	403	食中毒	382
コアグラーゼ陰性ブドウ球菌	113	ショック	65
抗菌薬関連下痢症	396	ショック指数	66, 67
好酸球増多	307	ショックの 5P	76
好中球・リンパ球比	304	徐脈	71
好中球減少	3, 8, 305		

腎盂腎炎	127
心原性ショック	66
人工関節感染症	277
人工呼吸器関連肺炎	322
人工物関連の SSI	330
腎周囲膿瘍	335
侵襲性肺炎球菌感染症	229, 230
滲出性胸水	159
滲出性下痢	380
振戦せん妄	325
心臓手術	332
浸透圧性下痢	380
人年法	352
深部静脈血栓症	325, 330, 333, 335
心膜切開後症候群	333
膵液漏	331
膵炎	332
髄膜炎菌	4, 115, 230
髄膜炎菌ワクチン	6
髄膜炎の古典的三徴	211
髄膜刺激徴候	214
頭蓋内圧亢進	218
ステロイド	8
声音伝導音	87
整形外科手術	335
性交渉歴	50
成人 T 細胞性白血病	49
生体機能の異常	15
脊柱叩打痛	90
赤痢アメーバ	385
赤血球沈降速度	300
セパシア	118
セラチア	118
前立腺膿瘍	335
爪下線状出血	80
相対的徐脈	71, 72, 324
側腹部の濁音	187
側腹部の膨隆	185
側腹部の膨隆の視診	187
鼠咬熱	53

▶ た

大腸菌	117
唾液腺炎	327
多関節炎	266
濁音境界の移動	185
多形性を示すグラム陰性桿菌	119
単関節炎	266

単球増多	307
丹毒	345
チェーンストークス呼吸	73
遅延性蜂窩織炎	331, 334
中心静脈圧	78
中心静脈カテーテル関連血流感染症	371
腸炎エルシニア	383
腸炎ビブリオ	383
腸管運動異常による下痢	380
腸管出血性大腸菌	384
腸球菌	112
聴性打診	181
腸蠕動音	91
腸腰筋徴候	327, 329, 362
直腸診	94
通性嫌気性菌	152
痛風	278, 324
動物接触歴	50
動物媒介感染症	53
トキシックショック症候群	56, 57, 319
トキシン A/B	387, 388
トキソカラ症	53
トキソプラズマ症	53
毒素原生大腸菌	384
特発性細菌性腹膜炎	198, 205
トシリズマブ	294

▶ な

内閉鎖筋徴候	327, 329
軟骨の石灰化	279
西岡法	104
二次性腹膜炎	197, 198, 201
二重プロセスモデル	38, 44
乳び胸水	170, 171
ニューモシスチス肺炎	8
尿路感染症	322, 325, 334, 335
認知バイアス	40
ネコひっかき病	53
膿胸	167
脳外科手術	333
脳室シャント感染	235
脳底部髄膜炎	244
膿瘍	334
ノカルジア	121
ノモグラム	43
ノロウイルス	385

▶ は

バーミー M	104
肺炎	125, 319, 322, 325, 332
肺炎球菌	4, 112, 229
肺炎球菌性髄膜炎	251
肺炎球菌性肺炎	24, 311
肺炎球菌ワクチン	5
肺炎随伴性胸水	167, 176
肺結核	295
敗血症性ショック	150
敗血症性脳症	68
肺塞栓症	170, 325, 330, 333
バイタルの逆転	66
梅毒	242
肺胞呼吸音	87, 88
バクテロイデス	119
パスツレラ	53, 116
バチルス	114
白血球数分画	271
発熱性好中球減少症	8, 26
発熱性非溶血性輸血副作用	321
波動の触知	185, 188
バリア障害	14
板状硬	91
反跳痛	91
反応性関節炎	279
非炎症性関節疾患	265
ビオー呼吸	73
脾腫大	92
脾臓摘出後重症感染症	4
脾臓門脈血栓症	332
脾摘	4
泌尿器科手術	335
百日咳菌	116
ピロリン酸カルシウム結晶	122
頻呼吸	72
頻脈	70
フェイバー G	104
腹腔鏡検査	202
腹腔穿刺	189
腹腔内膿瘍	332, 338
複雑音	87
腹水検査	191, 194
腹水の評価尺度	188
副鼻腔炎	327
腹部手術	331
腹膜疾患	185

ブシャール結節	266
フゾバクテリウム	119
不明熱	2
ブルジンスキー徴候	215
ブルセラ	53, 116
プロカルシトニン	296
糞線虫症	49, 233
分泌性下痢	380
平均血圧	76
閉塞性ショック	66
ヘバーデン結節	266
ペプトストレプトコッカス	112
ヘリコバクター	119
ヘルペス髄膜炎	234
ヘルペス脳炎	233
偏性嫌気性菌	152
偏性好気性菌	152
便培養	387
蜂窩織炎	334, 345
縫合不全	331
膀胱留置カテーテル関連尿路感染症	322
補正髄液中白血球数	224
ボツリヌス中毒毒素	384
ポビドンヨード	139
洞性頻脈	71

▶ ま

マーフィー徴候	94
末節骨の厚み	82
マルトフィリア	118
慢性下痢症	378, 402
脈拍欠損	70
無石性胆嚢炎	324
毛細血管再充満時間	386
毛様充血	82
門脈圧亢進症	185

▶ や

野外活動歴	50, 51
薬剤熱	319, 324, 330
野兎病	53
尤度比	43
輸血関連急性肺障害	321
輸血関連のウイルス	330
輸血関連の寄生虫感染症	330
輸血製剤の細菌汚染	321
輸入感染症	51
陽性尤度比	42, 43

腰椎穿刺	217, 220
腰椎穿刺後頭痛	221

▶ ら

ラヴィボンド角	81, 82
ラテックス凝集試験	226
ランブル鞭毛虫	385
リステリア	231
良性石綿胸水	171
緑膿菌	118
旅行者下痢症	378, 390
淋菌	115
淋菌性関節炎	275
リンパ球減少	306
リンパ球増多	306
リンパ節腫脹	84
リンパ嚢胞感染	334
リンパ浮腫	349
レプトスピラ症	53
レンサ球菌	110, 112
漏出性胸水	159
ロタウイルス	385
肋骨脊柱角叩打痛	90

▶ 数字

2LMNS	6
2 のルール	271
5P	41, 42

▶ A

A 型肝炎	385
A 群レンサ球菌	319
AAD（antibiotic-associated diarrhea）	396
Acinetobacter baumannii	232
Acinetobacter spp.	115
Actinomyces spp.	121
ADA（adenosine deaminase）	166, 203, 246
A-DROP	17
AHTR（acute hemolytic transfusion reaction）	321
AIUEOTIPS	68, 69
AMPL	41, 42
ATL（adult T-cell leukemia）	49

▶ B

β溶血性レンサ球菌	347

Bacillus cereus	384
Bacillus spp.	114
Bacteroides spp.	119
Bartholomew & Mittwer 変法	104
Bayes の定理	43
Bordetella pertussis	116
Brucella spp.	116
Brudzinski 徴候	214, 215
bulging flanks	185, 187
Burkholderia cepacia	118

▶ C

Candida glabrata	365
Candida krusei	365
Candida parapsilosis	365
Candida tropicalis	365
Campylobacter jejuni	383
Campylobacter spp.	119
CA-MRSA（community-acquired MRSA）	347
Candida albicans	365
Candida spp.	120
Capnocytophaga spp.	119
cardiogenic shock	66
Carnett 徴候	326, 329
Castell 法	92, 93
CAUTI（catheter-associated urinary tract infection）	322
CDI（clostridium difficile infection）	396, 406
CEA	197
Citrobacter spp.	117
clinical reasoning	38
closed-ended question	45
Clostridium botulinum	384
Clostridium difficile	387
Clostridium perfringens	319, 384, 399
Clostridium spp.	114
CLSI	31
coagulase-negative staphylococci	113
Corynebacterium spp.	114
Crackle の分類	89
CRBSI（catheter-related blood stream infection）	145, 323, 325
crowned dens syndrome	279
CRP（C-reactive protein）	293
CRT（capillary refill time）	386
Cryptococcus gattii	239

Cryptococcus neoformans	238
Cryptococcus spp.	120
Cryptosporidium pavum	385
Cunha スパイラル	316
CURB-65	17
CVA（cost-vertebral-angle）	
叩打痛	90, 362
CVP	78
Cyclospora cayetanensis	385

D

⊿（デルタ）心拍数 20 ルール	75
de-escalation	20
dishwater	354
distributive shock	66
DPD（distal phalangeal finger depth）	82
DTP（differential time to positivity）	138
dual processes model	38

E

EBM（evidence based medicine）	40, 42
EHEC	384
empiric therapy	19
Entamoeba histolytica	385
Enterobacter spp.	117
Enterococcus spp.	112
Escherichia coli	117
ESR（erythrocyte sedimentation rate）	300
ETEC	384

F

Fåhraeus-Westergren test	300
fast edema	94
finger test	354
Flank dullness	91, 185, 187
fluid wave	185
FN（febrile neutropenia）	8
FNHTR（febrile non hemolytic transfusion reaction）	321
foodborne illness	382
FTA-ABS	243
Fusobacterium spp.	119

G

GCS（Glasgow Coma Scale）	68
GDH（glutamate dehydrogenase）	387, 388
Geckler 分類	107, 108
Giardia lamblia	385
GNC（gram-negative coccus）	115
GNCB（gram-negative cocco-bacillus）	116
GNDC（gram-negative diplo-coccus）	115
GNR（gram-negative rod）	117
GNR-M（L）（gram-negative rod middle（or large）- sized）	117
GNR-S（gram-negative rod small sized）	118
GPC（gram-positive coccus）	110
GPC-chain（gram-positive coccus in chain）	112
GPC-cluster（gram-positive coccus in cluster）	113
GPDC（gram-positive diplo-coccus）	110
GP-huge（gram-positive huge-sized）	120
GPR（gram-positive rod）	114
gram-negative spiral rod	119
gram-positive filament like	121

H

Haemophilus influenza	116
Helicobacter spp.	119
HIVMEDICATION	41, 42
Howell-Jolly 小体	5
HTLV-1	49
Hucker 変法	104
hypovolemic shock	66

I

IPD（interphalangeal finger depth）	82

J

Janeway's lesion	81, 362
JCS（Japan Coma Scale）	68, 69
Jolt accentuation	216
JVD（jugular venous distension）	77

JVP （juglar venous pressure/pulse） 76

K

Kernig 徴候 214, 215
Klebsiella oxytoca 399
Klebsiella spp. 117

L

late-inspiratory crackles 89
LDH 197
Light 基準 159
Listeria monocytogenes 114, 231, 383
LQQTSFA 41, 42
LRINEC （laboratory risk indicator for necrotizing fasciitis） 353, 354

M

M100S 31
M39-A4 31
major leak 319
MASCC スコア 13
mBP 76
McBurney 点 190
Miller & Jones 分類 106, 107
Millian's ear sign 346
modified 3-days rule 400
Mollaret 髄膜炎 234
Monro 点 190
Moraxella catarrhalis 115
Murphy 徴候 94
Mycobacterium spp. 121
Mycobacterium tuberculosis 243

N

NEC （neutropenic enterocolitis） 11
necrotizing fasciitis 350
Neisseria meningitidis 115
Neisseria gonorrhoeae 115
NLCR （neutrophil-lymphocyte count ratio） 304
Nocardia spp. 121
NSTI （necrotizing soft-tissue infection） 350

O

obstructive shock 66
Ommaya リザーバー 235, 238

P

open-ended question 45
OPQRST 41, 42
OPSI （overwhelming post-splenectomy infection） 4
Osler 結節 81, 362

P

pan-inspiratory crackles 89
Pasteurella spp. 116
PcP （pneumocystis pneumonia） 8
Peptostreptococcus spp. 112
percussion tenderness 91
peripheral sign 81
pH 161
pit recovery time 94
post-implantation syndrome 334
procalcitonin 296
Pseudomonas aeruginosa 118
PSI （pneumonia severity index） 17
Psoas sign 362, 363
pulse deficit 70

Q

Q 熱 53
qSOFA （quick SOFA） スコア 67, 150

R

rebound tenderness 91
ROC 曲線 162
ROS （review of systems） 54, 55
Roth 斑 362
RPR 243

S

SAAG （serum ascites albumin gradient） 184, 191, 194
SAB （*Staphylococcus aureus* bacteremia） 361
SBP （spontaneous bacterial peritonitis） 198, 201
sepsis-associated encephalopathy 68
Serratia marcescens 118
shifting dullness 185
Shigella spp. 384
SLE 関連胸水 170
slow edema 94
SOFA スコア 67, 150
Spirillum minus 119

splinter hemorrhage 80, 362
SSI（surgical site infection）
324, 327, 335
Staphylococcus aureus 113
Stenotrophomonas maltophilia 118
Streptobacillus moniliformis 119
Streptococcus bovis 60
Streptococcus pneumoniae 110, 112
Streptococcus spp. 110, 112

► **T**

TEE（transesophageal
echocardiography） 363
TPHA 243
TRALI（transfusion related acute
lung injury） 321
Traube 領域 93
traumatic tap 192, 224
TSS（toxic shock syndrome） 56, 319

TTE（transthoracic
echocardiography） 364
TTP（time to positivity） 136
tubular sound 87

► **V**

VAP（ventilator-associated
pneumonia） 322, 325
VDRL 243
vesicular sound 87
Vibrio cholera 384
Vibrio parahaemolyticus 383
Vibrio vulnificus 383
VINDICATE!!!+P 41, 42
vital signs 64

► **Y**

Yersinia enterocolitica 383
Yersinia pseudotuberculosis 383

著者略歴

伊 東 直 哉 (いとうなおや)
静岡県立静岡がんセンター感染症内科

2007 年　東海大学医学部卒業
2007 年　横浜南共済病院 初期臨床研修医
2008 年　東京医科歯科大学医学部附属病院 初期臨床研修医
2009 年　市立堺病院総合内科
　　　　　藤本卓司先生（現・耳原総合病院 救急総合診療科部長）に師事
　　　　　同院内科チーフレジデント
　　　　　関西若手医師フェデレーション代表
2012 年　瀬戸内徳洲会病院
2013 年　瀬戸内徳洲会病院 総合内科部長/副院長
　　　　　鹿児島県奄美大島で離島医療に従事
2015 年　静岡県立静岡がんセンター感染症内科

〈モットー〉
All physicians should be general.

〈著書〉
がん診療に携わるヒトのための静がん感染症治療戦略（日本医事新報社，2016 年）

感染症内科 ただいま診断中！　　　Ⓒ

発　行	2017年10月30日　1版1刷
	2017年11月15日　1版2刷
監修者	倉井　華子
著　者	伊東　直哉
発行者	株式会社　　中外医学社
	代表取締役　　青木　滋
	〒162-0805　東京都新宿区矢来町62
	電　話　　(03) 3268-2701（代）
	振替口座　　00190-1-98814番

印刷・製本/横山印刷㈱　　　　　　　〈MM・HO〉
ISBN978-4-498-02126-6　　　　　　Printed in Japan

JCOPY　　＜(社)出版者著作権管理機構 委託出版物＞

本書の無断複写は著作権法上での例外を除き禁じられています．
複写される場合は，そのつど事前に，(社)出版者著作権管理機構
（電話 03-3513-6969，FAX 03-3513-6979，e-mail: info@jcopy.
or.jp）の許諾を得てください．